La revolución de la glucosa

Biografía

Jessie Inchauspé es una bioquímica y escritora francesa cuya misión es traducir la ciencia más innovadora en consejos fáciles para ayudar a la gente a mejorar su salud física y mental. En su primer libro, *La revolución de la glucosa*, un *bestseller* internacional traducido a 40 idiomas, ha compartido su fascinante descubrimiento sobre el papel esencial que desempeña el azúcar en sangre en todos los aspectos de nuestra vida, y los sorprendentes trucos para regularlo. Su segundo libro, *La revolución de la glucosa: el método*, es una guía práctica de cuatro semanas con cien recetas pensadas para ayudar a los lectores a equilibrar sus niveles de glucosa y empezar a sentirse mejor que nunca. Jessie es la fundadora de la popular cuenta de Instagram @GlucoseGoddess, donde enseña hábitos alimentarios transformadores a más de cinco millones de personas. Está licenciada en matemáticas por el King's College de Londres y tiene un máster en bioquímica por la Universidad de Georgetown.

Para mi familia

Jessie Inchauspé

La revolución de la glucosa

Equilibra tus niveles de glucosa y cambiarás tu salud y tu vida

Traducción de Aina Girbau Canet

DIANA

Título original: *Glucose Revolution: The Life-Changing Power of Balancing Your Blood Sugar*

Diana es un sello editorial de Editorial Planeta, S.A.
Avda. Diagonal, 662-664, 08034 Barcelona (España)
www.planetadelibros.com

Adaptación de la cubierta: Booket / Área Editorial Grupo Planeta
Imagen de la cubierta: Shutterstock
Ilustraciones del interior: © Evie Dunne
Primera edición en Colección Booket: enero de 2026

Depósito legal: B. 21.109-2025
ISBN: 978-84-1119-309-2
Impreso en España

Opiniones de la comunidad de Instagram de Glucose Goddess (Diosa de la Glucosa)

Aunque estas opiniones están basadas en triunfos individuales, los resultados pueden variar.

«Unos días después de empezar a aplicar los consejos de Jessie, mis antojos desaparecieron. Esto lo cambió todo.»

LAURA, 64 AÑOS

«Como pasta y pierdo peso. Qué maravilla. ¿Qué más se puede pedir?»

JASMIN, 20 AÑOS

«Después de no ovular durante dos años, vuelvo a ovular con regularidad. He perdido dieciséis kilos. Me ha desaparecido el acné. Y me siento mucho mejor mentalmente. La información que comparte Jessie me ha cambiado la vida. ¡No voy a volver a lo de antes!»

HEATHER, 31 AÑOS

«Jessie me ha enseñado que podía cambiar mi experiencia con la menopausia. Mis amigos me decían que no podría perder el peso que estaba ganando. Gracias a Jessie ¡les he demostrado que no tenían razón! Gracias a sus trucos relacionados con la glucosa he perdido cuatro kilos, duermo como dormía antes, me siento genial y ya no tengo ganas de echarme siestas a media tarde. Me siento aún mejor que antes de la menopausia.»

BERNADETTE, 55 AÑOS

«Me diagnosticaron diabetes tipo 2 después de mi tercer embarazo, hace dieciséis años. He ido empeorando con los años y cada vez me costaba más controlarla. Después de empezar a implementar los trucos de Jessie, en cuatro meses, pasé de tener los niveles de glucosa en ayunas de doscientos miligramos por decilitro a ciento diez: de padecer una diabetes grave a ya no ser diabética. ¡He podido revertir la situación yo sola!»

FATEMEH, 51 AÑOS

«Su información me ha cambiado la vida... ¡He perdido dieciséis kilos en dos meses! Los problemas que tenía de migraña han mejorado significativamente y tengo la energía por las nubes. Me siento mejor que nunca.»

ANNALAURA, 49 AÑOS

«Después de cuatro meses siguiendo las enseñanzas de Jessie sobre la glucosa, he perdido seis kilos sin hacer ningún esfuerzo, mi enorme problema de acné hormonal ha desaparecido y por primera vez en mi vida adulta tengo unos niveles de tiroides normales (pasé de 8,7 miliunidades por litro de hormona estimulante de la tiroides a 4,4). Nunca me había sentido mejor.»

TAMARA, 31 AÑOS

«Tengo sesenta y cuatro años, he sobrevivido a un cáncer de mama y tengo problemas cardiacos, con la glucosa y con la tiroides. Sigo un tratamiento de supresión hormonal y sin embargo he logrado perder ocho kilos en tres meses con los cambios tan absurdamente fáciles que Jessie explica de maravilla. Estoy lo más delgada que he estado desde que di a luz y mis analíticas son, según mi médico, como las de una quinceañera. Me cuesta creerlo ¡incluso a mí! Gracias, Jessie, por cambiarme la vida.»

DOVRA, 64 AÑOS

«Soy diabética de tipo 1. Solía tener picos de trescientos miligramos por decilitro después de desayunar. Con la información que comparte Jessie he aprendido a mantener los niveles de glucosa estables y mi hemoglobina glicosilada ha bajado del 7,4 % al 5,1 % en tres meses... Ya no grito ni a mi familia ni a mis amigos. Por fin puedo ser la persona que quiero ser.»

LUCY, 24 AÑOS

«Me faltan palabras para describir lo mucho que los trucos de Jessie me han cambiado la vida. Hace dos años dejé de tomar la píldora anticonceptiva con el objetivo de crear una familia. Pensé que sería fácil. Pero no me venía la regla. Después de un año, fui al médico y me diagnosticaron resistencia a la insulina y ovarios poliquísticos. Fue muy duro. Por suerte encontré las publicaciones de Jessie y recobré la esperanza... Empecé a implementar sus consejos. ¡Me volvió la regla al cabo de dos meses! Todos los síntomas del síndrome de ovarios poliquísticos desaparecieron (exceso de vello, ansiedad, ganas de comer constantemente) y ahora... ¡acabo de saber que estoy embarazada! ¡Estoy tan feliz que no puedo ni describirlo!»

FILIPA, 29 AÑOS

«Pasé de tener un 19 % de grasa en el cuerpo a un 8 %. ¡Estoy muy contento! Y todo esto sin dejar de comer los alimentos que me gustan.»

SEMIR, 24 AÑOS

«Me diagnosticaron diabetes gestacional a las veintinueve semanas de embarazo. Después de seguir los consejos de Jessie durante un mes, he notado grandes cambios: me siento mejor que nunca desde que estoy embarazada, no estoy hinchada, mis niveles de azúcar en sangre son constantes y están controlados, mi médico está contento y, lo más importante, ya no tengo miedo. Recomiendo muchísimo la obra de Jessie a todas las futuras madres.»

PAULINA, 39 AÑOS

«Llevo casi treinta años sufriendo bulimia severa y nada me había ayudado hasta que empecé a seguir a Jessie y a vigilar mis niveles de glucosa con sus trucos. Hace ya dos meses que no me doy ningún atracón, lo cual me parece increíble. Sinceramente, pensaba que era algo que formaba parte de mí y que nunca podría superar.»

SUE, 48 AÑOS

«Ya hace muchos años que lidio con la hipoglucemia (bajos niveles de azúcar en sangre). No era consciente de que podía mejorar drásticamente mi problema cambiando simplemente algunos elementos en mis comidas, como el orden en el que ingiero los alimentos. Gracias a Jessie y sus observaciones basadas en pruebas, he aprendido a poder comer una galleta o chocolate con un impacto mucho menos negativo. Ahora que mi nivel de azúcar en sangre es mucho más estable, puedo abordar más fácilmente los síntomas de ansiedad que sufro y concentrarme en afrontar la raíz de aquello que los provoca.»

ILANA, 37 AÑOS

«Siento como si después de un mes hubiera renacido. Me he pasado la mayor parte de mi vida con encefalomielitis miálgica y fatiga crónica. También he sufrido síntomas de covid persistente. Después de descubrir Glucose Goddess, me siento mucho mejor; ¡estoy más sana, más feliz y he recuperado la energía! Muchísimas gracias.»

CHRISTIE, 37 AÑOS

«En los últimos dos años se me ha caído el pelo una barbaridad. No entendía nada y estaba hecha polvo. Y luego, un milagro: empecé a seguir los principios de Glucose Goddess durante cuarenta días, ¡y ahora me está volviendo a crecer el pelo y es más grueso que antes! ¡Estoy muy contenta! Y no solo eso, sino que también he revertido la prediabetes (solía tener los niveles de glucosa en ayunas en ciento diez miligramos por decilitro, y ahora los tengo en noventa y seis). La energía que tengo todo el día es mucho más estable y también he estabilizado los niveles de hambre y sed. Ya no necesito esa segunda taza de café por la tarde o una merienda "de emergencia". Mi claridad mental ha mejorado y el acné ha desaparecido. Es increíble lo rápidos que llegaron los cambios. Recomiendo a todo el mundo que siga a Jessie.»

AYA, 27 AÑOS

«Tengo diabetes tipo 1. Durante décadas nadie pudo ayudarme. Desde que descubrí Glucose Goddess han desaparecido los antojos, finalmente logré seguir una dieta más saludable y mi glucosa ha pasado de 530 miligramos por decilitro a 156 en los primeros días y la dosis de insulina, ahora, es una décima parte de la de antes. Ah, ¡y he perdido tres kilos! Mi médico y mi nutricionista se quedaron muy sorprendidos y ahora recomiendan Glucose Goddess a sus pacientes.»

MARIEL, 43 AÑOS

SUMARIO

Segunda parte
¿Por qué son perjudiciales los picos de glucosa?

Tercera parte
¿Cómo puedo aplanar mis curvas de glucosa?

Aviso legal de Jessie

En este libro hago que los descubrimientos científicos existentes estén al alcance de todo el mundo. Los traduzco en consejos prácticos. Soy científica, no médico, así que recuerda que el contenido de este libro no son consejos médicos. Si sufres una afección médica o tomas alguna medicación, habla con tu médico antes de usar los trucos de este libro.

Aviso legal de la editorial

El material contenido en este libro tiene fines exclusivamente informativos. La situación de cada individuo es única, así que antes de empezar la dieta, el ejercicio y las técnicas descritas en este libro, sea prudente y consúltelo con un profesional de la salud. El autor y la editorial declinan toda responsabilidad de forma expresa en el caso de que se den efectos adversos resultantes del uso o de la aplicación de la información contenida en este libro.

QUERIDO LECTOR

¿Qué es lo último que has comido?

Venga, piénsalo un momento.

¿Te ha gustado? ¿Qué aspecto tenía? ¿Cómo olía? ¿Qué sabor tenía? ¿Dónde estabas cuando te lo has comido? ¿Con quién estabas? ¿Y por qué lo has elegido?

La comida no solo es deliciosa, sino que también es vital para nosotros. Y sin embargo, sin saberlo, la comida también puede provocarnos consecuencias inesperadas. Así que ahora tocan las preguntas más difíciles: ¿sabes cuántos gramos de grasa se han añadido a tu barriga después de ingerir eso que has tomado? ¿Sabes si provocará que mañana te despiertes con un grano en la cara? ¿Sabes la cantidad de placa que se ha construido en tus arterias o cuántas arrugas te han aparecido en la cara? ¿Sabes si es el motivo por el que tendrás hambre de nuevo dentro de dos horas, dormirás mal esta noche o sentirás que no tienes energía mañana?

En resumidas cuentas: ¿sabes lo que te provoca en el cuerpo y en la mente lo último que has comido?

Muchos de nosotros no lo sabemos. Por lo menos, yo no lo sabía antes de empezar a estudiar una molécula llamada glucosa.

Para la mayoría de nosotros, nuestro cuerpo es una caja negra: sabemos su función, pero no cómo funciona exactamente. A menudo decidimos lo que comeremos basándonos en lo que leemos o escuchamos, en vez de lo que necesita realmente nuestro cuerpo. «El animal tiende a comer con el estómago, y el humano, con el cerebro», escribió el filósofo Alan Watts. Si nuestro cuerpo pudiera hablarnos, sería otra historia. Sabríamos exactamente por qué volvemos a tener hambre al cabo de dos horas, por qué dormimos mal anoche y por qué sentimos que tenemos menos energía al día siguiente. Tomaríamos mejores decisiones acerca de lo que comemos. Mejoraría nuestra salud. Mejoraría nuestra vida.

Bueno, te voy a dar una exclusiva.

Resulta que nuestro cuerpo nos habla constantemente.

Pero no sabemos cómo escucharlo.

Todo lo que nos metemos en la boca provoca una reacción. Lo que comemos afecta a los treinta billones de células y los treinta billones de bacterias[1] que tenemos dentro. Elige: antojos, granos, migrañas, mente nublada, cambios de humor, aumento de peso, somnolencia, infertilidad, síndrome de ovarios poliquísticos (SOP), diabetes tipo 2, enfermedad del hígado graso, enfermedades coronarias... Todos estos son mensajes que nos manda el cuerpo para decirnos que tiene problemas.

Y yo le echo la culpa a nuestro entorno. Nuestras elecciones nutricionales están influidas por campañas de *marketing* multimillonarias que tienen el objetivo de enriquecer a la industria alimentaria. Campañas de refrescos, comida basura y golosinas.[2] Normalmente se justifican con el disfraz de «lo que importa es la cantidad que comes; la comida procesada y el azúcar no son malos en sí».[3] Pero científicamente se está demostrando lo contrario: las comidas procesadas y el azúcar son perjudiciales para nosotros, incluso si su ingesta no representa un exceso calórico.[4]

Aun así, por culpa de este *marketing* engañoso nos creemos frases como estas:

«La pérdida de peso se basa en calorías que entran y calorías que salen».

«No deberías saltarte nunca el desayuno.»

«Las tortitas de arroz y los zumos de frutas son buenos para ti.»

«Los alimentos grasos son malos para ti.»

«Necesitas azúcar para tener energía.»

«La diabetes tipo 2 es una enfermedad genética y no puedes hacer nada para combatirla.»

«Si no pierdes peso es porque no tienes suficiente fuerza de voluntad.»

«Tener sueño a las tres de la tarde es normal, toma café.»

Las decisiones basadas en informaciones erróneas que tomamos respecto a la comida tienen una influencia en nuestro bienestar físico y mental, e impiden que nos despertemos cada mañana sintiéndonos genial. Puede que no te parezca importante que no te sientas genial cada mañana, pero si pudieras... ¿no lo querrías? Yo he venido a decirte que existe una manera de que esto sea posible.

Los científicos llevan mucho tiempo estudiando cómo nos afecta la comida y ahora tenemos más información que nunca sobre el tema. En los últimos cinco años, en laboratorios de todo el mundo se han hecho varios descubrimientos: se ha puesto al descubierto cómo reacciona nuestro cuerpo a la comida en tiempo real y se ha demostrado que aunque lo que comemos importa, también es importante cómo lo comemos (en qué orden, combinación y cómo agrupamos los alimentos).

Lo que demuestra la ciencia es que en la caja negra que es nuestro cuerpo, hay una premisa que afecta a todos los sistemas. Si entendemos esta premisa y tomamos las decisiones adecuadas para optimizarla, podemos mejorar enormemente nuestro bienestar físico y mental. Esta premisa es la cantidad de azúcar o *glucosa* en sangre.

La glucosa es la principal fuente de energía de nuestro cuerpo. La mayor parte la obtenemos de los alimentos que ingerimos, y luego se transporta por nuestro torrente sanguíneo hasta llegar a las células. Su concentración puede fluctuar mucho a lo largo del día y los aumentos bruscos en la concentración (los llamados *picos de glucosa*) afectan a todo, desde nuestro estado de ánimo, nuestro sueño, nuestro peso y nuestra piel hasta la salud de nuestro sistema inmunitario, el riesgo de contraer enfermedades coronarias y nuestras probabilidades de concebir un bebé.

En pocas ocasiones oirás hablar de la glucosa, a no ser que tengas diabetes, pero la verdad es que la glucosa nos afecta a todos y cada uno de nosotros. En los últimos años, las herramientas para monitorizar esta molécula son cada vez más fáciles de obtener. Si combinamos esto con los avances científicos que he mencionado antes, tenemos acceso a más información que nunca, y podemos utilizar estos datos para conocer mejor nuestro cuerpo.

Este libro está dividido en tres partes: (1) qué es la glucosa y a qué nos referimos cuando hablamos de picos de glucosa, (2) por qué son perjudiciales los picos de glucosa y (3) qué podemos hacer para evitar los picos y seguir comiendo los alimentos que nos gustan.

En la primera parte, explico qué es la glucosa, de dónde viene y por qué es tan importante. Las observaciones científicas ya existen, pero las noticias no se propagan suficientemente rápido. Regular la glucosa es importante para todo el mundo, tanto si se tiene diabetes como si no: un 88 % de los norteamericanos son propensos a tener niveles de glucosa poco regulares (incluso si no tienen sobrepeso según las pautas médicas), y la mayoría no lo sabe.[5] Cuando nuestros niveles de glucosa se desregulan, experimentamos picos de glucosa. Durante un pico, la glucosa nos inunda el cuerpo a gran velocidad y aumenta la concentración en nuestro flujo sanguíneo por encima de los treinta miligramos por decilitro (mg/dL) en un periodo de una hora aproximadamente (o menos), y luego se reduce igual de rápido. Los picos tienen consecuencias perjudiciales.

En la segunda parte, describo cómo nos afectan los picos de glucosa a corto plazo (hambre, antojos, fatiga, peores síntomas de la menopausia, migraña, mala calidad del sueño, dificultad para gestionar la diabetes tipo 1 y la diabetes gestacional, sistema inmune debilitado, función cognitiva deteriorada) y a largo plazo. Los niveles de glucosa desregulados contribuyen al envejecimiento y al desarrollo de enfermedades crónicas como el acné, el eccema, la psoriasis, la artritis, las cataratas, el alzhéimer, el cáncer, la depresión, los problemas intestinales, las enfermedades coronarias, la infertilidad, el SOP, la resistencia a la insulina, la diabetes tipo 2 y el hígado graso.

Si trazaras tu nivel de glucosa en un gráfico cada minuto de cada día, la línea que uniría los puntos tendría picos y valles. Esa gráfica presentaría tu *curva de glucosa*. Si hacemos cambios en nuestro estilo de vida para evitar los picos, aplanamos nuestras curvas de glucosa. Cuanto más planas sean nuestras curvas de glucosa, mejor. Con unas curvas de glucosa más planas, reducimos la cantidad de insulina (una hormona que se segrega como respuesta a la glucosa) en el cuerpo y esto es beneficioso, ya que demasiada insulina es uno de los principales causantes de la resistencia a la insulina, la diabetes tipo 2 y el SOP.[6] Con unas curvas de glucosa más planas, también aplanamos de forma natural nuestras curvas de fructosa (la fructosa se halla en los alimentos dulces junto a la glucosa), lo cual también es beneficioso, y demasiada fructosa aumenta la probabilidad de tener obesidad, enfermedades coronarias e hígado graso no alcohólico.[7]

En la tercera parte te enseñaré cómo puedes aplanar tus curvas de glucosa con diez trucos alimentarios sencillos que puedes incorporar a tu vida con facilidad. Yo estudié Matemáticas en la universidad, y luego Bioquímica. Esta formación me ha permitido analizar y sintetizar datos de una gran cantidad de ciencia nutricional. Además, he hecho muchos experimentos en los que me pongo un dispositivo llamado «monitor continuo de glucosa» que me enseña mis niveles de glucosa a tiempo real. Estos diez trucos que compartiré son sencillos y sorprendentes. No hay ninguno que te diga que no puedes volver a comer postres, que tengas que contar calorías o que tengas que hacer ejercicio durante horas y horas cada día. En vez de eso, te animan a utilizar lo que hayas aprendido sobre tu fisiología en la primera y segunda parte (tras escuchar bien a tu cuerpo) para tomar mejores decisiones sobre cómo comes. Y a menudo esto significa que te tienes que poner *más* comida en el plato que la normal. En esa última sección, te proporcionaré toda la información que necesitarás para evitar los picos de glucosa sin tener que ponerte un sistema de monitorización.

A lo largo del libro, recurro a estudios científicos innovadores para explicar por qué funcionan estos trucos y cuento historias de la vida real que demuestran cómo funcionan si los pones en práctica. Verás datos extraídos de mis propios experimentos y experimentos de Glucose Goddess, una comunidad *online* que he creado y que actualmente (en el momento de la impresión de este libro) tiene más de ciento cincuenta mil miembros. También leerás comentarios de miembros que, basándose en la información de este libro, han perdido peso, han reducido sus antojos, mejorado los niveles de energía, han limpiado su piel, se han librado de los síntomas del síndrome del ovario poliquístico, han contrarrestado la diabetes tipo 2, se han librado del sentimiento de culpa y han ganado muchísima seguridad en sí mismos.

En cuanto acabes de leer este libro, serás capaz de escuchar los mensajes que te mande el cuerpo y entenderás qué tienes que hacer en consecuencia. Tomarás decisiones alimentarias fundamentadas, y ya no serás víctima de los mensajes de *marketing*. Tu salud mejorará, y tu vida, también.

Te lo digo por experiencia, porque a mí me ha pasado.

¿CÓMO HE LLEGADO HASTA AQUÍ?

¿Conoces el dicho popular «no des nada por sentado»? Bueno, pues yo lo hice con mi salud hasta que tuve un accidente a los diecinueve años que me cambió la vida.

Estaba en Hawái de vacaciones con unos amigos. Una tarde salimos de excursión por la selva y decidimos que saltar por una cascada sería una idea maravillosa (te voy a destripar el final: no lo fue).

Era la primera vez que intentaba hacer algo así. Mis amigos me dijeron qué tenía que hacer: «Mantén las piernas muy rectas para que lo primero que entre en el agua sean tus pies».

«¡Vale!», dije, y me dispuse a saltar.

Aterrorizada, olvidé el consejo tan pronto como salté del borde del acantilado. No llegué al agua con los pies primero, sino que aterricé con el culo. El impacto con el agua creó una conmoción que me subió por la columna vertebral y, como en un efecto dominó, se me comprimieron todas las vértebras.

Oí un chac-chac-chac-chac-chac-chac-chac, hasta llegar a mi segunda vértebra torácica, que estalló en catorce pedazos bajo esa presión.

Mi vida también estalló en pedazos. Después de ese momento, se dividió en dos: *antes* del accidente y *después* del accidente.

Me pasé las siguientes dos semanas inmovilizada en una cama de hospital, esperando a que me operaran la columna vertebral. Tumbada, pero despierta, no podía dejar de imaginarme lo que pasaría, y no me lo acababa de creer: el cirujano me abriría el torso por el lateral, a la altura de la cintura y luego por la espalda, a la altura de la vértebra rota. Me sacaría los fragmentos de hueso, así como los dos discos que lo rodeaban, luego me fusionaría las vértebras y me taladraría con seis varillas metálicas de 7,5 centímetros la columna. Con un taladro eléctrico.

Los riesgos asociados a la intervención me aterrorizaban: perforación pulmonar, parálisis y muerte. Pero tampoco tenía ninguna otra opción. Los fragmentos vertebrales estaban presionándome la membrana de la médula espinal. Cualquier sacudida (incluso tropezarme por unas escaleras) podía hacer que se rasgara la membrana y me quedara paralítica de cintura para abajo. Tenía miedo. Me visualizaba en la mesa de operaciones, desangrándome y los médicos tirando la toalla. Me imaginaba que mi vida acabaría así, por haberme asustado cuando estaba suspendida en el aire haciendo algo que tenía que ser divertido.

El día de la operación se iba acercando, pero cuando finalmente llegó, deseé que no hubiera llegado. Cuando una anestesista me empezó a dormir para la intervención de ocho horas, me pregunté si ella sería la última persona a la que vería. Recé. Quería vivir. Si lograba despertarme, sabía que estaría llena de gratitud durante el resto de mi vida.

Me desperté. Era medianoche y estaba sola en la sala de reanimación. Al principio sentí un alivio enorme: estaba viva. Luego noté un dolor. Corrijo: noté mucho dolor. Las nuevas herramientas eran como un puño de hierro aplastándome la columna. Procuré incorporarme para llamar al personal de enfermería. Después de algunos intentos, apareció un enfermero malhumorado y desdeñoso. Fue una bienvenida deplorable de vuelta al mundo. Lloré. Quería estar con mi madre.

Es verdad, estaba muy agradecida: estaba profundamente agradecida por estar viva. Pero a la vez estaba sufriendo. Tenía un dolor punzante por toda la espalda, no podía moverme ni un centímetro sin

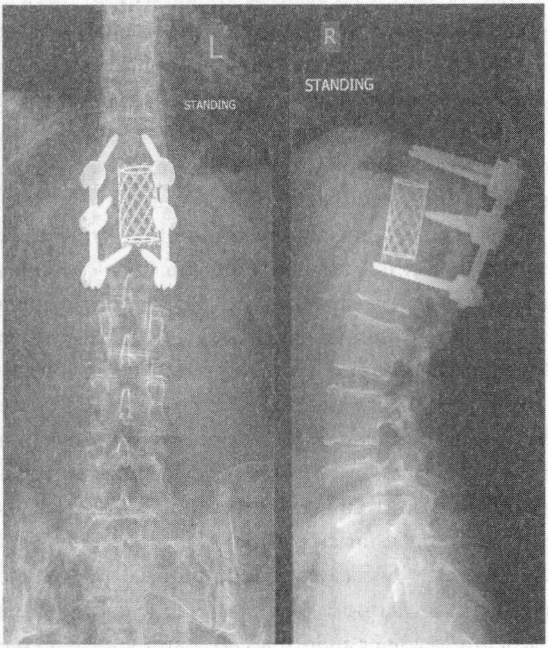

El resultado final... No, no hago saltar la alarma en el control de seguridad del aeropuerto, y sí, esto se quedará aquí toda mi vida.

sentir que las heridas se me iban a abrir y tuve la sensación de tener los nervios de las piernas en llamas durante varios días. Se me permitía una inyección de analgésicos cada tres horas. Y como un reloj, una enfermera entraba en mi habitación, me pellizcaba la grasa de un muslo y me administraba el pinchazo, alternando las piernas cada vez. No podía dormir porque me dolía todo mucho, y tampoco podía comer porque los opioides me daban náuseas. Perdí once kilos en dos semanas. Me sentía, a la vez, afortunada y estúpida, lamentaba lo que me había pasado, me sentía culpable por haber hecho que mis seres queridos tuvieran que pasar por eso y desconcertada por lo que tenía que hacer.

Mi cuerpo se curó en cuestión de meses, pero luego fueron mi mente y mi alma las que necesitaron rehabilitación. Me sentía desconectada de la realidad. Cuando me miraba las manos, no parecían mías. Cuando me miraba al espejo, me aterrorizaba. Algo estaba mal. Pero no sabía qué. Por desgracia, nadie lo sabía. Desde el exterior parecía que volvía a estar bien. Así que me quedé el sufrimiento para mis adentros. Cuando alguien me preguntaba cómo estaba, yo respondía: «Estoy genial, gracias». Pero si hubiera sido sincera, habría respondido: «Me siento como una extraña en mi propio cuerpo, no me puedo mirar al espejo sin volverme loca y tengo un miedo de muerte por si no vuelvo a estar bien nunca más». Más adelante me diagnosticaron trastorno de despersonalización-desrealización, un trastorno mental por el que las personas no pueden conectar consigo mismas o con la realidad que las rodea.

En ese momento vivía en Londres y recuerdo estar en el metro mirando a la gente que tenía sentada enfrente, preguntándome cuántos de ellos también estarían atravesando una situación difícil y lo ocultaban, como yo. Soñaba que alguien en el vagón reconocía mi sufrimiento y me decía que lo entendía, que se había sentido como yo y había conseguido volver a sentirse como antes. Pero, evidentemente, en vano. La gente que estaba a un metro de distancia no tenía ni idea de lo que me pasaba por dentro. Apenas lo sabía yo misma. Y tampoco tenía ni idea de lo que les pasaba por dentro a ellos ni de si estaban sufriendo también o no.

Me quedó claro que es difícil saber lo que nos pasa por dentro. Incluso cuando podemos ponerles nombre a nuestras emociones (gratitud, dolor, alivio, tristeza y demás), tenemos que averiguar por qué las sentimos. ¿Por dónde empezamos cuando no nos sentimos bien?

Yo solo quería volver a sentirme bien. Recuerdo decirle a mi mejor amiga: «No me importa nada, ni la escuela, ni el trabajo, ni el dinero, nada me importa más que estar sana». Era la convicción más profunda que he sentido jamás.

Y así es como, cuatro años más tarde, acabé en un tren que me llevó a sesenta y dos kilómetros al sur de San Francisco, a una oficina en la ciudad de Mountain View. Tras decidir que quería averiguar cómo comunicarme con mi cuerpo, sentí la necesidad de trabajar en la vanguardia de la tecnología sanitaria. En 2015, esa vanguardia era la genética.

Conseguí un puesto de becaria en la *start-up* 23andMe (se llama así porque todos tenemos veintitrés pares de cromosomas que llevan nuestro código genético). Y estar allí era lo que más quería en el mundo.

Esto era lo que me pasaba por la cabeza: el ADN forma mi cuerpo, así que si puedo entender mi ADN, podré entender mi cuerpo.

Trabajé como directora de producto. Tenía dos carreras y me apasionaba hacer que los temas complicados fueran simples. Estaba sacando partido a esos atributos: era la encargada de explicar la investigación genética a nuestros clientes y animarlos a participar respondiendo unas encuestas. Recogimos datos como no se había hecho antes: de forma *online* y a millones de personas a la vez. Cada cliente era un científico que contribuía a avanzar en nuestro conocimiento colectivo del ADN. El objetivo era innovar en el sector de la medicina personalizada y poder ofrecer recomendaciones de salud únicas para cada persona.

Era el mejor sitio, con la mejor gente, los mejores datos y la mejor misión. El ambiente en la oficina era electrizante.

Fui estableciendo una relación cada vez más estrecha con los científicos del equipo de investigación; luego, me leí todos los artículos que habían publicado y empecé a plantear preguntas. Pero poco a poco me decepcioné porque cada vez veía más claro que el ADN no era tan predictivo como pensaba. Por ejemplo, los genes pueden hacer que la posibilidad de que contraigas diabetes tipo 2 sea más elevada,[1] pero no pueden asegurarte si la vas a padecer o no. Mirar el ADN solo te da una noción de lo que puede pasar. En la mayoría de las enfermedades crónicas, desde migrañas hasta cardiopatías, la causa acaba siendo mucho más atribuible a «factores del estilo de vida» que a la genética. En resumidas cuentas, tus genes no determinan cómo te sentirás cuando te despiertes por la mañana.

En 2018, 23andMe lanzó una nueva iniciativa liderada por el equipo de investigación e innovación sanitaria, que estaba al mando de generar ideas innovadoras. Estaban debatiendo... los monitores continuos de glucosa (MCG).

Los MCG son pequeños dispositivos que se colocan en la parte externa del brazo para registrar los niveles de glucosa. Se crearon para sustituir los test de punción digital que los diabéticos llevaban décadas usando y que te proporcionan los niveles de glucosa solo unas veces al día. Con un MCG, los niveles de glucosa se registran cada pocos minutos. Aparecen curvas de glucosa enteras y se envían directamente al móvil, lo cual es muy práctico. Su utilización supuso un punto de inflexión para los diabéticos, que se basan en los niveles de glucosa para dosificar la medicación.

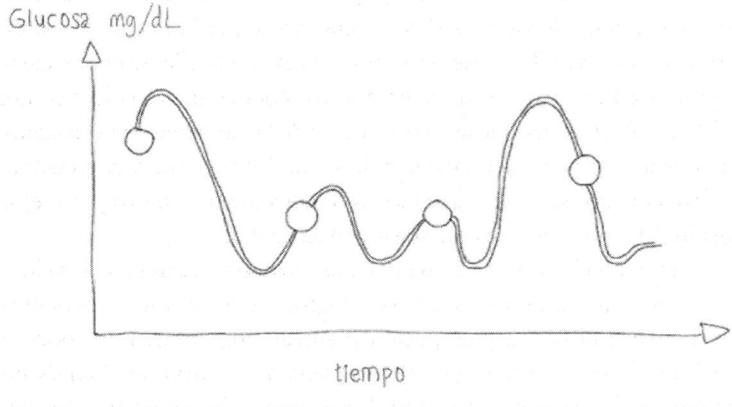

Los monitores continuos de glucosa, o MCG, registran las curvas de glucosa (representadas con líneas), que pasan desapercibidas con los test tradicionales de punción digital (representados con círculos blancos).

Poco después de que 23andMe lanzara el proyecto, atletas de élite también empezaron a ponerse MCG, y a utilizar las mediciones de glucosa para optimizar su rendimiento atlético y su resistencia.[2] Y luego se publicaron algunos artículos científicos sobre estudios que utilizaban estos dispositivos para mostrar que las personas que no padecían diabetes también podían tener niveles de glucosa altamente desregulados.[3]

Cuando el equipo de investigación e innovación sanitaria anunció que llevaría a cabo un estudio para examinar la respuesta a los alimentos en personas que no sufren diabetes, pedí formar parte del proyecto de inmediato. Siempre estaba atenta por si salía algo que pudiera ayudarme a entender mi propio cuerpo. Pero lo que no me esperaba es lo que pasó a continuación.

Vino una enfermera a la oficina a colocarnos el dispositivo a los cuatro que nos habíamos ofrecido voluntarios. La esperamos en una sala de conferencias con paredes de cristal; luego nos remangamos. Después de limpiar la parte posterior de mi brazo izquierdo con una gasa empapada en alcohol, la enfermera me colocó un aplicador sobre la piel. Me explicó que una aguja introduciría una pequeña fibra de tres milímetros de largo (un electrodo) bajo mi piel. Luego la aguja saldría, dejando la fibra dentro de la piel y un transmisor adhesivo que la cubriría. Lo llevaría puesto durante dos semanas.

Uno, dos... ¡clic! Ya llevaba el monitor y apenas noté nada.

El sensor necesitaba sesenta minutos para iniciarse, pero luego, con el teléfono en mano, podía controlar mis niveles de glucosa en cualquier momento.* Los números me enseñaban cómo respondía mi cuerpo a lo que comía (o lo que no comía) y a cómo me movía (o no me movía). Recibía mensajes de mi interior. «Hola, cuerpo, ¿qué tal?»

Cuando me sentía genial, miraba cómo tenía la glucosa. Cuando me sentía fatal, miraba cómo tenía la glucosa. Cuando hacía ejercicio, cuando me despertaba, cuando me acostaba, miraba cómo tenía la glucosa. Mi cuerpo me hablaba a través de los picos y bajadas que me aparecían en la pantalla del iPhone.

Hice mis propios experimentos y lo anoté todo. Mi cocina era mi laboratorio, mi sujeto de estudio era yo misma y mi hipótesis era que

* Técnicamente no en la sangre, sino en el fluido entre células. Están estrechamente relacionados.

la comida y el movimiento influyen en la glucosa a través de un conjunto de normas que podíamos definir.

No tardé mucho en empezar a notar patrones extraños: nachos un lunes, gran pico. Nachos un domingo, sin pico. Cerveza, pico. Vino, sin pico. M&M's después del almuerzo, sin pico. M&M's antes de cenar, pico. Cansada por la tarde: la glucosa había aumentado durante el almuerzo. Mucha energía todo el día: los niveles de glucosa habían sido muy estables. Salir de fiesta a tope con mis amigos: montaña rusa de glucosa durante la noche. Presentación estresante en el trabajo: pico. Meditación: estabilidad. Capuchino estando descansada: sin pico. Capuchino estando cansada: pico. Pan: pico. Pan con mantequilla: sin pico.

Las cosas se volvieron aún más interesantes cuando empecé a asociar mis estados mentales con los niveles de glucosa. La sensación de tener la mente nublada (que empecé a notar desde que sufrí el accidente) a menudo se asociaba con un gran pico, la somnolencia con una gran bajada. Los antojos estaban relacionados con una montaña rusa de glucosa, una sucesión rápida de picos y bajadas. Cuando me despertaba atontada, había tenido los niveles de glucosa altos toda la noche.

Cribé los datos, repetí muchos experimentos y contrasté mis hipótesis con los estudios publicados. Me quedó claro que para sentirme genial tenía que evitar los grandes picos y las grandes bajadas en los niveles de glucosa. Y eso es lo que hice: aprendí a aplanar las curvas de glucosa.

Hacía descubrimientos transformadores sobre mi salud. Puse fin a la sensación de tener la mente nublada y dominé los antojos. Cuando me despertaba por la mañana me sentía genial. Por primera vez desde el accidente, volví a sentirme realmente bien.

Así que empecé a contárselo a mis amigos. Y así es como empezó el movimiento Glucose Goddess. Al principio me encontré con muchas miradas perdidas. Les enseñé los estudios a mis amigos y les conté que también deberían preocuparse por aplanar sus curvas de glucosa. Como si oyeran llover.

Me quedó claro que tenía que encontrar una manera de transmitir el contenido de esos estudios de una forma cautivadora. Se me ocurrió que podía utilizar mis propios datos glucémicos para ilustrar los estudios científicos. El problema era que en un inicio, los datos eran difíciles de entender.

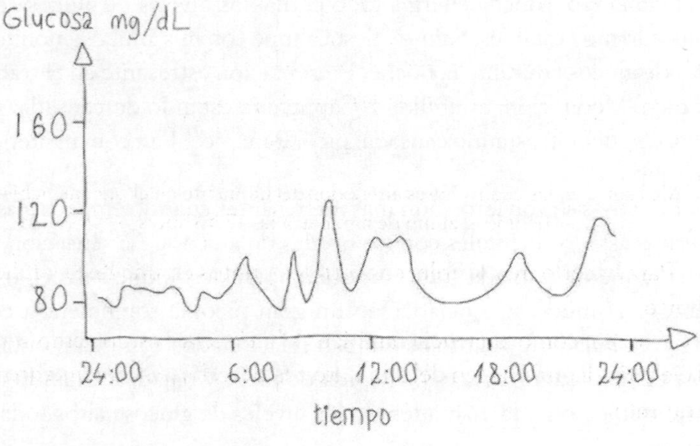

Datos glucémicos de un día, sacados directamente del MCG.

Para ser capaz de descifrarlos, tenía que concentrarme en un momento concreto del día. Pero no había manera de hacerlo con la aplicación que venía por defecto con el MCG. Así que desarrollé un programa en el ordenador para hacerlo yo misma.

Empecé a llevar un diario de todo lo que comía. Por cada entrada en el diario, me centraba en franjas de tiempo de cuatro horas. Por ejemplo, «17.56 horas, un vaso de zumo de naranja». Entonces miraba la monitorización de glucosa empezando una hora antes de haberme tomado el zumo y acabando tres horas después. Esto me daba una buena perspectiva de mis niveles de glucosa antes de tomármelo, durante y después.

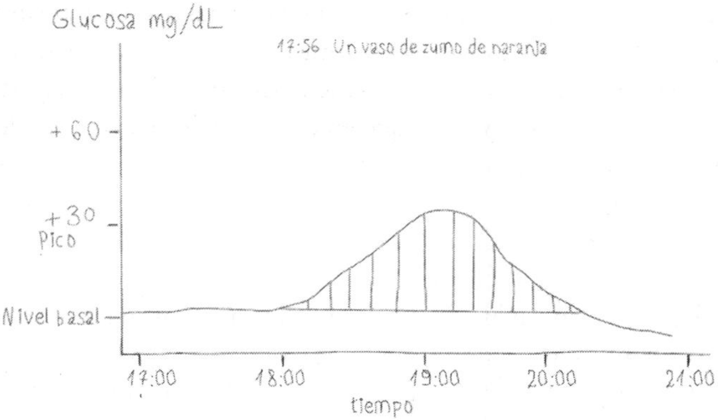

Me centré en las cuatro horas alrededor del momento en el que me había bebido el zumo de naranja, a las 17.56 horas.

Para hacerlo más visible, convertí los puntos en una línea y rellené el pico.

Y luego, como la ciencia también debería tener estilo, simplifiqué el eje y añadí una imagen del alimento a la derecha. Así era mucho más atrayente.

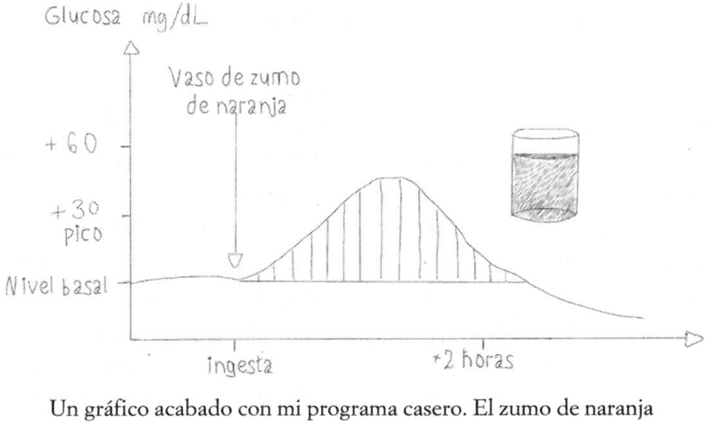

Un gráfico acabado con mi programa casero. El zumo de naranja —como todos los zumos de frutas— no contiene fibra y tiene mucho azúcar. Beber un zumo de frutas provoca un pico de glucosa.

Mis amigos y familiares quedaron boquiabiertos con los gráficos. Me pidieron que hiciera experimentos cada vez con más alimentos y que compartiera con ellos los resultados. Y luego, ellos también empezaron a ponerse MCG. Me enviaban sus resultados y yo los añadía. Una cosa llevó a la otra y al cabo de un tiempo ya no daba abasto con la demanda de hacer gráficos, así que desarrollé una aplicación móvil que lo automatizaba. Mis amigos empezaron a utilizar la aplicación, los amigos de mis amigos también… y corrió como la pólvora. Incluso amigos que no tenían MCG, animados por las pruebas, empezaron a cambiar sus hábitos alimentarios.

Más tarde, en abril de 2018, abrí mi cuenta de Instagram @glucosegodesss y cada vez me sorprendía más de que la comunidad fuera creciendo, respondiendo a mis resultados y mandándome los resultados de sus propios experimentos. Me di cuenta de que la glucosa estaba relacionada con todo.

PRIMERA PARTE

¿Qué es la glucosa?

CAPÍTULO 1

Entremos en la cabina del piloto. Por qué es tan importante la glucosa

Navegar por nuestra salud a veces puede hacernos sentir como cuando echamos un vistazo a la cabina del piloto de un avión de camino a nuestro asiento. Vemos cosas complicadas por todas partes: pantallas, diales, palancas, luces intermitentes, botones, interruptores, más palancas..., botones a la izquierda, a la derecha, en el techo (ahora en serio, ¿por qué hay botones en el techo?). Apartamos la mirada y nos sentimos agradecidos de que los pilotos sepan lo que están haciendo. Como pasajeros, lo único que nos importa es que el avión permanezca en el aire. En lo que concierne a nuestro cuerpo, somos los pasajeros que no tienen ni idea, pero (ojo con el giro de la trama) también somos los pilotos. Y si no sabemos cómo funciona nuestro cuerpo, es como si voláramos a ciegas.

Sabemos cómo queremos sentirnos. Queremos despertarnos con una sonrisa en los labios, sentirnos llenos de energía y emprender el día con entusiasmo. Queremos movernos con ligereza, que no nos duela nada. Queremos pasar tiempo de calidad con nuestros seres queridos, queremos sentirnos positivos y agradecidos. Pero saber cómo conseguirlo no es tarea fácil. Nos abruman todos los botones. ¿Qué tenemos que hacer? ¿Por dónde tenemos que empezar?

Deberíamos empezar con la glucosa. ¿Por qué? Porque es la palanca de la cabina del piloto que más nos recompensa. Es la más fácil de descubrir (gracias a los monitores continuos de glucosa), afecta a cómo nos sentimos de forma instantánea (porque influye en nuestra hambre y nuestro estado de ánimo) y muchas cosas se ponen en su sitio en cuanto la tenemos bajo control.

Si nuestros niveles de glucosa están desequilibrados, los diales parpadean y saltan las alarmas. Ganamos peso, se nos disparan las hormonas, nos sentimos cansados, tenemos ansia de azúcar, nuestra piel se resiente, nuestro corazón sufre. Cada vez nos acercamos más a la diabetes tipo 2. Si nuestro cuerpo es el avión, los síntomas son el alabeo, el cabeceo y el desvío de una máquina fuera de control. Y estos nos indican con vehemencia que tenemos que rectificar algo para evitar estrellarnos. Para volver al modo ideal de crucero, tenemos que aplanar nuestras curvas glucémicas.

¿Y cómo movemos esta palanca? Muy fácil: con lo que nos ponemos en el plato.

Sí, este libro es para ti

Un estudio reciente ha demostrado que solo un 12 % de los norteamericanos está metabólicamente sano,[1] lo cual significa que solo un 12 % de los norteamericanos tiene un cuerpo que funciona a la perfección, incluyendo unos niveles saludables de glucosa. No disponemos de esta cifra tan exacta para todos los países, pero sabemos que en el mundo entero, la salud metabólica y los niveles de glucosa cada vez están peor. Lo más probable es que tú, junto con nueve de cada diez personas cercanas a ti, viváis una montaña rusa glucémica sin saberlo.

Aquí tienes algunas preguntas que te puedes plantear para averiguar si tus niveles de glucosa están desregulados.

- ¿Algún médico te ha dicho que tienes que perder peso?
- ¿Estás intentando perder peso, pero te está resultando complicado?
- ¿La circunferencia de tu cintura está por encima de los cien centímetros si eres un hombre, o por encima de los noventa

centímetros, si eres una mujer? El tamaño de la cintura es mejor que el índice de masa corporal (IMC) para predecir enfermedades subyacentes.[2]

- ¿Tienes punzadas de hambre extrema durante el día?
- Cuando tienes hambre, ¿te sientes inquieto o enfadado?
- ¿Necesitas comer cada pocas horas?
- ¿Si la comida se retrasa, te sientes tembloroso, aturdido o mareado?
- ¿Tienes antojos de comida dulce?
- A media mañana o a media tarde, ¿te sientes soñoliento o estás cansado todo el rato?
- ¿Necesitas cafeína para poder funcionar durante el día?
- ¿Tienes problemas a la hora de dormir o te despiertas con palpitaciones?
- ¿Tienes crisis energéticas en las que te pones a sudar o te entran náuseas?
- ¿Tienes acné, inflamación u otros problemas cutáneos?
- ¿Tienes ansiedad, depresión o trastornos en el estado de ánimo?
- ¿Sientes la mente nublada?
- ¿Tu estado de ánimo es cambiante?
- ¿Coges resfriados frecuentemente?
- ¿Tienes reflujo ácido o gastritis?
- ¿Padeces desequilibrios hormonales, algunos meses no te viene la regla, tienes síndrome premenstrual, infertilidad o SOP?
- ¿Te han dicho alguna vez que tus niveles de glucosa son altos?
- ¿Tienes resistencia a la insulina?
- ¿Tienes prediabetes o diabetes tipo 2?
- ¿Tienes la enfermedad de hígado graso no alcohólico?
- ¿Tienes alguna patología cardiaca?
- ¿Te cuesta controlar la diabetes gestacional?
- ¿Te cuesta controlar la diabetes tipo 1?

Y lo más importante: ¿crees que podrías sentirte mejor de lo que te sientes ahora? Si la respuesta es *sí,* sigue leyendo.

Antes de entrar en materia, es importante saber a qué conclusiones *no* tienes que llegar con este libro. Deja que me explique.

Cuando era adolescente me hice vegana. Llevaba una dieta vegana *mala*. En vez de cocinarme nutritivos estofados de garbanzos o llenarme de tofu crujiente al horno y edamame al vapor, elegía Oreos (veganas) y pasta (vegana). Lo único que comía eran alimentos de baja calidad que me provocaban picos de glucosa. Me salían granos y siempre estaba cansada.

Un poco más tarde empecé una dieta keto. Una *mala* dieta keto. Tenía la esperanza de perder peso, pero al contrario, lo gané porque en el proceso de eliminar los hidratos de carbono de mi dieta, lo único que comía era queso. Aumenté tanto la carga de estrés de mi sistema hormonal que me dejó de venir la regla.

Cuanto más aprendía, más me daba cuenta de que las dietas extremas no eran nada beneficiosas, especialmente porque se puede abusar fácilmente de los dogmas (hay comida vegana muy poco saludable y hay comida keto muy poco saludable). Las «dietas» que funcionan son las que nos aplanan las curvas de glucosa, fructosa e insulina. Si las dietas vegana y keto se siguen correctamente, ambas cumplen este objetivo. Y si cualquier dieta se hace bien (es decir, que te ayuda a revertir una patología o a perder el exceso de peso) es por ese mismo motivo. En realidad, deberíamos buscar estilos de vida sostenibles, no dietas, y en nuestro plato hay sitio para un poco de todo, incluso azúcar. Saber cómo funciona la glucosa me ha ayudado a entenderlo mejor que nunca.

Hablando de moderación, quiero resaltar tres aspectos importantes que no deberías perder de vista mientras lees este libro.

En primer lugar, *la glucosa no lo es todo*.

Hay alimentos que harán que tus niveles de glucosa no se alteren en absoluto, pero que no son lo mejor para tu salud. Por ejemplo, los aceites industriales procesados y la grasa transgénica nos envejecen, inflaman y dañan los órganos, pero no provocan picos de glucosa. El alcohol es otro ejemplo: no provoca un pico de glucosa, pero esto tampoco significa que sea bueno para nosotros.

La glucosa no lo es todo. Hay otros factores que determinan nuestra salud: dormir, hacer ejercicio, el estrés, la conexión emocional, el cuidado médico... Más allá de la glucosa, deberíamos prestar atención también a las grasas, la fructosa y la insulina. Ya llegaré a estos puntos más adelante en este libro. Pero tanto los niveles de fructosa como de insulina son difíciles de medir de forma continuada. Los niveles de glucosa son los únicos que podemos registrar desde la comodidad del sofá, y la buena noticia es que cuando aplanamos nuestras curvas de glucosa, también aplanamos las curvas de fructosa e insulina. Esto se debe a que la fructosa solo existe de la mano de la glucosa en los alimentos y a que el páncreas libera insulina como respuesta a la glucosa. Cuando hay cifras de insulina disponibles en estudios científicos (la insulina se puede medir de forma continuada en entornos médicos), explicaré el efecto que tienen mis trucos en estas cifras.

En segundo lugar, *el contexto es fundamental.* Mi madre me envía a menudo fotos de algo que no sabe si comprar o no en el supermercado. Me escribe: «¿Bueno o malo?». Yo siempre respondo: «Depende. ¿Qué comerías, si no?».

No podemos decir si un alimento es bueno o malo sin más contexto; todo es relativo. La pasta con un alto contenido de fibra es «buena» comparada con la pasta normal, pero es «mala» comparada con las verduras. Una galleta de avena es «mala» en relación con unas almendras, pero es «buena» en relación con una lata de Coca-Cola. Ya ves qué enigma. No puedes mirar la curva de glucosa de un solo alimento y determinar si es «bueno» o «malo». Tienes que compararlo con sus alternativas.

Finalmente, *las recomendaciones que se recogen aquí siempre están basadas en pruebas*. Todos los gráficos de glucosa que aparecen en este libro ilustran descubrimientos científicos a los que hago referencia y cito. No saco conclusiones generalizadas de los experimentos de glucosa de una única persona o de mis experimentos personales exclusivamente. Primero investigo: encuentro estudios científicos que explican cómo un hábito determinado puede aplanar las curvas de glucosa; por ejemplo, un estudio que demuestra que diez minutos de actividad física moderada después de comer reduce el pico glucémico de esa comida. En estos estudios, el experimento se ha llevado a cabo con un gran número de personas y los científicos han llegado a una conclusión generalizada que estadísticamente es cierta. Lo único que quiero hacer es mostrar ejemplos visuales de lo que he encontrado. Así que elijo un alimento que todo el mundo conozca y que me suba los niveles de glucosa cuando lo como solo, como por ejemplo una bolsa de patatas fritas. Luego una mañana me como solo una bolsa de patatas fritas, monitorizo la curva glucémica que se produce, y luego a la mañana siguiente hago lo mismo, pero a continuación salgo a pasear diez minutos. El segundo pico es más pequeño, tal y como explica el estudio. Así es como demuestro a la gente que caminar después de comer reduce el pico de glucosa de esa comida. Hay ocasiones en las que no soy yo quien ilustra el experimento, sino otro miembro de la comunidad Glucose Goddess.

Así que si tu cuerpo es un avión y eres tanto el piloto como el pasajero, tómate estas tres advertencias como una lección de seguridad. Ahora que ya sabes que por donde tienes que empezar es por aplanar las curvas de glucosa para que tu cuerpo vuelva a volar por las alturas, abróchate el cinturón: ha llegado el momento de emprender el viaje entendiendo de dónde viene la glucosa.

CAPÍTULO 2

Conoce a Jerry: cómo crean glucosa las plantas

No reconocemos suficientemente el valor de las plantas. A decir verdad, pocas veces hacen propaganda de sus hazañas (no pueden). Pero si el cactus que tienes encima de la mesa pudiera hablar, te impresionaría con la historia de sus antepasados. Al fin y al cabo, fueron ellos quienes inventaron el proceso biológico más importante del planeta Tierra: la fotosíntesis.

Hace millones de años, nuestro planeta era una roca árida llena de agua y barro. La vida consistía exclusivamente en bacterias y gusanillos en los océanos; no había árboles, no había pajaritos cantando y, por supuesto, no había mamíferos ni humanos.

En algún lugar, en algún rincón de este planeta azul, tal vez allí donde ahora está Sudáfrica, pasó algo mágico. Después de millones de años de prueba y error, un pequeño brote se asomó por la corteza de la tierra, abriendo una hoja y con ello un nuevo capítulo para la historia de la vida. Menudo hito. ¿De qué manera lo consiguió ese brote?

Antes dábamos por sentado que las plantas eran «devoradoras de suelo»: que se formaban de tierra. En los años cuarenta del siglo pasado, un científico flamenco llamado Jan Baptiste van Helmont se dispuso a entender si esto era realmente lo que pasaba. Llevó a cabo un experimento que duró cinco años, al que bautizó como experimento del sauce, del cual la humanidad aprendió dos cosas: en primer lugar, que

Van Helmont era un hombre muy paciente; y en segundo lugar, que las plantas no se formaban de tierra.

Van Helmont plantó un retoño de sauce que pesaba 2,27 kilos en una maceta grande llena de 90,72 kilos de tierra. Durante los siguientes cinco años, lo regó y lo vio crecer. Después de esos cinco años, cuando el árbol había crecido, lo sacó de la maceta y lo volvió a pesar: llegaba a los 76,65 kilos, 74,38 kilos más que al principio. Pero lo más importante era que el peso de la tierra que había en la maceta había permanecido prácticamente intacto. Esto significaba que los 74,38 kilos de árbol habían salido de otra parte.

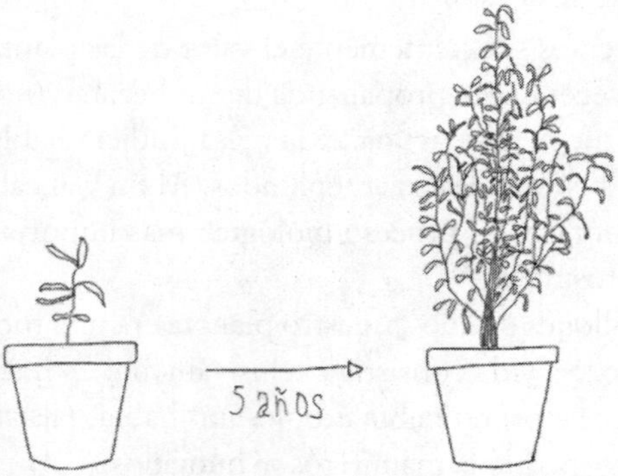

El experimento del sauce demostró que las plantas no están hechas de tierra.

¿Y cómo logran las plantas hacer... sus cosas de plantas, si no es de la tierra? Volvamos al pequeño brote que acababa de ver la luz del día en el planeta Tierra. Llamémoslo Jerry.

Jerry fue el primero en lograr una solución muy elegante: la habilidad de transformar el aire (y no la tierra) en materia. Jerry combinó el dióxido de carbono (del aire) y el agua (de la tierra, pero no la tierra en sí), utilizando la energía del sol, para generar una sustancia nunca antes vista que empleó para autoconstruirse. Esta sustancia es lo que actualmente llamamos glucosa. Sin glucosa no habría ni plantas ni vida.

Durante siglos después del experimento del sauce, una multitud de investigadores intentaron entender cómo lograban las plantas hacer lo que hacían mediante experimentos que utilizaban velas, frascos sellados al vacío y muchas especies diferentes de algas.

Los tres hombres que finalmente resolvieron el enigma fueron tres científicos norteamericanos llamados Melvin Calvin, Andrew Benson y James Bassham. Por este descubrimiento, a Calvin le otorgaron el Premio Nobel de Química del año 1961. El proceso se bautizó como *ciclo de Calvin-Benson-Bassham*. Como no era un nombre demasiado pegadizo, solemos referirnos a este proceso como *fotosíntesis*: el proceso de transformar el dióxido de carbono y el agua en glucosa utilizando la energía del sol.

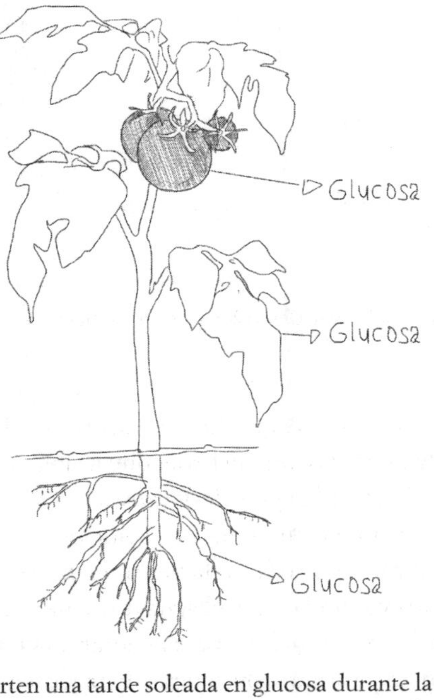

Las plantas convierten una tarde soleada en glucosa durante la fotosíntesis y reúnen la glucosa de diferentes formas. Aquí vemos raíces, hojas y frutas.

Tengo un poco de envidia de cómo las plantas hacen lo que hacen. No tienen que desperdiciar el tiempo yendo a comprar. Se crean su propia comida. En palabras humanas, sería como si pudiéramos inhalar moléculas del aire, sentarnos bajo el sol y crear una deliciosa sopa de lentejas dentro del estómago sin necesidad de ir a buscar las lentejas, cocinarlas y tragarlas.

Una vez creada, las plantas pueden descomponer la glucosa para utilizarla como energía o mantenerla intacta para utilizarla de bloque de construcción. Y no podrías llegar a soñar con un bloque mejor. Es tan pequeño y ágil que podrías hacer caber quinientas mil moléculas de glucosa dentro del punto al final de esta frase. Se puede utilizar para formar el tronco rígido de una planta, las hojas flexibles, las raíces larguiruchas o el fruto jugoso. Del mismo modo que los diamantes o la mina de un lápiz se pueden hacer a partir del mismo átomo (carbón), las plantas pueden hacer muchas cosas distintas con la glucosa.

Almidón que fortalece

Una de las cosas que las plantas pueden hacer con la glucosa es el almidón.

Una planta viva necesita una fuente de energía constante. Sin embargo, cuando no hace sol, ya sea porque está nublado o porque está oscuro, no puede hacer la fotosíntesis y consecuentemente la planta no puede adquirir la glucosa que necesita para sobrevivir. Para poder solucionar este problema, las plantas producen un excedente de glucosa a lo largo del día y lo almacenan en forma de reservas para utilizarlo más tarde.[1]

El tema es que almacenar glucosa no es fácil. La tendencia natural de la glucosa es disolverse en todo lo que la rodea, como los niños sueltos en el patio a la hora del recreo. Los niños se echan a correr de aquí para allá en todas las direcciones, por lo general de forma incontrolada e impredecible, pero cuando la clase vuelve a empezar su profesor consigue reagruparlos y hacer que se sienten (casi siempre) detrás de sus pupitres. Algo parecido hacen las plantas, que tienen una solución para reagrupar la glucosa. Reclutan a unos pequeños ayudantes llamados *enzimas* (o profesor auxiliar, si lo prefieres) que cogen a las moléculas de glucosa de la mano y las conectan las unas a las otras: la mano izquierda con la mano derecha, la mano izquierda con la mano derecha, cientos de miles de veces. El resultado es una larga cadena de glucosa, que ya no sale escopeteada de aquí para allá.

Este tipo de glucosa se llama almidón. Se puede almacenar en pequeñas cantidades por la planta, pero en general se almacena en las raíces.

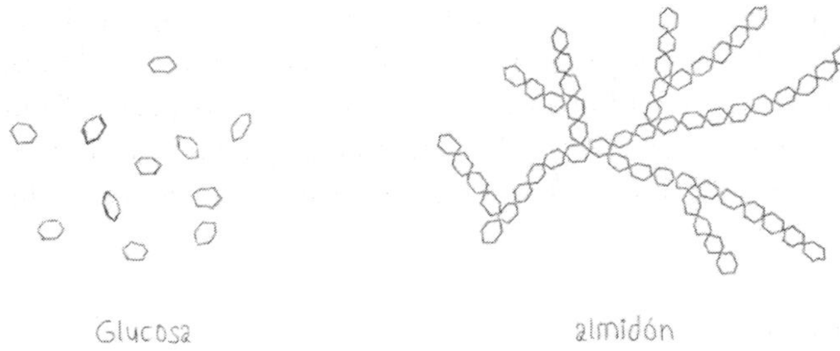

Las plantas unifican la glucosa en largas cadenas llamadas *almidón* para poder almacenarla.

La remolacha, las patatas, las zanahorias, el apio nabo, los nabos, la chirivía, la jícama y los boniatos son raíces, y todos contienen almidón. Las semillas también contienen almidón, el cual aporta la energía necesaria para ayudarlas a crecer y convertirse en una planta. El arroz, la avena, el maíz, el trigo, la cebada, las alubias, los guisantes, las lentejas, la soja y los garbanzos son semillas, y también contienen almidón.

En esa clase, la disciplina controla el almidón hasta tal punto que la palabra *almidón* en inglés, *starch*, proviene del término germánico que significa «fuerte».

El almidón realmente es fuerte, pero esto no significa que no sea flexible. Con la herramienta adecuada se puede desmontar. Cuando las plantas necesitan glucosa, utilizan una enzima llamada alfa-amila-

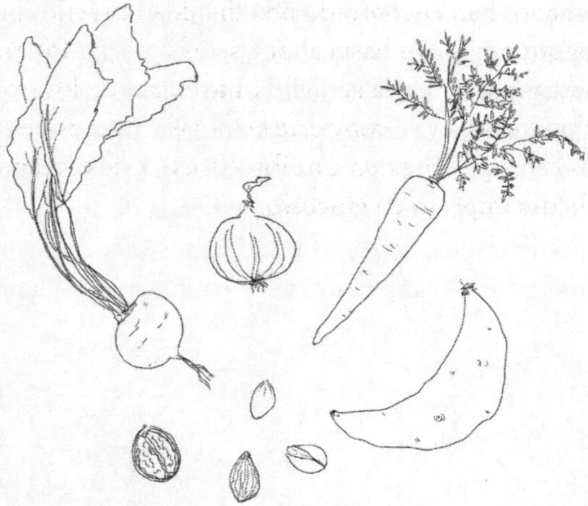

Los vegetales de raíz y las semillas están repletos de almidón.

sa, que se dirige a las raíces y libera algunas moléculas de glucosa de sus cadenas de almidón. *¡Zas!*, se suelta la glucosa y está a punto para ser utilizada como energía o como bloque de construcción.

Fibra que agrupa

También se puede convocar a otra enzima (hay varias) para que realice una tarea distinta: crear fibra. En vez de conectar moléculas de glucosa mano con mano para hacer almidón, esta enzima conecta las moléculas de glucosa mano con pie,* y la cadena que se construye como resultado del proceso se llama fibra. Esta sustancia es tan importante como la lechada entre los ladrillos de una casa. Es lo que permite que las plantas se hagan cada vez más altas sin caerse. Normalmente, se halla en los troncos, las ramas, las flores y las hojas, pero también hay fibra en las raíces y los frutos.

* También se llaman enlaces beta-1,4-glicosídicos.

Los humanos han encontrado una finalidad práctica para la fibra: desde los papiros egipcios hasta ahora, se ha cosechado y procesado la fibra para crear papel. En la actualidad se extrae de los troncos de los árboles, se polimeriza y se convierte en hojas y resmas de papel. Si estás leyendo estas palabras en un libro físico, estás leyendo un libro sobre la glucosa impreso en glucosa.

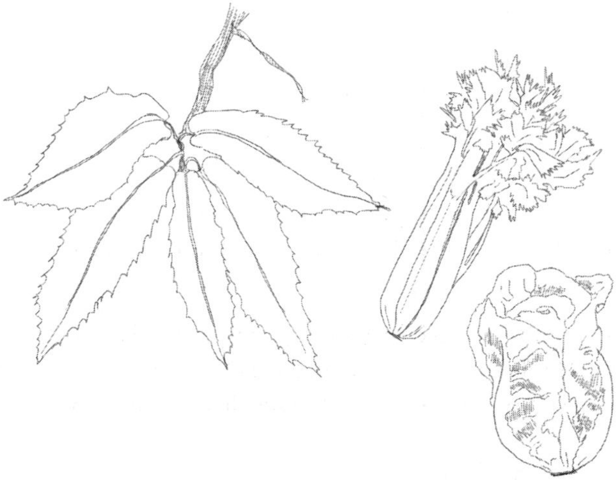

En troncos, ramas y hojas es donde se halla la mayor cantidad de fibra.

Fruta que atrae

Si lamieras la glucosa, tendría un sabor dulce. Pero las plantas también transforman una parte de su glucosa en una molécula superdulce llamada fructosa, que es unas 2,3 veces más dulce que la glucosa.[2] Las plantas concentran la fructosa en frutos (manzanas, cerezas, kiwis, etcétera) que les cuelgan de las ramas. La finalidad de la fructosa es hacer que la fruta tenga un sabor irresistible para los animales. ¿Y por qué quieren las plantas que sus frutos sean irresistibles? Porque esconden sus semillas dentro de los frutos. Es la clave de su propagación: las plantas esperan que los animales se coman sus frutos y que no perciban sus semillas hasta que les salgan por el otro orificio a sus comensales. Así es como las semillas se esparcen lejos de la planta, asegurando su supervivencia.

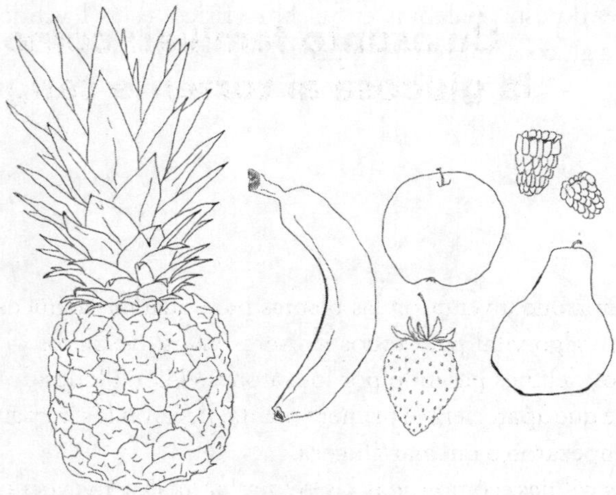

La fruta está llena de fructosa.

La mayor parte de la fructosa de las plantas se utiliza así, pero una pequeña parte, con la ayuda de otra enzima, se enlaza temporalmente con glucosa. El resultado es una molécula llamada *sacarosa*. La sacarosa existe para ayudar a las plantas a comprimir aún más la energía (una molécula de sacarosa es ligeramente más pequeña que una molécula de glucosa y fructosa una al lado de la otra, lo cual permite que las plantas almacenen más energía en menos espacio). Para las plantas, la sacarosa es una solución muy ingeniosa de almacenamiento temporal, pero para nosotros tiene una repercusión colosal. La utilizamos cada día con otro nombre: azúcar de mesa.

El almidón, la fibra, la fructosa y la sacarosa (las diferentes formas que puede adoptar la glucosa) existen gracias a la fotosíntesis. Y esta solución tan elegante de Jerry ha allanado el camino para el resto de vida en este planeta.

CAPÍTULO 3

Un asunto familiar: cómo llega la glucosa al torrente sanguíneo

El sistema que inventaron las plantas para quemar la glucosa se convirtió en algo vital para todos los seres vivos, desde los dinosaurios hasta los delfines pasando por los ratones: 449 millones de años después de que apareciera la primera planta, llegaron los humanos y también empezaron a quemar glucosa.

Tus células, como todas las células animales y vegetales, necesitan energía para mantenerse vivas, y la glucosa es su fuente de energía prioritaria. Cada una de nuestras células utiliza glucosa como energía para realizar su función específica. Las células del corazón la utilizan para contraerse, las células del cerebro para activar neuronas, las células del oído para oír, las células de los ojos para ver, las células del estómago para digerir, las células de la piel para reparar cortes, los glóbulos rojos para llevar oxígeno a los pies para que puedas bailar toda la noche.

Cada segundo, tu cuerpo quema ocho trillones de moléculas de glucosa.[1] Para ponerlo en perspectiva, si cada molécula de glucosa fuera un granito de arena, quemarías todos y cada uno de los granitos de arena de todas las playas del mundo cada diez minutos.[2]

Pero basta con decir que los humanos necesitamos una enorme cantidad de combustible.

Solo hay un pequeño problema: los humanos no somos plantas. Ni con las mejores intenciones del mundo podríamos hacer glucosa del aire y del sol (una vez intenté hacer la fotosíntesis en la playa, pero no me sirvió).

La manera más común (pero no la única) de conseguir la glucosa que necesitamos es ingiriéndola.

Almidón

Cuando tenía once años, hicimos un experimento en la clase de Biología que aún recuerdo. Nos sentamos para empezar la segunda clase del día y nos dieron una rebanada de pan blanco a cada alumno. Mientras mirábamos a nuestro alrededor, confundidos, nuestro profesor nos anunció lo siguiente: teníamos que ponernos la rebanada entera en la boca y masticarla (combatiendo el deseo de tragárnosla) durante un minuto entero. Era una petición un tanto extravagante, pero sin duda más divertida que las típicas actividades de clase, así que nos dispusimos a hacerlo.

Después de haber masticado unas treinta veces, pasó algo sorprendente: el sabor del pan empezó a transformarse, ¡empezó a saber dulce!

El almidón se estaba convirtiendo en glucosa dentro de mi boca.

Una rebanada de pan está hecha, principalmente, de harina. La harina se hace moliendo los granos de trigo y, como ya sabéis, los granos de trigo están llenos de almidón. Cualquier alimento hecho con harina contiene almidón. La corteza de una tarta, las galletas, la bollería, la pasta: todos están hechos de harina, así que todos están compuestos de almidón. Cuando los comemos, convertimos el almidón en glucosa, utilizando la misma enzima que utilizan las plantas para hacer esta tarea: la alfa-amilasa.[3]

En nuestro cuerpo, el almidón se convierte en glucosa de manera extremadamente rápida. En general, el proceso sucede principalmente en nuestros intestinos, donde pasa desapercibido. Las enzimas alfa-amilasas rompen las conexiones de la cadena y se liberan las moléculas de glucosa. Y allí están, corriendo de nuevo por el patio.

Las enzimas que llevan a cabo este trabajo tan esencial también están en nuestra saliva. Si masticamos el almidón suficiente tiempo, les damos a las enzimas el tiempo que necesitan para empezar su labor. Este proceso empieza en la boca y lo podemos saborear. He aquí el poder de este experimento.

Fruta

La fruta, en cambio, tiene un sabor dulce de buenas a primeras. Esto se debe a que ya contiene moléculas de glucosa libres, que tienen un sabor dulce, así como fructosa, que sabe aún más dulce, y su forma combinada, la sacarosa, que es más dulce que la glucosa, pero no tan dulce como la fructosa.

La glucosa de la fruta está lista para utilizarse y no necesita que nadie la rompa. La sacarosa sí que necesita que la rompan y hay una enzima que la separa en moléculas de glucosa y de fructosa, pero no tarda nada en hacerlo, lo consigue en un nanosegundo.

La fructosa es un poco más complicada. Después de ingerirla, cuando llega a nuestro intestino delgado, una porción vuelve a convertirse en glucosa. El resto se queda en forma de fructosa.[4] Ambas penetran las paredes de nuestros intestinos y acceden a nuestro flujo sanguíneo. Lo que pasa a continuación lo explicaré un poco más adelante, pero lo que quiero que recuerdes, por ahora, es que aunque necesitemos la glucosa a modo de combustible para los sistemas de nuestro cuerpo, no necesitamos fructosa. Actualmente comemos mucha fructosa innecesaria en nuestra dieta porque comemos mucha más sacarosa (que, a modo de recordatorio, es mitad glucosa, mitad fructosa).

¿Y qué hay de la fibra? Bueno, pues tiene un destino especial.

Fibra

Las enzimas trabajan para romper las conexiones del almidón y de la sacarosa, pero no hay ninguna enzima que pueda romper las conexiones de la fibra. No se vuelve a convertir en glucosa. Por este motivo, cuando comemos fibra, permanece como fibra. Viaja desde el estómago hasta los intestinos delgado y grueso. Y esto es algo bueno. Aunque no se vuelva a convertir en glucosa y consecuentemente no aporte energía a las células, la fibra es una parte esencial de nuestra dieta y desempeña un papel muy importante, ayudando a la digestión, asegurando unos movimientos intestinales saludables, manteniendo la salud de nuestra flora intestinal y mucho más.

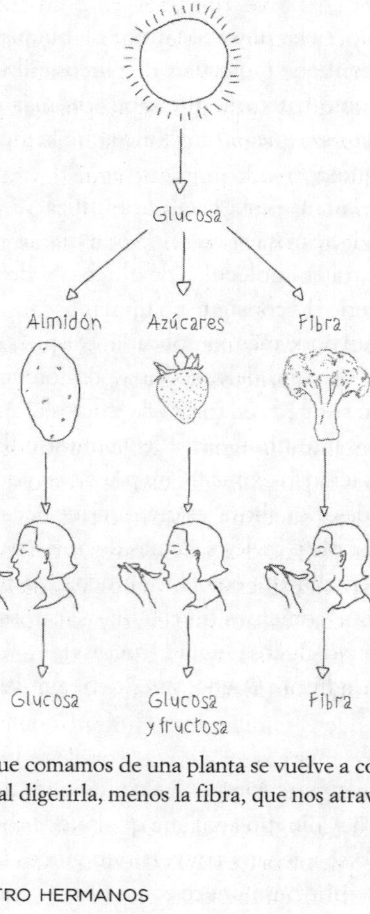

Cualquier parte que comamos de una planta se vuelve a convertir en glucosa (y fructosa) al digerirla, menos la fibra, que nos atraviesa tal cual.

Una madre, cuatro hermanos

El almidón, la fibra, la fructosa y la sacarosa son como cuatro hermanos con personalidades diferentes. Son familia, porque comparten la misma madre, la glucosa, independientemente de que discutan por quién le ha robado la ropa a quién.

Incluso tendría sentido darles un apellido.

En 1969, un grupo de científicos escribió un documento de veinte páginas titulado «Tentative rules for carbohydrate nomenclature, part I, 1969» [«Normas conjeturales para la nomenclatura de los hidratos de carbono, parte I, 1969»] y lo presentaron a la comunidad científica.[5] Después de ese artículo, se aceptó que el nombre de esta familia sería *hidratos de carbono*. ¿Por qué hidratos de carbono? Porque se refiere a aquello creado juntando agua (hidrato) y carbono, que es lo que pasa durante la fotosíntesis.

También puede que hayas oído hablar de esta familia como los carbohidratos.

Hidratos de carbono = almidón y fibra y azúcares (glucosa, fructosa y sacarosa)

Verás que dentro de la familia de los hidratos de carbono (que incluye el almidón, la fibra, la glucosa, la fructosa y la sacarosa), los científicos decidieron hacer un subgrupo para las moléculas más pequeñas: la glucosa, la fructosa y la sacarosa. Este subgrupo se llama *azúcares*. La palabra científica *azúcares* no designa lo mismo que nuestro azúcar de mesa común, aunque el grupo de los azúcares sí que incluye la molécula que constituye el azúcar de mesa, la sacarosa. He aquí la nomenclatura científica para tu uso y disfrute.

Los miembros de la familia de los hidratos de carbono existen en diferentes proporciones en una planta. Por ejemplo, el brócoli contiene mucha fibra y un poco de almidón, la patata contiene mucho almidón y un poco de fibra, los melocotones contienen principalmente azúcares y un poco de fibra (te darás cuenta de que siempre hay por lo menos un poco de fibra en todas las plantas).

Sin embargo, es un poco confuso cuando la gente habla de nutrición y dice «hidratos de carbono» o «carbohidratos» para describir exclusivamente almidones y azúcares. No incluyen la fibra porque no se absorbe en el torrente sanguíneo como sus hermanos. Puede que oigas frases como «el brócoli tiene pocos hidratos de carbono pero tiene mucha fibra». Y según la nomenclatura científica, lo correcto sería decir «el brócoli contiene muchos hidratos de carbono; la mayoría de ellos son fibra».

Yo me ceñiré a la convención social, porque lo más probable es que lo oigas de las personas que te rodean (¡pero como siempre, quería que entendieras la perspectiva científica!). Cuando me refiera a *hidratos de carbono* o *carbohidratos* estaré hablando de alimentos ricos en almidón (patatas, pasta, arroz, pan, etcétera) y azúcares (fruta, pasteles, tartas, etcétera), pero no de vegetales, porque principalmente contienen fibra y muy poco almidón. Y diré *azúcar* cuando me refiera al azúcar de mesa, tal y como hacemos la mayoría.

¿Qué pasaría si nuestra dieta no tuviera glucosa?

Sabiendo que la glucosa es tan importante para la vida, puede que te preguntes cómo sobreviven algunos animales carnívoros. Al fin y al cabo, muchos animales no comen plantas (como los delfines, que solo se dan banquetes de peces, calamares y medusas) y algunos humanos evolucionaron en zonas sin frutas ni vegetales al alcance, como en las llanuras congeladas de Rusia, así que tampoco comían plantas.[6]

Bueno, pues como la glucosa es tan importante para nuestras células, si no podemos encontrarla en lo que comemos, nuestro cuerpo puede producirla en su interior. Así es, nosotros no hacemos la fotosíntesis, no creamos glucosa del aire, del agua y de la luz del sol, pero podemos hacer glucosa con los alimentos que comemos, con las grasas o las proteínas. Nuestro hígado lleva a cabo este proceso, llamado *gluconeogénesis*.

Y aún te diré más: nuestros cuerpos se adaptan aún más. Cuando la glucosa es escasa, muchas células del cuerpo pueden, si es necesario, utilizar grasa como combustible en vez de glucosa. A esto se le llama *flexibilidad metabólica* (las únicas células que siempre necesitan glucosa son los glóbulos rojos).

De hecho, algunas dietas como la Atkins o la keto restringen deliberadamente el consumo de hidratos de carbono para poder mantener los niveles de glucosa extremadamente bajos y así forzar al cuerpo a quemar grasa a modo de combustible. Esto se denomina *cetosis nutricional* y es la flexibilidad metabólica en acción. Así que, bueno, los hidratos de carbono no son necesarios desde un punto de vista biológico (no necesitamos comer azúcar para vivir), pero son una fuente rápida de energía y una parte deliciosa de nuestra dieta, y llevamos millones de años consumiéndolos. Los científicos saben que la dieta de los humanos prehistóricos incluía tanto animales como plantas:[7] cuando había plantas a su disposición, los humanos las consumían. Lo que comían dependía de dónde vivieran. Se adaptaban a la fuente alimentaria única que tuvieran a su alrededor.[8] Y nuestra fuente alimentaria actual es bastante diferente de lo que la naturaleza había planeado para nosotros.

CAPÍTULO 4

Buscar el placer: por qué comemos más glucosa que antes

La naturaleza planeó que consumiéramos glucosa de una fuente concreta: de las plantas. Allí donde había almidón o azúcar, también había fibra. Esto es importante porque la fibra ayudaba a que nuestro cuerpo ralentizara la absorción de glucosa. En la tercera parte aprenderás a utilizar esta información a tu favor. Sin embargo, hoy, la gran mayoría de los estantes en el supermercado están repletos de productos que contienen principalmente almidón y azúcar. Desde el pan blanco hasta el helado, las golosinas, los zumos de frutas o los yogures azucarados, la fibra no hace acto de presencia en ninguno de ellos. Y se hace a propósito: a menudo se elimina la fibra en la creación de alimentos procesados porque su presencia es problemática si intentas conservar los alimentos durante mucho tiempo.

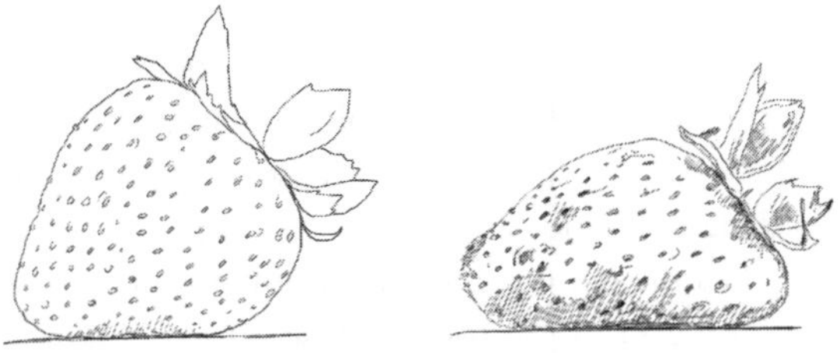

Una fresa fresca, y el aspecto que tiene después de congelarla durante la noche y luego descongelarla.

Deja que te lo explique, y que admita que hubo fresas que sufrieron daños para poder hacer este experimento. Pon una fresa fresca en el congelador toda la noche. A la mañana siguiente sácala y deja que se descongele en un plato. Si intentas comértela estará blanda. ¿Por qué? Porque la fibra se ha roto en fragmentos más pequeños durante el proceso de congelación y descongelación. La fibra sigue ahí (y aún tiene beneficios para la salud), pero la textura no es la misma.

A menudo se elimina la fibra de la comida procesada para que se pueda congelar, descongelar y finalmente pueda acabar en las estanterías de nuestra despensa sin haber perdido la textura. Coge el ejemplo de la harina blanca: la fibra se halla en el germen y en el salvado (la cáscara externa) del grano de trigo, así que se elimina el salvado durante la molienda.

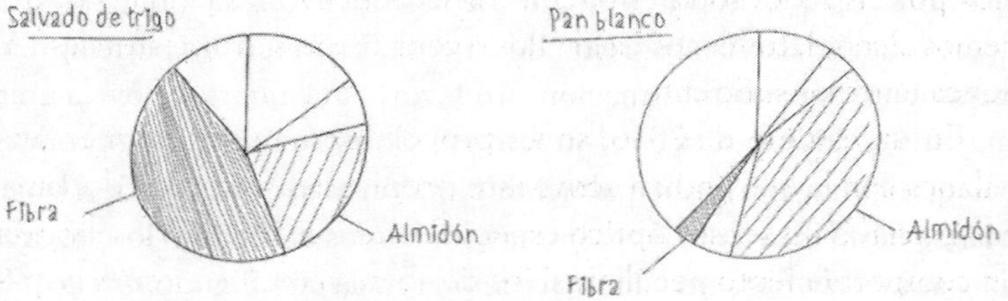

Cuando las partes almidonadas de las plantas se procesan para crear productos de venta en supermercados, se elimina la fibra. Las semillas y las raíces repletas de fibra se convierten en panes o patatas almidonados (y normalmente se les añade azúcar).

Para que los productos de supermercado tengan tanto éxito, también se les aplica otro proceso: se aumenta su grado de dulzor. Las bases para procesar alimentos son primero eliminar la fibra y luego concentrar el almidón y los azúcares.

Y es que, realmente, cuando a los humanos nos gusta algo, solemos llevarlo al extremo. El olor de rosas frescas complace nuestros sentidos, así que la industria de la perfumería destila miles de toneladas de pétalos de rosa y los concentra en aceites esenciales, los embotella y los pone a disposición de todo el mundo en todas partes, en cualquier momento. De una forma parecida, la industria alimentaria quiso destilar y concentrar el sabor más deseado de la naturaleza: la dulzura.

Puede que te preguntes por qué nos gusta tanto lo dulce. Porque en la Edad de Piedra el sabor dulce indicaba que un alimento era seguro (no existen alimentos que sean dulces y venenosos a la vez) y que estaba repleto de energía. En un momento en el que no era fácil encontrar comida, comerse todas las frutas antes de que pudiera comérselas otro era una ventaja, así que evolucionamos sintiendo placer al probar algo dulce.

Cuando lo hacemos, un chute de una sustancia química llamada *dopamina* inunda nuestro cerebro. Es la misma sustancia que se libera cuando tenemos relaciones sexuales, jugamos a videojuegos, navegamos por las redes sociales o, con consecuencias más peligrosas, bebemos alcohol, fumamos cigarrillos o consumimos drogas ilegales.[1] Y nunca tenemos suficiente.

En un estudio de 2016, se les proporcionó a unos ratones una palanca con la que podían activar sus propias neuronas con dopamina (gracias a un sensor óptico especial).[2] Los científicos observaron un comportamiento peculiar: si los dejaban solos, los ratones se pasaban todo el rato apretando la palanca para activar sus neuronas con dopamina una y otra vez. Dejaron de comer y de beber hasta el punto de que al final los científicos tuvieron que acabar con el experimento, porque de lo contrario, los ratones se hubieran muerto. La obsesión que tenían esos ratones con la dopamina les había hecho olvidar sus necesidades básicas. Todo esto era para decir que a los animales, incluidos los humanos, les gusta mucho la dopamina. Y comer alimentos dulces es una manera fácil de tener un chute de dopamina.

Hace una eternidad que las plantas concentran glucosa, fructosa y sacarosa, pero resulta que hace unos pocos milenios, los humanos empezaron a hacer lo mismo: comenzaron a cultivar plantas para que, entre otras cosas, la fruta fuera aún más dulce.

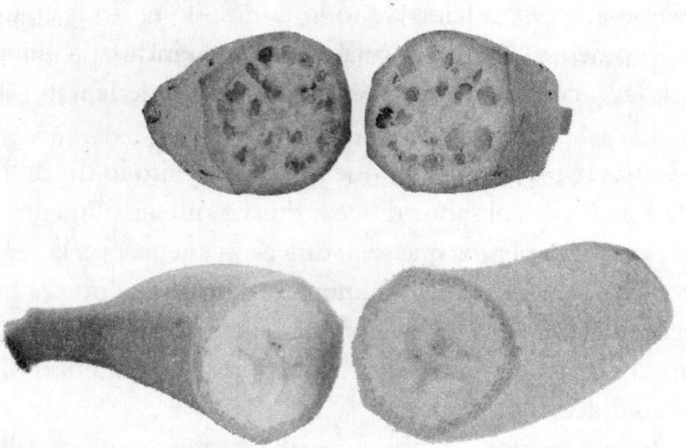

Los plátanos ancestrales (imagen superior) son como los ideó la naturaleza: llenos de fibra, con una pequeña cantidad de azúcar. Los plátanos del siglo XXI (imagen inferior) son el resultado de muchas generaciones de cultivos intentando reducir la fibra y aumentar el azúcar.

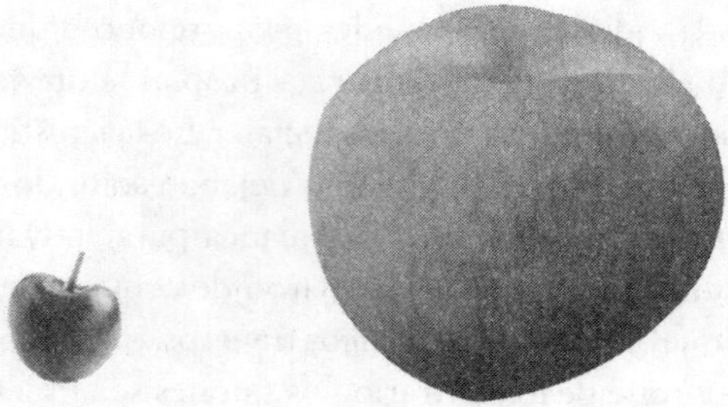

Las frutas que comemos actualmente son más grandes y más dulces que hace miles de años.

Más tarde, hirviendo la caña de azúcar y cristalizando su jugo, los humanos crearon el azúcar de mesa: cien por cien sacarosa. Este nuevo producto se hizo muy famoso en el siglo XVIII. Como creció la demanda, crecieron también los horrores de la esclavitud: millones de esclavos fueron trasladados a zonas húmedas del mundo para cultivar caña de azúcar y producir azúcar de mesa.

Las fuentes de azúcar han ido cambiando con el tiempo (actualmente extraemos sacarosa de la remolacha y del maíz), pero independientemente de la planta que se utilice, la sacarosa obtenida que se añade a la comida procesada es la copia química de la sacarosa que se halla en la fruta. La única diferencia es la concentración.

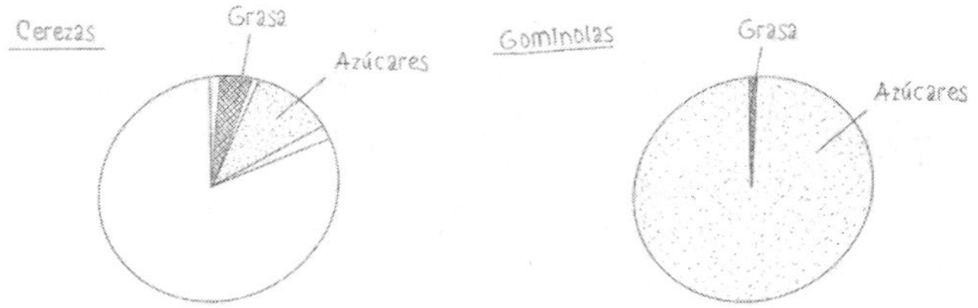

Tanto las golosinas (por ejemplo, las gominolas) como la fruta (por ejemplo, las cerezas) contienen azúcar. Pero el azúcar que contienen las gominolas está hiperconcentrado.

El azúcar cada vez se ha concentrado más y es más accesible que nunca: hemos pasado de comer fruta de temporada en la era prehistórica y cantidades minúsculas de sacarosa en el siglo XIX (si llegabas a comer una barrita de chocolate en toda tu vida, eras un afortunado), a comer, en la actualidad, más de cuarenta y dos kilos de azúcar al año.[3]

Seguimos comiendo cada vez más azúcar porque a nuestro cerebro le cuesta refrenar las ansias de ingerir productos que saben como la fruta.[4] Lo dulce y la dopamina nos proporcionan una sensación de recompensa eterna.

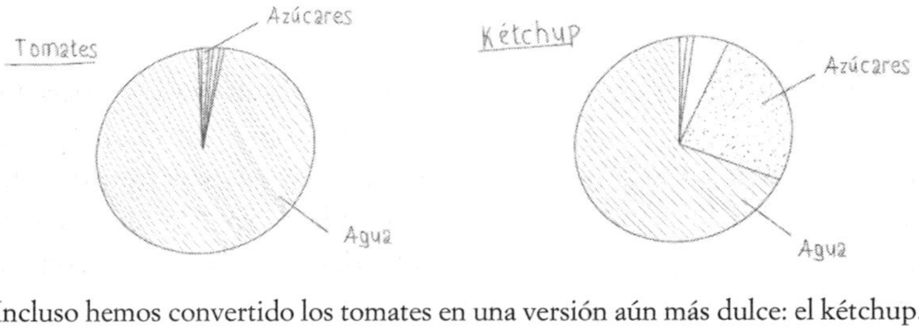

Incluso hemos convertido los tomates en una versión aún más dulce: el kétchup.

Tal y como demuestra el experimento con los ratones, es importante entender que la tendencia de ir a por una barrita de chocolate no es culpa nuestra. No es un problema de fuerza de voluntad, ni mucho menos. Nuestra programación intrínseca y antigua nos dice que comer golosinas es una buena jugada.

Sheryl Crow canta: «Si te hace feliz, no puede ser tan malo». Necesitamos glucosa para vivir y nos aporta placer.[5] Así que es lógico que nos preguntemos por qué parece tan grave que comamos de más.

En muchos casos, *más* no es necesariamente *mejor*. Si riegas demasiado una planta, se ahoga; si un humano inhala demasiado oxígeno, se desmaya. Pues lo mismo pasa con la glucosa. Hay una cantidad de glucosa que es la adecuada para nosotros: la justa para que nos sintamos genial, saltemos de aquí para allá, vayamos a trabajar, salgamos con otros humanos, vivamos, riamos y amemos. Pero somos capaces de ingerir glucosa en exceso. Y demasiada glucosa nos hace daño, y a menudo no nos damos ni cuenta de ello.

CAPÍTULO 5

Por debajo de la piel: descubrir los picos de glucosa

Hace mucho tiempo, mucho antes de que conociera la glucosa, me comía una crep de crema de chocolate cada mañana antes de ir a la escuela. Me despertaba veinte minutos antes de la hora a la que tenía que salir de casa, me ponía unos vaqueros y una camiseta, me olvidaba de cepillarme el pelo (lo siento, mamá), me iba a la cocina, cogía la mezcla preparada de crep de la nevera, echaba un poco de mantequilla en una sartén caliente, vertía la mezcla, *pss pss*, la giraba, la ponía en el plato, la untaba con crema de chocolate, la doblaba y me la comía.

Le decía adiós a mi madre, que estaba disfrutando de su propio desayuno: un bol de Special K con leche y una cucharada de azúcar, y un vaso de zumo de naranja.

Millones de personas desayunaban algo parecido. En la mesa se podía ver un despliegue tecnológico muy interesante. Para mí: trigo molido y convertido en harina; sacarosa, avellanas, aceite de palma y cacao mezclados en forma de crema untable. Para mi madre: granos de maíz inflado convertidos en copos; remolacha aplastada, hecha puré y secada convertida en sacarosa; y naranjas exprimidas en un líquido compuesto principalmente de glucosa y fructosa.

Todo ese azúcar concentrado tenía un sabor muy dulce. Nuestras lenguas disfrutaban de la fiesta y nos lo transmitían sin pelos en la lengua.

El almidón y el azúcar se convertían en glucosa después de tragarlos; llegaban al estómago, luego entraban en el intestino delgado. Allí, la glucosa desaparecía por las paredes de nuestro intestino y pasaba al torrente sanguíneo. Desde los capilares (pequeños vasos sanguíneos) pasaba a vasos cada vez más grandes, como si cayera por una rampa que la llevara directa a la autopista.

Cuando los médicos miden la cantidad de glucosa que tenemos en el cuerpo, a menudo nos sacan sangre y valoran la concentración de glucosa que hay allí. Pero la glucosa no se queda solo en la sangre. Se filtra por todas partes del cuerpo y se puede medir en cualquier parte.

Por eso, con un MCG puedo medir la cantidad de glucosa que tengo en el cuerpo sin tener que sacarme sangre: percibe la concentración de glucosa que tengo entre las células grasas de la parte posterior del brazo.

Para cuantificar la cantidad de glucosa, utilizamos los miligramos por decilitro, cuyo símbolo internacional es mg/dL. Otros países utilizan milimoles por litro (mmol/L). Se utilice la unidad que se utilice, se refiere a lo mismo: cuánta glucosa está campando libre por el cuerpo.

La Asociación Norteamericana de Diabetes (ADA, por sus siglas en inglés) afirma que una concentración de base (también conocida como *nivel en ayunas*, es decir, el nivel de glucosa por la mañana, antes de comer) entre 60 y 100 mg/dL es «normal»; que entre 100 y 126 mg/dL indica prediabetes; y que cualquier cifra por encima de los 126 mg/dL indica diabetes.[1]

Sin embargo, lo que la ADA describe como «normal» puede que realmente no sea un nivel óptimo. Estudios recientes han demostrado que los valores de glucosa en ayunas deberían oscilar entre los 72 y los 85 mg/dL. Esto se debe a que hay más probabilidades de desarrollar problemas de salud a partir de los 85 mg/dL.[2]

Además, aunque nuestro nivel en ayunas nos da información acerca de si corremos riesgo de padecer diabetes o no, no es lo único que tener en cuenta. Incluso si nuestro nivel en ayunas es «óptimo», puede que experimentemos picos de glucosa a diario. Los picos son aumentos y descensos súbitos de la concentración de glucosa después de comer, y son dañinos. En el próximo capítulo explicaré el porqué.

La ADA afirma que nuestros niveles de glucosa no deberían rebasar los 140 mg/dL después de comer. Pero repito que esto es lo «normal», no lo óptimo. Los estudios en personas que no sufren diabetes nos dan información más precisa: deberíamos tratar de evitar que nuestros niveles de glucosa aumentaran más de 30 mg/dL después de comer.[3] Así que en este libro voy a definir los picos de glucosa como aumentos de glucosa en el cuerpo de más de 30 mg/dL después de comer.

El objetivo es evitar los picos, sea cual sea tu nivel en ayunas, porque lo más problemático es la variabilidad que estos provocan.[4] Pasarse años experimentando picos a diario de forma repetida es lo que aumenta lentamente nuestro nivel de glucosa en ayunas, un patrón que no descubrimos hasta que se clasifica ese nivel como prediabético. Y para entonces, los daños ya han empezado.

Cada mañana, el desayuno de mi madre le provocaba un enorme pico de glucosa de 80 mg/dL, ¡haciendo que su nivel en ayunas de 100 mg/dL subiera hasta los 180 mg/dL! Esa subida estaba muy por encima de los 30 mg/dL con los que se mide un pico glucémico y aún más por encima de los 140 mg/dL que la ADA considera que se puede alcanzar en un pico «normal» después de comer.

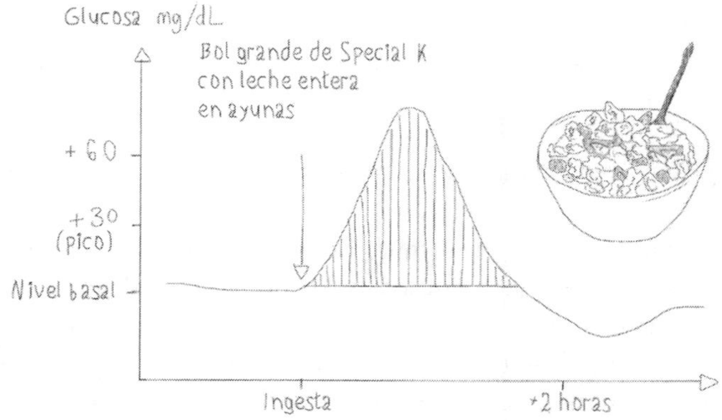

El desayuno tradicional de cereales, considerado una comida saludable, provoca que nuestros niveles de glucosa sufran un pico que sobrepasa en gran medida una oscilación saludable y que luego bajen igual de rápido.

Recuerda que si mostramos en un gráfico las medidas de la concentración de glucosa en el cuerpo en un periodo de tiempo vemos cómo se forma una curva glucémica. Por ejemplo, si miro mis niveles de glucosa de la semana pasada, mi curva será variable si experimenté muchos picos y en cambio será plana si experimenté menos picos.

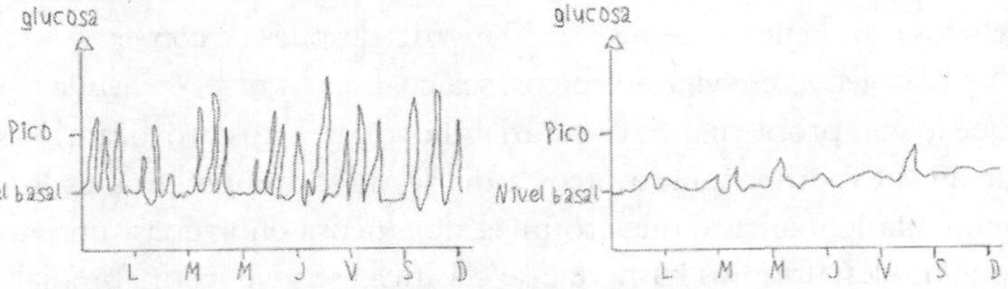

A la izquierda, las curvas glucémicas de una semana con muchos picos; a la derecha, una semana con curvas más estables.

En este libro te recomiendo que aplanes tus curvas de glucosa, lo cual significa coger perspectiva en el tiempo, alejarse del gráfico y ver cada vez menos picos y más pequeños. Otra manera de describir el proceso de aplanar las curvas de glucosa es *reducir la variabilidad glucémica*. Cuanto más reducida sea tu variabilidad glucémica, gozarás de mejor salud.[5]

Algunos picos son peores que otros

Los dos picos de glucosa que se muestran a continuación parecen exactamente iguales. Pero uno es más dañino que el otro. Adivina cuál es.

Los alimentos dulces contienen azúcar de mesa o sacarosa, ese compuesto hecho de glucosa y fructosa. Los alimentos almidonados, no. Siempre que vemos un pico de glucosa provocado por un alimento dulce, hay un pico de fructosa asociado que, desgraciadamente, no podemos ver. Los MCG solo pueden detectar la glucosa, no la fructosa, y aún no existen los monitores continuos de fructosa.

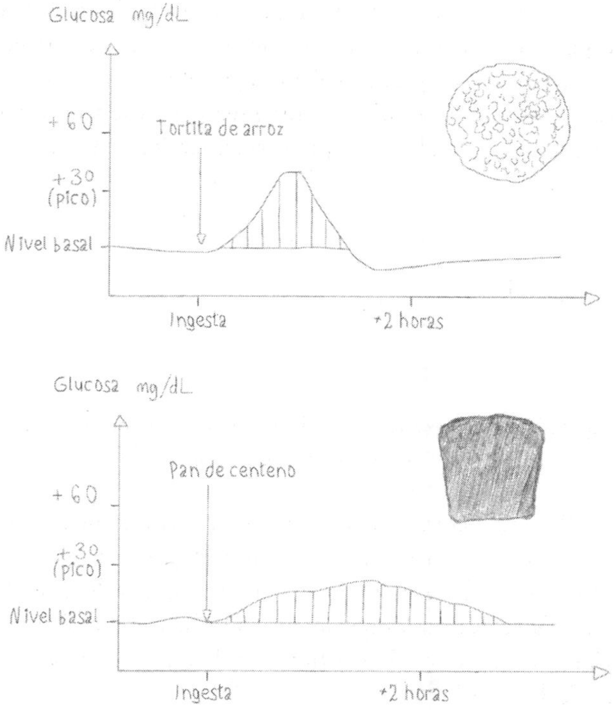

Si comparamos las dos curvas, no tenemos que hacer cálculos. La curva con un pico más alto, es decir, con una mayor variabilidad (gráfico superior) es peor para la salud.

Hasta que existan, recuerda que si lo que comes es dulce y te ha provocado un pico de glucosa, también te ha creado un pico de fructosa invisible; por eso, los picos dulces son más dañinos que los picos almidonados.

Ahora ha llegado el momento de abordar el *porqué*: ¿por qué son malos los picos de glucosa para nuestro cuerpo y por qué los picos de fructosa son peores? ¿Qué provocan dentro de nuestros cuerpos? Ponte las gafas, coge algo para beber y acomódate. Al llegar al final de la segunda parte habrás aprendido el idioma de tu cuerpo.

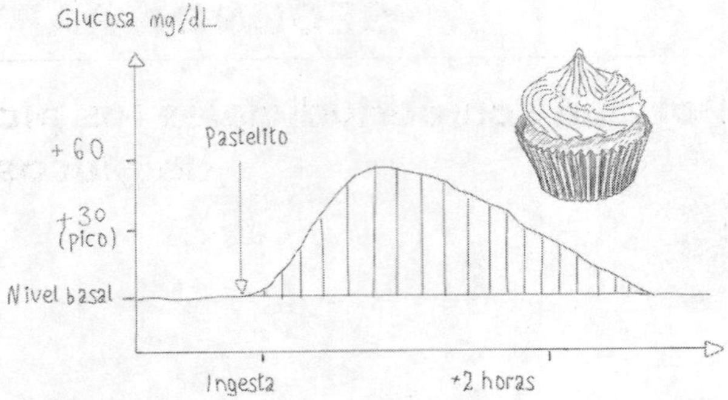

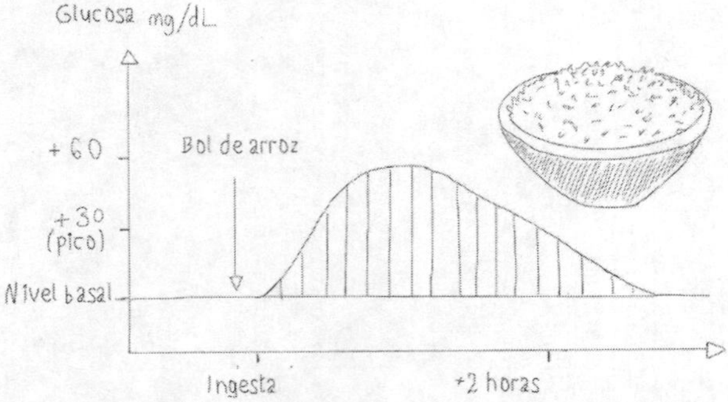

Un pico de glucosa provocado por una ingesta dulce (pastelito) es peor para la salud que un pico de glucosa provocado por una ingesta almidonada (arroz). Sin embargo, el motivo de que esto sea así no tiene nada que ver con la glucosa que se mide; tiene que ver con una molécula que no es visible.

SEGUNDA PARTE

¿Por qué son perjudiciales los picos de glucosa?

CAPÍTULO 6

Trenes, tostadas y Tetris: las tres cosas que le pasan al cuerpo cuando tenemos un pico

Cada uno de nosotros está hecho de más de treinta billones de células.[1] Cuando tenemos un pico, todas lo notan. La finalidad biológica principal de la glucosa cuando entra en una célula es convertirse en energía. Las centrales eléctricas responsables de este proceso son orgánulos microscópicos que se hallan en la mayoría de nuestras células y se llaman *mitocondrias*. Utilizando glucosa (y el oxígeno del aire que respiramos), crean una versión química de la electricidad que proporciona la energía necesaria a cada célula para que pueda hacer lo que sea que tenga que hacer. Cuando la glucosa nos inunda las células, se dirige directamente a las mitocondrias para someterse a la transformación.

Por qué se para el tren: radicales libres y estrés oxidativo

Para entender cómo responden las mitocondrias a los picos de glucosa que le llegan, visualiza lo siguiente: tu abuelo, que por fin se ha jubilado después de haber trabajado muchos años, es capaz de cumplir su sueño de trabajar en un tren de vapor. Todo el mundo en la familia piensa que se ha vuelto loco, pero a él no le importa. Después de una formación, lo contratan como fogonero en la sala de máquinas del tren: su trabajo consiste en echar carbón al fuego para generar el vapor que empuja los pistones y hace que las ruedas del tren giren. Él es la mitocondria del tren, por así decirlo.

A lo largo del día, de manera periódica, el tren va avanzando por las vías y a tu abuelo le van entregando carbón. Él lo coloca al lado del horno y lo va echando a las llamas con una pala a un ritmo constante para impulsar el proceso que hace que el tren se mueva. La materia prima se convierte en energía. Y cuando se acaba el carbón, llega inmediatamente otro lote.

Igual que el tren, nuestras células están la mar de tranquilas cuando la cantidad de energía que se les proporciona coincide con la cantidad de energía que se necesita para funcionar.

Llega el segundo día para tu abuelo en su nuevo trabajo. Sorprendentemente, unos minutos después del primer suministro de carbón, alguien llama a la puerta. Más carbón. Y piensa: «Bueno, aún es temprano, pero así tendré un poco de repuesto». Lo coloca al lado del horno. Unos minutos más tarde, vuelven a llamar a la puerta. Más carbón. Y aún más. Siguen llamando a la puerta y siguen trayendo carbón. «¡No necesito todo esto!», exclama tu abuelo. Pero le anuncian que tiene que quemarlo, y no le dan más explicaciones.

Durante todo el día, entrega tras entrega, le meten carbón innecesario en la cabina. El carbón que le entregan excede de lejos lo que necesita. Tu abuelo no puede hacer que el carbón se queme más rápido, así que se le empieza a amontonar a su alrededor.

Al cabo de poco tiempo, hay carbón por todas partes, amontonado hasta el techo. Apenas se puede mover. Ya no puede echar más carbón al fuego porque le estorba todo lo que hay por el medio. El tren se detiene y la gente se enfada. Cuando acaba el día, tu abuelo deja el trabajo y su sueño se ha hecho añicos.

Las mitocondrias se sienten igual cuando les damos más glucosa de la que precisan. Solo pueden quemar la cantidad de glucosa que necesita la célula para tener energía, no más. Cuando experimentamos un pico, entregamos glucosa a las células demasiado rápido. El problema es la velocidad a la que se entrega la glucosa. Si hay demasiada glucosa a la vez, los problemas se amontonan.

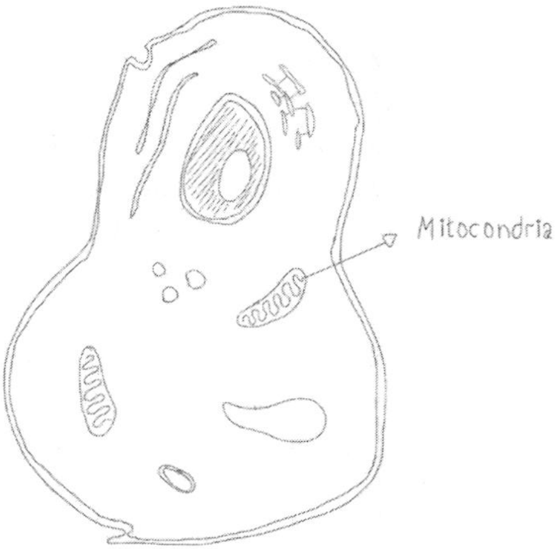

Una célula saludable contiene, entre muchos otros componentes, miles de mitocondrias operativas.

Según el modelo de carga alostática,[2] que es la teoría científica más reciente, cuando nuestras mitocondrias se ahogan en glucosa innecesaria, se segregan unas pequeñas moléculas que provocan enormes consecuencias: los radicales libres[3] (y una parte de la glucosa se convierte en grasa; en breve abordaré este tema). Cuando los radicales libres aparecen a causa de un pico, activan una peligrosa reacción en cadena.

Los radicales libres son un gran problema porque todo lo que tocan se daña. Se rompen porque sí y modifican nuestro código genético (nuestro ADN), creando mutaciones que activan genes nocivos y pueden llegar a provocar que desarrollemos cáncer. Agujerean las membranas celulares, provocando que las células que funcionaban con normalidad pasen a funcionar mal.

En circunstancias normales, vivimos con una cantidad moderada de radicales libres en las células, y podemos dominarlos, pero si sufrimos picos de forma repetida, la cantidad que se produce se vuelve indomable. Cuando hay demasiados radicales libres que neutralizar, se dice que nuestro cuerpo está en un estado de estrés oxidativo.

El estrés oxidativo puede causar cardiopatías, diabetes tipo 2, deterioro cognitivo y envejecimiento en general.[4] Y la fructosa aumenta el estrés oxidativo aún más que la glucosa sola.[5] Este es uno de los motivos por los que los alimentos dulces (que contienen fructosa) son peores que los alimentos almidonados (que no contienen fructosa). Un exceso de grasa también puede aumentar el estrés oxidativo.[6]

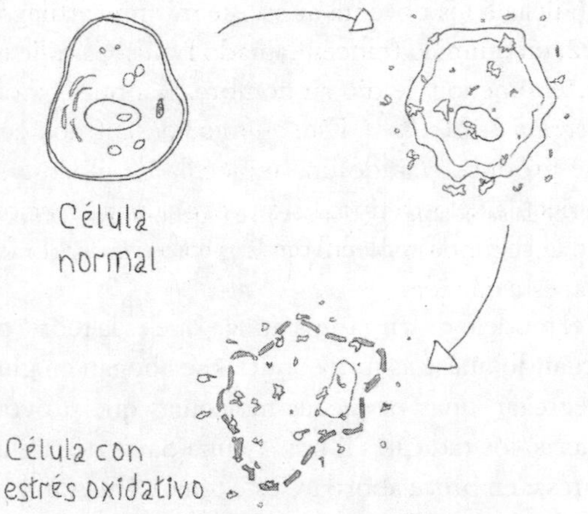

Con el paso de las décadas, las células se van deteriorando. Como están repletas, abarrotadas y abrumadas, nuestras mitocondrias no pueden convertir la glucosa en energía de forma eficiente. Las células se mueren de hambre, lo cual deriva en una disfunción de los órganos. Como humanos, lo que sentimos es que aunque nos llenemos de combustible porque comemos, sentimos desfallecimiento; nos cuesta levantarnos por la mañana y no tenemos energía a lo largo del día. Estamos cansados. ¿Te suena la sensación? A mí sí me sonaba.

Esta sensación se agrava a causa de un segundo proceso que se activa cuando experimentamos un pico de glucosa.

Puede que esto te sorprenda, pero ahora mismo te estás cocinando. Para ser más concretos, te estás dorando como una rebanada de pan en la tostadora.[7]

Por dentro, desde el momento en el que nacemos, todo se dora, literalmente, aunque muy despacio. Al observar el cartílago de la caja torácica de los bebés, los científicos afirman que es blanco. En cuanto un humano llega a los noventa años, ese mismo cartílago es marrón.[8]

En 1912, un químico francés llamado Louis-Camille Maillard describió este fenómeno y le dio su nombre. Así pues, ahora se conoce como la *reacción de Maillard*. Este químico descubrió que este oscurecimiento se produce cuando una molécula de glucosa se encuentra con una molécula de otro tipo. Esto provoca una reacción. Entonces, se dice que la segunda molécula está glicada. Cuando una molécula está glicada, está dañada.

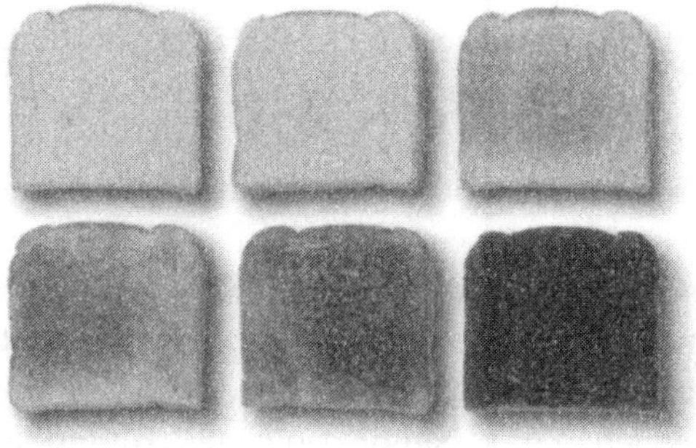

Cuando tostamos el pan, lo oscurecemos. Nuestro interior se oscurece de la misma forma.

Este proceso es algo normal; es una parte inevitable de la vida. Por eso envejecemos, por eso nuestros órganos se deterioran lentamente y por eso acabamos muriendo al final.[9] No podemos detener este proceso, pero lo podemos ralentizar o acelerar.

Cuanta más glucosa proporcionamos al cuerpo, más a menudo se produce la glicación. En cuanto una molécula está glicada, está dañada para siempre, igual que no puedes destostar una tostada. Las consecuencias a largo plazo de las moléculas glicadas van desde las arrugas y las cataratas[10] a las cardiopatías y el alzhéimer.[11] Como tostarse es envejecer y envejecer es tostarse, ralentizar la reacción de tostar el cuerpo significa vivir más tiempo.[12]

Las moléculas de fructosa glican diez veces más rápido que la glucosa y generan muchos más daños.[13] De nuevo, vemos otro motivo por el que los picos provocados por alimentos dulces como las galletas (que contienen fructosa) nos hacen envejecer más rápido que los picos provocados por alimentos almidonados como la pasta (que no contiene fructosa).

Los niveles de glucosa y la glicación están tan conectados que un test muy conocido que mide el nivel de glucosa en el cuerpo, mide en realidad la glicación. El test de hemoglobina A1c (HbA1c), muy conocido entre los diabéticos, mide cuántas proteínas de glóbulos rojos se han glicado en los últimos dos o tres meses. Un nivel elevado de HbA1c significa que la reacción de Maillard se produce con frecuencia en tu cuerpo, que los niveles de glucosa en circulación son altos y que envejeces más rápido. La combinación de demasiados radicales libres, de estrés oxidativo y de glicación deriva en un estado generalizado de inflamación del cuerpo. La inflamación es una medida de protección; es el resultado de que el cuerpo intente defenderse ante los invasores. Pero la inflamación crónica es dañina, porque se pone en contra de nuestro propio cuerpo. Desde el exterior puede que veas irritación e hinchazón, pero por dentro, los tejidos y los órganos se están dañando lentamente.

La inflamación también se puede incrementar con el alcohol, el tabaco, el estrés, el síndrome del intestino permeable y sustancias liberadas por la grasa corporal. La inflamación crónica es el origen de la mayoría de las enfermedades crónicas como las embolias, ciertas enfermedades respiratorias, los trastornos cardiovasculares, las enfermedades hepáticas, la obesidad y la diabetes. La Organización Mundial de la Salud (OMS) califica las enfermedades inflamatorias como «la mayor amenaza para la salud humana».[14] En todo el mundo, tres de cada cinco personas mueren a causa de una enfermedad inflamatoria. La buena noticia es que una dieta que reduzca los picos de glucosa, reduce la inflamación y, con ello, el riesgo de contraer cualquiera de estas enfermedades inflamatorias.[15]

El tercer y último proceso en el que nos adentraremos puede que sea el más sorprendente. En realidad es un mecanismo de defensa que utiliza nuestro cuerpo para defenderse de los picos, pero que, a su vez, tiene sus propias consecuencias.

Jugar al Tetris para sobrevivir: insulina y aumento de grasa

Para sobrevivir, es fundamental que nos deshagamos del exceso de glucosa lo más rápido posible para reducir la formación de radicales libres y la glicación. Así que nuestro cuerpo, que trabaja sin que nos demos cuenta, tiene un plan: se pone a jugar a una especie de Tetris.

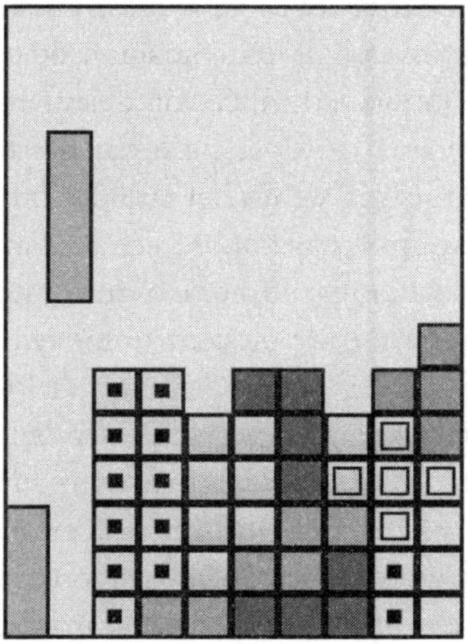

¿Tetris? No, se está despejando un pico de glucosa.

En el Tetris, los jugadores organizan los bloques en filas para eliminarlos antes de que se acumulen. Es curiosamente parecido a lo que pasa en el cuerpo: cuando entra demasiada glucosa, nuestro cuerpo hace todo lo que puede para esconderla.

Así es como funciona.

Cuando suben los niveles de glucosa, nuestro páncreas se convierte en el director de orquesta del Tetris. Una de las funciones principales del páncreas es enviar una hormona llamada insulina al cuerpo. La única finalidad de la insulina es acumular el exceso de glucosa en los almacenes que hay por el cuerpo, para mantenerla fuera de circulación y protegernos de sus daños. Sin insulina, la gente se moriría; las personas incapaces de generarla (aquellas que padecen diabetes tipo 1) se tienen que inyectar insulina para compensar lo que el páncreas no puede producir.

La insulina coloca el exceso de glucosa en varios almacenes. Entremos en el almacén número 1: el hígado. El hígado es muy práctico, porque toda la sangre que viene del intestino transportando nueva glucosa de la digestión tiene que pasar por él.

Nuestro hígado transforma la glucosa en algo nuevo llamado glucógeno. Es un equivalente del proceso que hacen las plantas para convertir la glucosa en almidón. El glucógeno es, en realidad, el primo del almidón: está compuesto por muchas moléculas de glucosa conectadas mano con mano.[16] Si el exceso de glucosa conservara su forma original, produciría estrés oxidativo y glicación. Pero en cuanto se transforma, ya no nos provoca daños.

El hígado puede albergar unos cien gramos de glucosa en forma de glucógeno (la cantidad de glucosa que hay en tres patatas fritas grandes de McDonald's).[17] Esto es la mitad de los doscientos gramos de glucosa que nuestro cuerpo necesita cada día para tener energía.[18]

El segundo almacén son nuestros músculos. Los músculos son efectivos porque tenemos muchos. Los músculos de un adulto medio de unos setenta kilos pueden albergar unos cuatrocientos gramos de glucosa en forma de glucógeno o, lo que es lo mismo, la cantidad de glucosa que hay en doce patatas fritas grandes de McDonald's.[19]

El hígado y los músculos son eficientes, pero tendemos a comer mucha más glucosa de la que necesitamos, así que estos almacenes se suelen llenar bastante rápido. Si no tuviéramos otros almacenes para el excedente de glucosa, nuestro cuerpo no tardaría en perder la partida de Tetris.

¿Qué parte del cuerpo podríamos hacer crecer con facilidad, sin esforzarnos demasiado y simplemente aplatanándonos en el sofá? Te presento las reservas de grasa.

En cuanto la insulina ha almacenado toda la glucosa posible en el hígado y en los músculos, toda la glucosa extra se convierte en grasa y se almacena en nuestras reservas de grasa.[20] Y esta es una de las maneras que tenemos de ganar peso. Entre otras. Porque nuestro cuerpo no solo tiene que lidiar con la glucosa, sino que también tiene que deshacerse de la fructosa. Y desgraciadamente, la fructosa no se puede convertir en glucógeno y almacenarse en el hígado y los músculos. La única forma en la que se puede almacenar la fructosa es como grasa.[21]

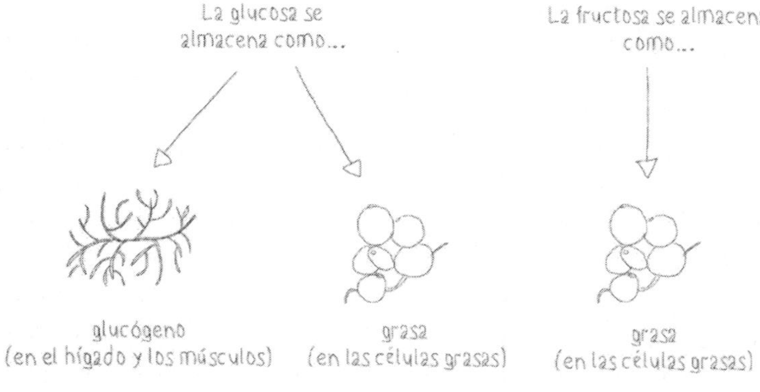

Los humanos almacenamos el excedente de glucosa como glucógeno y como grasa. El excedente de fructosa solo puede convertirse en grasa.

La grasa que nuestro cuerpo crea a partir de la fructosa tiene destinos poco afortunados. Primero, se acumula en el hígado e impulsa el desarrollo de la enfermedad de hígado graso no alcohólico.[22] En segundo lugar, llena las células grasas de nuestras caderas, muslos y cara, y las que están entre los órganos, y ganamos peso. Por último, entra en el flujo sanguíneo y contribuye a aumentar el riesgo de padecer alguna cardiopatía (puede que lo hayas oído alguna vez con el nombre de lipoproteína de baja densidad [LDL] o colesterol «malo»).

Este es otro motivo por el que, si dos alimentos tienen la misma cantidad de calorías, te recomiendo que pases del dulce (que contiene fructosa) y te quedes con el salado (que no contiene fructosa). La ausencia de fructosa supone que menos moléculas acaben convertidas en grasa.[23]

Irónicamente, muchos alimentos procesados que son «sin grasa» o *light* contienen mucha sacarosa, así que la fructosa que incluyen se convierte en grasa después de ingerirla. Hablaré más al respecto en la tercera parte.

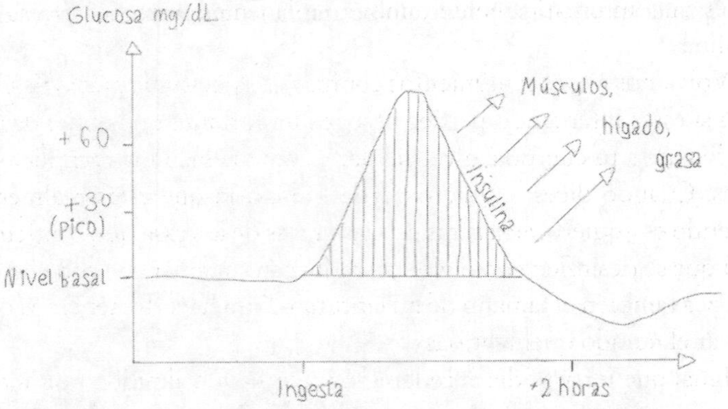

Unos sesenta minutos después de comer, nuestra concentración de glucosa alcanza su punto máximo. Luego empieza a bajar, cuando llega la insulina y acompaña las moléculas de glucosa hasta el hígado, los músculos y las células grasas.

Muchos de nosotros no sabemos muy bien cómo nos posicionamos respecto a la grasa, pero en realidad es muy útil: tu cuerpo utiliza las reservas de grasa para ofrecer espacio para el excedente de glucosa y fructosa que tenemos flotando por el flujo sanguíneo. No deberíamos enfadarnos con nuestro cuerpo por crear grasa; en vez de eso, deberíamos darle las gracias por intentar protegernos del estrés oxidativo, de la glicación y de la inflamación. Cuanta más capacidad tengas para aumentar el número y el tamaño de tus células grasas (lo cual suele ir asociado a la genética),[24] más tiempo estarás protegido contra el exceso de glucosa y fructosa (pero más peso ganarás). Lo cual me trae de vuelta a la insulina. La insulina, tal y como te he explicado, es fundamental en este proceso, ya que ayuda a almacenar el exceso de glucosa en esos tres almacenes. Y a corto plazo es útil. Pero cuantos más picos de glucosa experimentamos, más insulina se segrega en el cuerpo. A largo plazo, los altos niveles crónicos de insulina acarrean problemas. Demasiada insulina es la causa fundamental de la obesidad, de la diabetes tipo 2 y del SOP, entre otras patologías. Una de las consecuencias más importantes de aplanar nuestras curvas glucémicas es que automáticamente también aplanamos nuestras curvas de insulina.

Volvamos a esos sentimientos confusos respecto a la grasa. Es útil, pero si estás intentando perder peso, es importante que entiendas lo que le pasa a tu cuerpo a nivel celular y cómo la insulina complica las cosas. Cuando dices: «Quiero perder peso», lo que estás realmente diciendo es «quiero vaciar mis células grasas de la grasa que contienen para que se desinflen como globos, reduzcan su tamaño y, con ello, se reduzca también el tamaño de mi cintura». Para hacerlo, tenemos que activar el «modo quemagrasas».

Igual que Jerry podía acceder a sus reservas de almidón por la noche, nuestro cuerpo puede recurrir al glucógeno que tenemos en el hígado y en los músculos para volver a convertirlo en glucosa, siempre que las miles de mitocondrias que hay en cada célula lo necesiten. Luego, cuando nuestras reservas de glucógeno empiezan a menguar, nuestro cuerpo recurre a la grasa que tenemos en las reservas de grasa para obtener energía (estamos en «modo quemagrasas») y perdemos peso.

Pero esto solo pasa cuando tenemos los niveles de insulina bajos.[25] Si hay insulina presente, nuestro cuerpo no quema grasa. La insulina hace que el camino hacia las células grasas sea una calle de sentido único: pueden entrar cosas, pero nada puede salir. No podemos quemar las reservas existentes hasta que los niveles de insulina empiecen a bajar, unas dos horas después del pico.

Pero si nuestros niveles de glucosa y, consecuentemente, nuestros niveles de insulina son estables, perdemos peso. En un estudio de 2021 con cinco mil seiscientas personas, un grupo de científicos canadienses demostró que la pérdida de peso siempre está precedida por una disminución de insulina.[26]

El exceso de glucosa en el cuerpo y sus picos y bajadas nos modifican a nivel celular. El aumento de peso es solo uno de los síntomas que vemos, pero hay muchos más. Aplanar nuestras curvas glucémicas puede aliviarlos todos.

CAPÍTULO 7

De los pies a la cabeza: por qué nos hacen enfermar los picos

Hace mucho tiempo tuve una revelación que dio el disparo de salida a mi investigación sobre la glucosa: cómo me siento ahora está estrechamente conectado con los picos y las bajadas de mi curva de glucosa.

Un día, en el trabajo —debían de ser las once de la mañana—, estaba tan soñolienta que apenas podía mover los dedos para hacer clic con el ratón. Me resultaba imposible concentrarme en lo que estaba haciendo. Así que hice un esfuerzo colosal para levantarme, fui hasta la cocina de la oficina y me serví un enorme café solo. Me bebí la taza entera y aún me sentía agotada. Miré mis niveles de glucosa: estaban en una pronunciada pendiente descendiente después de un gran pico provocado por la ingesta de una galleta con pepitas de chocolate y un toque de sal, y un capuchino con leche desnatada para desayunar. Me sentía cansada porque estaba en una montaña rusa glucémica.

Cuando empecé a descubrir más cosas acerca de la glucosa, aprendí que hay un amplio abanico de síntomas no deseados a corto plazo asociados con los picos y las bajadas, y que son diferentes en cada persona. Para algunos, los síntomas son sensación de mareo, náuseas, palpitaciones, sudores, antojos de comida y estrés;[1] mientras que para otros, como yo, son agotamiento y mente nublada. Y para muchos miembros de la comunidad Glucose Goddess, un pico de glucosa también puede suponer mal humor o ansiedad.

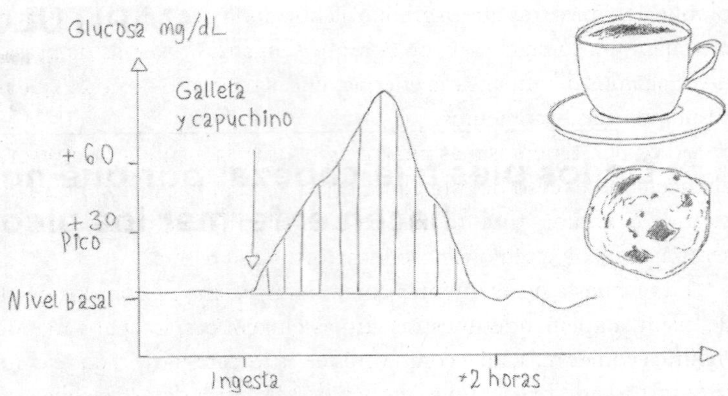

La gran bajada en los niveles de glucosa hizo que me sintiera aletargada.

A largo plazo, los procesos que los picos ponen en marcha (estrés oxidativo, glicación, inflamación y exceso de insulina) provocan enfermedades crónicas, desde diabetes tipo 2 hasta artritis y depresión.

Efectos a corto plazo

Hambre constante

¿Tienes hambre todo el rato? No eres el único.

En primer lugar, somos muchos los que volvemos a sentir hambrientos poco después de haber comido, y de nuevo, es algo que está relacionado con la glucosa. Si comparas dos comidas que contengan la misma cantidad de calorías, la que provoca un pico de glucosa más pequeño *hará que te sientas saciado durante más tiempo.*[2] Las calorías no lo son todo (hay más información sobre este tema en la tercera parte).

En segundo lugar, el hambre constante es un síntoma de altos niveles de insulina.[3] Cuando tenemos una gran cantidad de insulina en el cuerpo, generada tras experimentar picos de glucosa año tras año, nuestras hormonas se confunden. La leptina, la hormona que nos dice que estamos llenos y que deberíamos dejar de comer, tiene la señal bloqueada, mientras que la grelina, la hormona que nos dice que tenemos hambre, toma el control. Aunque tengamos reservas de grasa, y dispongamos de muchísima energía, nuestro cuerpo nos dice que necesitamos más, y comemos.

Al comer, tenemos más picos de glucosa y la insulina se apresura a almacenar el exceso de esta como grasa, lo cual hace aumentar la acción de la grelina. Cuanto más peso ganamos, más hambrientos nos sentimos. Es un círculo vicioso, desafortunado e injusto.

La respuesta no es intentar comer menos; sino reducir los niveles de insulina aplanando nuestras curvas glucémicas, lo cual a menudo significa comer más, tal y como verás en la tercera parte. Allí te contaré la historia de Marie, un miembro de la comunidad que solía tener que comer cada noventa minutos y ahora ya no picotea más.

Antojos

El conocimiento que tenemos sobre los antojos cambió gracias a un experimento que se llevó a cabo en el campus de la Universidad de Yale en 2011.[4] Se realizó una imagen por resonancia magnética funcional (IRMf) a los sujetos, lo cual medía su actividad cerebral. Luego, los sujetos miraban fotos de comida en una pantalla (ensalada, hamburguesa, galletas, brócoli) y calificaban en qué medida les apetecía esa comida en una escala del uno, «nada», al nueve, «mucho».

En una pantalla de ordenador, los investigadores observaban qué parte del cerebro de los sujetos se activaba mientras miraban las fotos.

Los sujetos también habían dado permiso para que se les conectara a una máquina que monitoreaba sus niveles de glucosa.

Lo que descubrieron esos científicos fue fascinante. Cuando los niveles de glucosa de los sujetos eran estables, no ponían calificaciones muy altas. Sin embargo, cuando sus niveles de glucosa bajaban, pasaban dos cosas. Primero, el centro de antojos del cerebro se encendía cuando se mostraban imágenes de alimentos con una alta carga calórica. Segundo, los participantes ponían calificaciones mucho más altas a esos alimentos en la escala de «quiero comérmelo» que cuando sus niveles de glucosa eran estables.

¿La conclusión? Una bajada en los niveles de glucosa (incluso una bajada pequeña de veinte miligramos por decilitro, menor que la bajada de treinta miligramos que tiene lugar después de un pico) hace que tengamos antojos de comida con un gran aporte calórico. El problema es que nuestro nivel de glucosa baja continuamente; para ser exactos, después de cada pico. Y cuanto más alto haya sido el pico, más intensa será la caída. Esto es bueno, porque significa que la insulina está haciendo su trabajo, almacenando el exceso de glucosa en los diferentes almacenes. Pero también significa que nos invade el deseo de comernos una galleta o una hamburguesa, o ambas cosas. Aplanar nuestra curva de glucosa da como resultado tener menos antojos.

Fatiga crónica

¿Te acuerdas de tu abuelo y del espantoso fracaso posjubilación, cuando la cabina donde trabajaba quedó abarrotada con demasiado carbón, tuvo que dejar la pala y el tren se paró? Esto mismo es lo que les pasa a nuestras mitocondrias: un exceso de glucosa hace que tiren la toalla, se pone en riesgo la producción de energía y estamos cansados.

Se han hecho estudios con bicicletas estáticas que demuestran lo que pasa cuando las mitocondrias ya no funcionan bien: las personas que nacen con defectos mitocondriales suelen poder hacer ejercicio solo la mitad de tiempo que las personas sanas.[5] Si tus mitocondrias están dañadas, levantar a tu hijo te costará más, cargar con la compra te resultará agotador y no serás capaz de lidiar con el estrés (como el provocado por un despido o una ruptura sentimental) tan bien como antes. Para poder superar acontecimientos difíciles, tanto física como mentalmente, se necesita la energía que generan las mitocondrias.[6]

Cuando comemos algo que sabe dulce, puede que pensemos que estamos ayudando al cuerpo a coger energía, pero esto es solo una impresión causada por el subidón de dopamina en el cerebro que nos hace sentir colocados. Con cada pico afectamos las capacidades de nuestras mitocondrias a largo plazo.[7] Las dietas que causan montañas rusas glucémicas provocan una mayor fatiga que aquellas que aplanan las curvas de glucosa.[8]

Mala calidad del sueño

Un síntoma común de un nivel de glucosa desregulado es despertarse repentinamente a medianoche con fuertes latidos. A menudo, este es el resultado de una caída de los niveles de glucosa a medianoche. Acostarse con altos niveles glucémicos o justo después de un gran pico de glucosa también se asocia con el insomnio en las mujeres posmenopáusicas y con la apnea del sueño en un segmento de la población masculina.[9] Si quieres dormir profundamente, aplana tus curvas.

Resfriados y complicaciones con el coronavirus

Después de un pico de glucosa, tu sistema inmunológico está temporalmente defectuoso.[10] Si tus niveles de glucosa son crónicamente altos, ya puedes despedirte de las respuestas inmunológicas de lujo ante los invasores. Estarás más expuesto a posibles infecciones,[11] y resulta que esto es especialmente aplicable en el caso del coronavirus. Una buena salud metabólica (otra manera de describir el buen funcionamiento de nuestras mitocondrias) es uno de los factores principales que predicen si sobreviviríamos o no a una infección de coronavirus;[12] se ha demostrado que las personas con altos niveles de glucosa se infectan con más facilidad, son más propensas a sufrir complicaciones,[13] y tienen el doble de posibilidades de morir del virus que quienes presentan niveles glucémicos normales (41 % frente a 16 %).[14]

La diabetes gestacional es más difícil de controlar

A todas las mujeres les aumentan los niveles de insulina durante el embarazo. Esto se debe a que la insulina es la responsable de promover el crecimiento, tanto del bebé como del tejido de los pechos de la madre para que pueda prepararse para amamantar.[15]

Desgraciadamente, a veces esta insulina de más puede provocar una resistencia a la insulina, es decir, que el cuerpo ya no responda a la insulina tan bien como antes. Los niveles aumentan, pero esto no ayuda a colocar el exceso de glucosa en los tres almacenes, así que también aumentan los niveles de glucosa. Esto es lo que se denomina *diabetes gestacional*. Es una experiencia aterradora para las madres, que se agrava a medida que se acerca la fecha prevista de parto.

Pero aplanando las curvas de glucosa, las madres pueden reducir la posibilidad de necesitar medicación, pueden reducir el peso del bebé al nacer (lo cual es bueno porque facilita el parto y es más saludable para el bebé), y hay menos probabilidades de que tengan que pasar por una cesárea,[16] a la vez que pueden limitar el peso que ganan ellas durante el embarazo.[17] Esto es exactamente lo que pudo hacer Amanda, a la que conocerás en la tercera parte.

Sofocos y sudor nocturno

Cuando los niveles hormonales caen en picado en la menopausia, los cambios que se experimentan pueden percibirse como un terremoto: todo se desequilibra, y las mujeres experimentan síntomas que van desde una disminución de la libido hasta sudores nocturnos, insomnio, sofocos y mucho más.

Los niveles de glucosa altos o inestables y los niveles de insulina altos hacen que la menopausia se viva aún peor. Los estudios demuestran que los sofocos y los sudores nocturnos, síntomas comunes de la menopausia, son más frecuentes en las mujeres que tienen altos niveles de glucosa y de insulina.[18] Pero hay un rayo de esperanza: un estudio que se llevó a cabo en 2020 en la Universidad de Columbia descubrió que aplanar las curvas de glucosa se asocia con menos síntomas menopáusicos, como el insomnio.[19]

Migrañas

La migraña es un problema debilitante que se presenta de muchas formas. Es un campo de estudio relativamente reciente, pero los datos demuestran que las mujeres con resistencia a la insulina tienen el doble de probabilidad de padecer migrañas con regularidad que las mujeres que no tienen resistencia a la insulina.[20] Cuando a las personas que sufren migraña les disminuye el nivel de insulina, parece que la situación mejora: tras la administración de un medicamento que reduce la cantidad de insulina en el cuerpo, más de la mitad de un grupo de treinta y dos personas experimentaron una reducción significativa de la frecuencia de las migrañas.[21]

Memoria y problemas con la función cognitiva

Si estás a punto de hacer un examen, revisar tus finanzas o empezar una discusión que quieres ganar, vigila lo que comes justo antes. Es fácil recurrir a algo dulce cuando quieres un chute de energía, pero esta decisión puede afectar a tu capacidad intelectual. Resulta que los grandes picos glucémicos pueden perjudicar la memoria y la función cognitiva.[22]

Este efecto es peor a primera hora de la mañana, después de estar en ayunas toda la noche.[23] Ojalá lo hubiera sabido de pequeña, cuando desayunaba un crep de crema de chocolate cada día. Si tienes una reunión a las nueve de la mañana en la que quieres dar una buena impresión, desayuna algo que mantenga tu curva glucémica estable. Presta atención al truco 4, «Aplana la curva del desayuno», en la tercera parte.

La diabetes tipo 1 es más difícil de controlar

La diabetes tipo 1 es una enfermedad autoinmune con la que se pierde la habilidad de generar insulina: las células del páncreas que controlan su producción no funcionan.

Cada vez que una persona con diabetes tipo 1 experimenta un pico de glucosa, su cuerpo no puede colocar su exceso en los tres almacenes, porque no hay insulina para ayudar en el proceso. Consecuentemente, se tiene que inyectar insulina varias veces al día para compensar. Pero los picos y bajadas grandes son un desafío diario y estresante. Aplanando las curvas de glucosa, las personas con diabetes tipo 1 pueden reducir este desafío. Muchos aspectos pueden resultar más fáciles: hacer ejercicio sin miedo a sufrir una hipoglucemia (un estado provocado por bajos niveles de glucosa), ir al baño con menos frecuencia (un efecto colateral de los picos de glucosa) y mejorar su estado de ánimo.

Todos los trucos de la tercera parte se pueden aplicar a las personas con diabetes tipo 1 (y en el truco 10 leerás la historia de Lucy, con diabetes tipo 1, que consiguió aplanar sus curvas con estos consejos). Si tienes diabetes tipo 1, es importante que hables con tu médico antes de emprender cualquier cambio en la dieta. Asegúrate de que te adaptan la dosis de insulina si es necesario.

Efectos a largo plazo

Acné y otros problemas cutáneos

Levanta la mano si te hubiera gustado saber esto cuando ibas al instituto: los alimentos almidonados y dulces pueden provocar una reacción en cadena que se manifiesta en forma de acné en la cara y en el cuerpo, y que puede hacer que la piel luzca más roja.[24] Esto se debe a que la inflamación es la fuente de muchos problemas cutáneos (incluidos los eczemas y la psoriasis) y, tal y como has aprendido, la inflamación es una consecuencia de los picos de glucosa.

Si con nuestra alimentación mantenemos las curvas de glucosa estables, el acné mejora, los granos se hacen más pequeños y se calma la inflamación. En un estudio con varones de entre quince y veinticinco años, la dieta que lograba unas curvas de glucosa más estables resultaba en una reducción significativa del acné en comparación con una dieta que provocaba picos de glucosa[25] (curiosamente, hubo mejoras incluso sin reducir la ingesta de otros alimentos conocidos por contribuir al acné, como los productos lácteos).

Envejecimiento y artritis

Dependiendo de tu dieta, puede que hayas tenido decenas de miles de picos de glucosa (y fructosa) más que tu vecino en el momento en el que ambos alcanzáis los sesenta años. Esto tiene una influencia no solo en lo mayor que se te ve desde fuera, sino también en lo mayor que estás por dentro. Cuanto más a menudo experimentamos picos, más rápido envejecemos.[26] La glicación, los radicales libres y la inflamación consiguiente son responsables de la lenta degradación de nuestras células (lo que conocemos con el nombre de *envejecimiento*).[27] Los radicales libres también dañan el colágeno, la proteína que se halla en muchos de nuestros tejidos, lo cual provoca que tengamos la piel más flácida y con arrugas, y puede provocar inflamación de las articulaciones, artritis reumatoide,[28] degradación de los cartílagos[29] y osteoartritis:[30] los huesos son cada vez más frágiles, nos duelen las articulaciones y desde luego no podemos ir a correr por el parque.

Si una célula tiene demasiados radicales libres en su interior y está demasiado dañada, puede decidir someterse a la muerte celular para prevenir más complicaciones. Pero esto tiene consecuencias. Cuando las células mueren, desaparecen partes de nosotros mismos: los huesos se desgastan, el sistema inmunológico se debilita, el corazón bombea peor y pueden desarrollarse enfermedades neurodegenerativas como el alzhéimer y el párkinson.[31] Aplanar las curvas de glucosa, hacer ejercicio y reducir el estrés son medios muy poderosos de prevenir el envejecimiento.

Alzhéimer y demencia

De entre todos los órganos, el que utiliza más energía es el cerebro. Alberga muchísimas mitocondrias. Esto significa que cuando hay un exceso de glucosa en el cuerpo, el cerebro es más vulnerable ante las consecuencias. Las neuronas que hay en el cerebro notan el estrés oxidativo igual que cualquier otra célula: como los picos de glucosa reiterados incrementan el estrés oxidativo, provocan neuroinflamación y, a la larga, disfunción cognitiva.[32] Además, la inflamación crónica es un factor clave en casi todas las enfermedades degenerativas, incluyendo el alzhéimer.[33]

De hecho, el alzhéimer y los niveles de glucosa están tan estrechamente conectados que a veces se utiliza la denominación *diabetes tipo 3* o *diabetes cerebral* para referirse a esta enfermedad.[34] Por ejemplo, las personas que padecen diabetes tipo 2 son cuatro veces más propensas a desarrollar alzhéimer que quienes no la sufren.[35] Los indicios también son visibles antes: hay una relación entre las personas que sufren diabetes tipo 2 y no controlan muy bien sus niveles de glucosa, y los déficits de memoria y los problemas de aprendizaje.[36]

Igual que el resto de síntomas ya mencionados, es posible que incluso el deterioro cognitivo sea reversible: cada vez hay más estudios que demuestran las mejoras de la memoria y de las habilidades cognitivas a corto[37] y largo plazo[38] cuando los pacientes siguen una dieta que estabiliza la glucosa. Un programa terapéutico de la Universidad de California en Los Ángeles (UCLA) descubrió que después de tan solo tres meses aplanando curvas, las personas que habían tenido que dejar el trabajo a causa de un deterioro cognitivo eran capaces de volver a trabajar e incluso rendir mejor que antes.[39]

Riesgo de padecer cáncer

Los niños que nacen hoy en día tienen un 50 % de posibilidades de desarrollar un cáncer a lo largo de su vida.[40] Y la mala alimentación, junto con el tabaco, es la principal causante de un 50 % de los cánceres.[41]

Para empezar, los estudios documentan que las mutaciones en el ADN causadas por radicales libres pueden ser el origen de un cáncer. En segundo lugar, la inflamación fomenta la proliferación del cáncer.[42] Finalmente, cuando hay más insulina en el cuerpo, el cáncer se propaga aún más rápido.[43] La glucosa es una pieza clave en muchos de estos procesos y los datos existentes lo demuestran: las personas con niveles en ayunas superiores a cien miligramos por decilitro —situación clasificada de prediabetes— tienen el doble de posibilidades de morir de cáncer.[44] Por lo tanto, aplanar las curvas de glucosa e insulina es un paso importante para ayudar a prevenir que se desarrolle.

Episodios depresivos

Tu cerebro no tiene nervios sensoriales, así que cuando algo va mal no puede avisarte con dolor tal y como hacen el resto de órganos. En vez de eso, sientes perturbaciones mentales, como un bajo estado de ánimo.

Las personas que llevan una dieta que provoca niveles glucémicos erráticos registran sentir más desánimo, más síntomas depresivos y más perturbaciones del estado de ánimo que aquellas que llevan una dieta con una composición parecida, pero niveles de glucosa más estables.[45] Y cuanto más extremos son los picos, peores son los síntomas, así que cualquier esfuerzo para aplanar la curva, por pequeño que sea, puede ayudarte a sentirte mejor.[46]

PROBLEMAS INTESTINALES

Es en nuestros intestinos donde la comida se procesa y se descompone en moléculas que se absorben en la sangre o se desechan directamente. Así que no debería sorprenderte que los problemas intestinales (como el intestino permeable, el síndrome de colon irritable y el tránsito intestinal lento) estén relacionados con la dieta. Aún no se ha podido confirmar la relación entre los picos de glucosa y problemas digestivos concretos, pero parece que los niveles altos de glucosa podrían agravar el síndrome del intestino permeable.[47] De hecho, la inflamación (uno de los procesos que provoca picos de glucosa) puede causar agujeros en las paredes del intestino, así que las toxinas que no deberían atravesarlo, lo atraviesan, lo cual acaba derivando en un intestino permeable. Esto, a su vez, desencadena alergias alimentarias y otras enfermedades autoinmunes como la enfermedad de Crohn y la artritis reumatoide.[48]

Por otro lado, adoptar una dieta que aplane los picos de glucosa puede librarte de la acidez de estómago muy rápidamente, a veces incluso en un solo día.[49]

Además, estamos descubriendo que la salud intestinal está relacionada con la salud mental: los microbiomas poco saludables pueden contribuir a trastornos en el estado de ánimo.[50] El intestino y el cerebro están conectados por 500 millones de neuronas (son muchas, pero el cerebro contiene la friolera de 100.000 millones de neuronas).[51] Intercambian información constantemente,[52] lo cual podría ser el motivo por el cual lo que comemos, y la presencia o ausencia de picos de glucosa, afecta a cómo nos sentimos.

Cardiopatías

Cuando hablamos de cardiopatías, el colesterol es a menudo el principal tema de conversación. Pero esto está cambiando; hemos descubierto que el problema no solo está en «demasiado colesterol». De hecho, la mitad de las personas que sufren un paro cardiaco tienen niveles de colesterol normales.[53] Ahora sabemos que lo que provoca cardiopatías es un tipo específico de colesterol (LDL patrón B), así como la inflamación. Los científicos han descubierto por qué se produce esta situación. Y está vinculada con la glucosa, la fructosa y la insulina.

En primer lugar, la glucosa y la fructosa. Las paredes de nuestros vasos sanguíneos están hechas de células. Las cardiopatías empiezan cuando se acumula placa debajo de esas paredes. Estas células son especialmente vulnerables al estrés mitocondrial, y los picos de glucosa y fructosa provocan estrés oxidativo. Consecuentemente, estas células sufren y pierden su forma lisa. Las paredes de los vasos sanguíneos se vuelven irregulares y las partículas de grasa se atascan más fácilmente en la superficie irregular.

En segundo lugar, la insulina. Cuando tenemos los niveles de insulina demasiado altos, nuestro hígado empieza a producir LDL patrón B.[54] Este es un tipo de colesterol pequeño y denso que se arrastra por los bordes de los vasos sanguíneos, donde es probable que quede atascado (el LDL patrón A es grande, flotante e inofensivo, lo recibimos cuando comemos grasas alimentarias).

Por último, si el colesterol se oxida (lo que sucede cuanto más glucosa, fructosa e insulina estén presentes),[55] se incrusta debajo de las paredes de nuestros vasos sanguíneos y se queda enganchado allí. Se va acumulando la placa y se obstruye el flujo. Así es como empiezan las cardiopatías.

Los picos fomentan estos tres procesos. Por eso, la ciencia está descubriendo que incluso si nuestro nivel de glucosa en ayunas es normal, cada pico de glucosa adicional aumenta el riesgo de que muramos de un paro cardiaco.[56] Para ayudar al corazón, deberíamos aplanar nuestras curvas de glucosa, fructosa e insulina.

Nueve de cada diez médicos siguen midiendo el colesterol LDL total para diagnosticar cardiopatías y recetan estatinas si el valor es demasiado alto. Pero lo importante es el LDL patrón B y la inflamación. Para agravar el problema, las estatinas disminuyen el LDL patrón A, pero no reducen la problemática del patrón B.[57] De ahí que las estatinas no reduzcan el riesgo de sufrir un primer paro cardiaco.[58]

Vemos de nuevo que la glucosa, la fructosa y la inflamación que causan los altos niveles de estas moléculas en el cuerpo son las claves para entender esta patología. Los médicos pueden medir mejor el riesgo de sufrir cardiopatías si observan la denominada ratio de triglicéridos HDL (que nos revela la presencia del pequeño y denso LDL patrón B) y la proteína C reactiva (que nos revela los niveles de inflamación). Los triglicéridos, en el cuerpo, se convierten en LDL patrón B. Así que midiendo los triglicéridos, podemos determinar la cantidad de LDL patrón B problemático que tenemos en el sistema. Si divides el nivel de triglicéridos (en miligramos por decilitro) entre el nivel de HDL (en miligramos por decilitro), obtendrás una ratio que es sorprendentemente precisa pronosticando el volumen de LDL. Si el resultado es inferior a dos, ideal. Si el resultado es superior a dos, puede ser problemático.[59] Es decir, como la inflamación es un motor clave de cardiopatías, medir la proteína C reactiva, que aumenta con la inflamación, es mejor para pronosticar cardiopatías que los niveles de colesterol.[60]

Infertilidad y SOP

La comunidad científica ha descubierto recientemente que existe un vínculo notable entre la insulina y la salud reproductiva. Resulta que los niveles de insulina son una información importante para el cerebro y para tus gónadas u órganos sexuales, para decidir si tu cuerpo es un medio seguro en el que concebir. Si tu insulina está desajustada, tu cuerpo no estará muy entusiasmado con la idea de reproducirse, porque esta información le sugiere que tu estado no es muy saludable. Tanto hombres como mujeres con altos niveles de insulina son más propensos a la infertilidad.[61] Cuantos más picos de glucosa nos provoque la dieta, más altos serán nuestros niveles de insulina y mayor será, por tanto, la incidencia de la infertilidad.[62]

En cuanto a la infertilidad femenina, normalmente se puede culpar al SOP. Una de cada ocho mujeres lo padece y sus ovarios se llenan de quistes y dejan de ovular.[63]

El SOP es una enfermedad provocada por un exceso de insulina. Cuanta más insulina hay en el cuerpo, más síntomas de SOP se experimentan.

¿Por qué? Porque la insulina indica a los ovarios que produzcan más testosterona (la hormona sexual masculina).[64]

Además, con demasiada insulina, la conversión natural de hormonas masculinas a hormonas femeninas que se da normalmente queda obstaculizada, lo cual implica que hay aún más testosterona en el cuerpo.[65] A causa del exceso de testosterona, las mujeres que sufren SOP tienen rasgos masculinos: vello allí donde no querrían tenerlo (como en el mentón), calvicie, menstruación irregular o ausente, o acné.[66]

Los ovarios también pueden retener y acumular óvulos, provocando que se detenga la ovulación.

Muchas mujeres con SOP tienen además dificultades para perder peso, porque en los contextos con demasiada insulina no es posible quemar grasa.

Algunas mujeres son más susceptibles a sufrir SOP que otras (no todas las mujeres con altos niveles de insulina tienen SOP), pero en la totalidad de los casos, mantener los niveles de glucosa bajo control puede reducir e incluso aliviar por completo los síntomas de esta patología. En la tercera parte conocerás a Ghadeer, que se libró de los síntomas del SOP, revirtió la resistencia a la insulina y perdió nueve kilos utilizando los trucos de este libro. En un estudio de la Universidad de Duke, las mujeres que siguieron una dieta para aplanar las curvas de glucosa durante seis meses redujeron a la mitad sus niveles de insulina y, consecuentemente, redujeron un 25 % los niveles de testosterona.[67] Bajaron de peso y la cantidad de vello corporal disminuyó en cuanto sus hormonas recuperaron el equilibrio, y dos de las doce participantes se quedaron embarazadas en el transcurso del estudio.

En los hombres, la glucosa desregulada se relacionada con la infertilidad: los niveles elevados de glucosa se asocian a una calidad del semen reducida (menos candidatos viables) y a la disfunción eréctil,[68] hasta el punto de que estudios recientes señalan que la disfunción eréctil en los hombres menores de cuarenta años podría deberse a un problema desconocido de desregulación metabólica y glucémica.[69] Si estás intentando concebir, aplanar las curvas de glucosa te resultará de gran ayuda.

Resistencia a la insulina y diabetes tipo 2

La diabetes tipo 2 es una epidemia a escala mundial: quinientos millones de personas sufren esta enfermedad y la cifra crece cada año.[70] También es el problema de salud más conocido asociado a los altos niveles de glucosa. Para entender mejor cómo los picos pueden derivar en diabetes tipo 2 y cómo se puede revertir el problema, deja que te explique una historia sobre mi hábito de tomar café expreso.

Cuando estaba estudiando en Londres, fui aumentando paulatinamente mi dosis diaria de café. Empecé con un expreso por la mañana y al cabo de unos años, no sé cómo, me tomaba cinco cafés al día para mantenerme despierta. Tenía que ir aumentando mi dosis de cafeína para sentir el mismo efecto que antes. O sea, poco a poco fui generando una resistencia a la cafeína.

Lo mismo pasa con la insulina. Cuando los niveles de insulina llevan mucho tiempo elevados, nuestras células empiezan a ser resistentes a la insulina. La resistencia a la insulina es la raíz de la diabetes tipo 2: el hígado, los músculos y las células adiposas necesitan cantidades cada vez más grandes de insulina para procesar la misma cantidad de glucosa. Y al final, el sistema deja de funcionar. La glucosa deja de almacenarse como glucógeno o almidón, aunque nuestro páncreas produzca cada vez más cantidad de insulina. El resultado es que los niveles de glucosa que tenemos en el cuerpo aumentan definitivamente. A medida que nuestra resistencia a la insulina se va agravando, pasamos de sufrir prediabetes (con niveles de glucosa en ayunas por encima de los cien miligramos por decilitro) a padecer diabetes tipo 2 (por encima de ciento veintiséis miligramos por decilitro). Sin prisa pero sin pausa, a lo largo de muchos años, cada pico de glucosa que experimentes contribuirá a empeorar tu resistencia a la insulina y a aumentar el nivel basal general de glucosa en el cuerpo. El método más común (pero erróneo) para tratar la diabetes tipo 2 es dar más insulina a los pacientes. Esto hace bajar temporalmente los niveles de glucosa, forzando a las células adiposas —ese almacén tan grande— a abrirse, haciendo que se gane peso. Se crea un ciclo vicioso en el que cada vez se administran dosis de insulina más altas y el peso del paciente va subiendo cada vez más, pero el problema de raíz de los altos niveles de insulina no se aborda. Añadir más insulina ayuda a los pacientes con diabetes tipo 2 a corto plazo, haciendo que les bajen los niveles después de comer, pero a largo plazo agrava su problema.

Además, ahora se ha descubierto que la diabetes tipo 2 es una enfermedad inflamatoria. Es decir, cuanta más inflamación (proceso desencadenado por los picos glucémicos) más empeora la situación.[71]

Por lo tanto, tiene sentido que una dieta que reduzca nuestra ingesta de glucosa y, por consiguiente, nuestra producción de insulina nos ayude a revertir la diabetes tipo 2. Un análisis que se hizo en 2021 de veintitrés ensayos clínicos dejó bien claro que la manera más efectiva de revertir la diabetes tipo 2 es aplanar las curvas de glucosa.[72] Esto es más efectivo que las dietas con un bajo contenido calórico o las dietas bajas en grasas, por ejemplo (aunque también puedan funcionar). En un estudio, los pacientes con diabetes tipo 2 que cambiaban su dieta y disminuían los picos de glucosa reducían las inyecciones de insulina a la mitad en tan solo un día[73] (si te estás medicando, habla con tu facultativo antes de probar los trucos de este libro; como ves, los cambios pueden ser muy rápidos). En 2019, la ADA empezó a apoyar las dietas que aplanaban las curvas de glucosa en vista de las convincentes pruebas de que mejoraban los resultados en pacientes con diabetes tipo 2.[74] Ahora sabemos que para revertir la diabetes tipo 2 y la resistencia a la insulina tenemos que aplanar las curvas de glucosa. En la tercera parte aprenderás cómo hacerlo, a la vez que sigues comiendo lo que te gusta.

Enfermedad de hígado graso no alcohólico

Las enfermedades hepáticas o del hígado solían ser un problema exclusivamente para aquellas personas que bebían mucho alcohol.

Pero en el siglo XXI la situación cambió. Robert Lustig, un endocrinólogo, se enfrentó a algo sorprendente en su consulta en San Francisco a finales de los años 2000: algunos de sus pacientes mostraban signos de padecer enfermedad hepática, pero no bebían en exceso. De hecho, muchos de ellos eran menores de diez años.

Acabó descubriendo que un exceso de fructosa podía provocar enfermedades hepáticas igual que lo hace el alcohol. Para protegernos de la fructosa, igual que lo hace con el alcohol, el hígado convierte la fructosa en grasa, eliminándola así del torrente sanguíneo.[75] Pero cuando comemos cosas con altas cantidades de fructosa de forma repetida, nuestro propio hígado se vuelve graso, igual que pasa con el alcohol.

La comunidad médica bautizó esta nueva afección como *enfermedad de hígado graso no alcohólico* (EHGNA) o *esteatohepatitis no alcohólica* (EHNA). Es muy común: en todo el mundo, uno de cada cuatro adultos la padece.[76] Es aún más común entre las personas que tienen sobrepeso: más de un 70 % de ellas sufren esta enfermedad.[77] Lamentablemente, esta afección puede empeorar con el tiempo, provocando una insuficiencia renal o incluso cáncer.

Para revertir la enfermedad, el hígado necesita un respiro para agotar el exceso de reservas de grasa. La solución es bajar los niveles de fructosa y prevenir futuros picos, lo cual pasa de forma natural cuando aplanamos nuestras curvas de glucosa (porque la fructosa y la glucosa van de la mano en la comida).

Arrugas y cataratas

¿Sabes por qué hay personas de sesenta años que parece que tengan setenta, mientras que otras parece que tengan cuarenta y cinco? Es porque tenemos la capacidad de influir en la velocidad a la que envejecemos, y una de las maneras de hacerlo es aplanando nuestras curvas de glucosa.

Los picos de glucosa, tal y como ya he explicado en el capítulo anterior, desencadenan el proceso de glicación y la glicación hace que envejezcamos más rápido y parezcamos mayores.

Por ejemplo, cuando la glicación transforma una molécula de colágeno, hace que sea menos flexible. El colágeno se necesita para reparar las heridas, así como para hacer que la piel, las uñas y el pelo estén sanos. El colágeno descompuesto provoca que la piel esté flácida y se formen arrugas.[78] Cuanta más glicación, más flácida será la piel y más arrugas habrá.[79] Una locura, pero es la verdad.

La glicación tiene lugar en todas las partes del cuerpo, incluyendo los ojos; y cuando pasa, las moléculas de los ojos sufren daños y empiezan a amontonarse. Con el tiempo, la acumulación de proteínas glicadas bloquea la luz y desarrollamos cataratas.[80]

La ciencia, incluyendo las investigaciones que he compartido contigo, nos ayuda a descifrar los mensajes que nos manda el cuerpo. Tómate un momento y examínate. ¿Cómo te sientes? ¿Qué partes del cuerpo te duelen? ¿Qué sistemas sientes que están aletargados? Si pudieras despertarte cada día y sentirte genial, ¿no querrías que así fuera?

Lo más probable es que formes parte del 88 % de los adultos que tiene unos niveles de glucosa desregulados y que sufras, sin saberlo, las muchas consecuencias de los picos que te acabo de describir, tanto efectos secundarios a corto plazo como enfermedades a largo plazo.[81] Tanto las arrugas y el acné como los antojos, el hambre, las migrañas, la depresión, la mala calidad del sueño, la infertilidad o la diabetes tipo 2 son mensajes del cuerpo. Y aunque estos problemas son muy comunes, los descubrimientos recientes demuestran que son reversibles en la mayoría de los casos.

En la tercera parte te enseño cómo empezar este proceso. Estás a punto de descubrir trucos que te ayudarán a aplanar tus curvas, a reconectar con tu cuerpo, a revertir los síntomas, a la vez que sigues comiendo lo que te gusta. Espero que pronto te puedas despertar una mañana y sentirte genial. Porque esto es exactamente lo que le pasó a Bernadette, a quien estás a punto de conocer.

Nota

Si tomas medicación o insulina, es importante que hables con tu médico antes de probar alguno de estos trucos, porque pueden estabilizar tus niveles de glucosa muy rápido y te tengan que adaptar la dosis.

TERCERA PARTE

¿Cómo puedo aplanar mis curvas de glucosa?

TRUCO 1

Come los alimentos en el orden correcto

«Perdí más de dos kilos en nueve días —me dijo Bernadette un soleado martes por la mañana—, y lo único que he hecho ha sido cambiar el orden en el que como los alimentos.»

Muy a menudo nos centramos en lo que tenemos y lo que no tenemos que comer. ¿Pero qué pasa con cómo comemos? Resulta que cómo comemos tiene un gran efecto en nuestras curvas glucémicas.

Dos comidas con los mismos alimentos (y, por tanto, los mismos nutrientes y las mismas calorías) pueden tener impactos considerablemente diferentes en nuestro cuerpo dependiendo de cómo se ingieran sus componentes. Yo me quedé de piedra cuando leí los artículos científicos que lo demostraban, especialmente uno crucial de la Universidad Cornell de 2015, que afirmaba que si comes los elementos de una comida que contengan almidón, fibra, azúcar, proteína y grasa en un orden específico, reduces el pico de glucosa general un 73 %, y el pico de insulina un 48 %.[1] Esto es válido para cualquiera, tanto si padece diabetes como si no.[2]

¿Cuál es el orden correcto? La fibra primero, la proteína y la grasa después, y los almidones y los azúcares lo último. Según los investigadores, el efecto de esta secuencia es comparable a los efectos de los medicamentos para la diabetes que se recetan para disminuir los picos de glucosa.[3] Un estudio sorprendente de 2016 demostró el descubrimiento de una forma aún más concluyente: dos grupos de pacientes con diabetes tipo 2 siguieron una dieta estandarizada durante ocho semanas y se les pidió que tomaran los alimentos en un orden concreto o que los comieran como quisieran. El grupo que se comió los alimentos en el orden correcto experimentó una reducción significativa en el nivel de HbA1c, lo que significa que empezaron a revertir su diabetes tipo 2. El otro grupo, ingiriendo los mismos alimentos y el mismo número de calorías, pero en un orden cualquiera, no experimentó ninguna mejora en su patología.[4]

Vaya descubrimiento más revolucionario, ¿no?

La explicación de este efecto tan sorprendente está relacionada con el funcionamiento de nuestro sistema digestivo. Para poder visualizarlo mejor, imagínate que tu estómago es un fregadero y que tu intestino delgado es la tubería que hay por debajo.

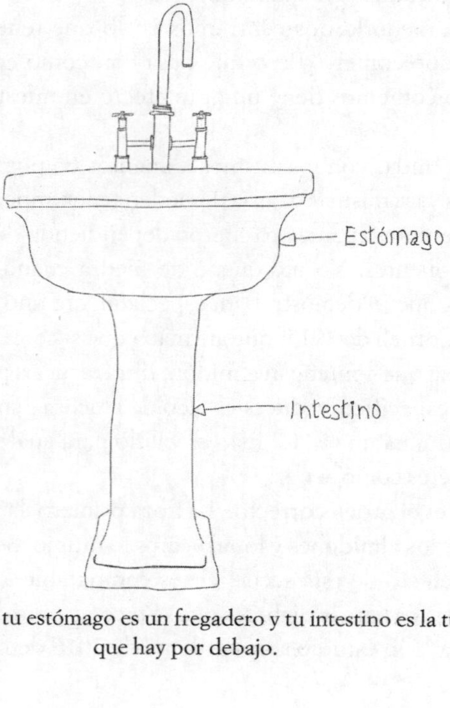

Imagínate que tu estómago es un fregadero y tu intestino es la tubería que hay por debajo.

Todo lo que comes acaba en tu fregadero, luego fluye por la tubería donde se descompone y se absorbe en el torrente sanguíneo. Cada minuto se filtra comida del fregadero a la tubería que contiene de media tres calorías[5] (este proceso se llama vaciamiento gástrico).

Si los almidones o los azúcares son lo primero en llegar al estómago, llegan al intestino delgado muy rápido. Allí se descomponen en moléculas de glucosa que llegan a gran velocidad al torrente sanguíneo. Esto crea un pico de glucosa. Cuantos más hidratos de carbono comas y más rápido los comas, más contundentemente aparece la carga de glucosa, y mayor es el pico glucémico. Imagina que en tu plato tienes tanto pasta como verduras (¿qué tal brócoli?, ¡a mí me encanta!) y te comes primero la pasta y luego el brócoli. La pasta, que es un almidón, se convierte en glucosa, ya que se digiere muy rápido. Luego el brócoli se coloca encima de la pasta y espera que le llegue su turno para bajar por la tubería.

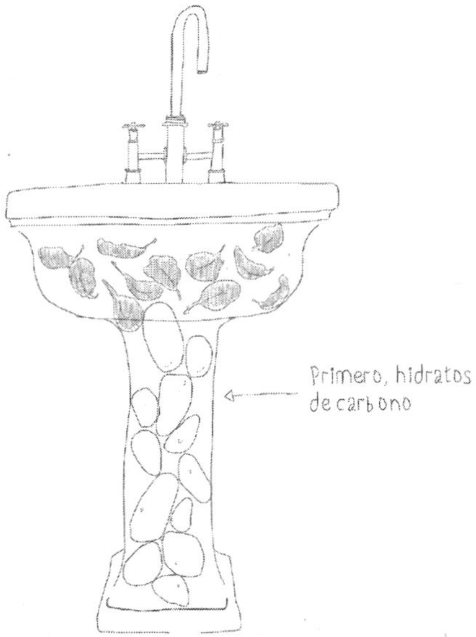

Cuando comes hidratos de carbono en primer lugar, bajan por tu intestino sin interrupciones.

Por el contrario, comer las verduras primero y los hidratos de carbono después cambia drásticamente lo que pasa.

Empieza saboreando el brócoli. El brócoli es un vegetal y los vegetales contienen una gran cantidad de fibra. Tal y como hemos visto, el sistema digestivo no descompone la fibra en glucosa, sino que va desde el fregadero, pasando por la tubería, hasta... el alcantarillado, lentamente y sin ser modificada.

Pero esto no es todo.

La fibra tiene tres superpoderes: primero, reduce la acción de la alfa-amilasa, la enzima que descompone el almidón en moléculas de glucosa. Luego, ralentiza el vaciamiento gástrico. Cuando hay fibra presente, los alimentos gotean del fregadero a la tubería más despacio. Por último, crea una malla viscosa en el intestino delgado; esta malla hace que a la glucosa le resulte más difícil llegar al torrente sanguíneo.[6] Con estos mecanismos, la fibra ralentiza la descomposición y la absorción de cualquier glucosa que llegue al fregadero después de ella; el resultado es que la fibra nos aplana las curvas de glucosa.

Cualquier almidón o azúcar que comamos después de la fibra tendrá un efecto reducido en nuestro cuerpo. Conseguiremos la misma satisfacción al comerlo, pero con menos consecuencias.

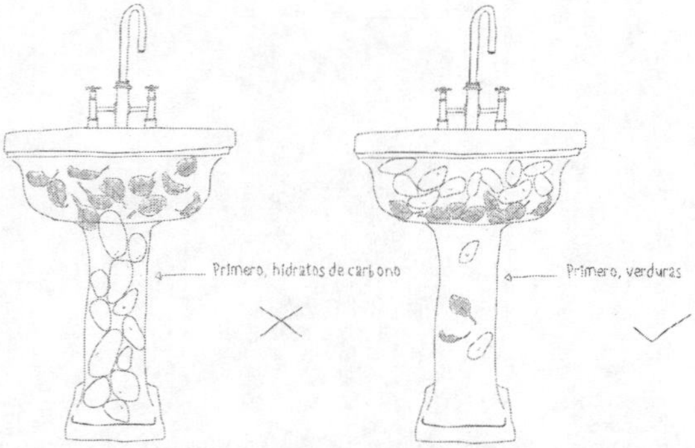

Comer las verduras en primer lugar y después los hidratos de carbono reduce la velocidad a la que la glucosa llega al flujo sanguíneo, aplanando el subsiguiente pico de glucosa.

Ya hemos visto los hidratos de carbono y los vegetales. Ahora entran al escenario las proteínas y la grasa. Las proteínas se encuentran en la carne, el pescado, los huevos, los lácteos, los frutos secos y las legumbres. Los alimentos que contienen proteínas a menudo también contienen grasa, y la grasa también se encuentra por sí sola en alimentos como la mantequilla, los aceites y los aguacates (a propósito, hay buenas y malas grasas, y las grasas malas que deberíamos evitar son las que encontramos en los aceites de cocina hidrogenados y refinados, como el aceite de colza, de maíz, de algodón, de soja, de cártamo, de girasol, de pepitas de uva y de salvado de arroz). Los alimentos que contienen grasa también ralentizan el vaciamiento gástrico,[7] así que comerlos antes —y no después— que los hidratos de carbono ayuda a aplanar las curvas de glucosa. ¿Cuál es la moraleja? Que comer hidratos de carbono después de cualquier otra cosa es lo mejor que puedes hacer.

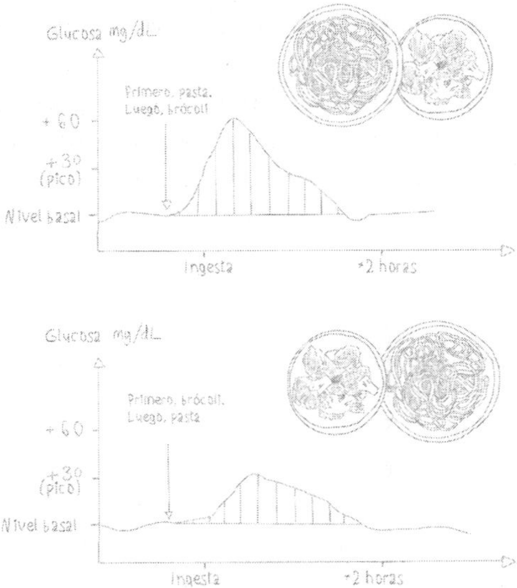

Estas dos comidas contienen exactamente los mismos alimentos. Pero cuando comemos los vegetales en primer lugar y los almidones después, aplanamos nuestra curva de glucosa y el pico glucémico nos provoca menos efectos secundarios y más leves.

Para ilustrar el efecto del orden de los alimentos en los picos de glucosa, volvamos a la analogía del Tetris: los bloques que bajan lentamente son más fáciles de colocar que los que bajan a toda velocidad. Cuando comemos alimentos en el orden adecuado (primero las verduras, después las proteínas y las grasas, y por último los hidratos de carbono) no solo reducimos la velocidad a la que bajan los bloques, sino que disminuimos la cantidad de bloques gracias a la malla que nos proporciona la fibra en el intestino. Cuanto más lentamente se filtre la glucosa en nuestro flujo sanguíneo, más planas serán nuestras curvas de glucosa y mejor nos sentiremos. Podemos comer exactamente lo mismo, pero tomando los hidratos de carbono al final generamos una gran mejora en nuestro bienestar físico y mental.

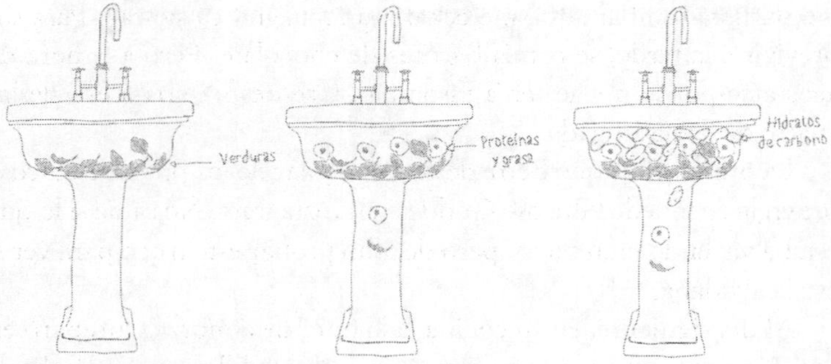

El orden adecuado para ingerir los alimentos es: primero, verduras; luego, proteínas y grasas; y por último, los almidones.

Además, cuando ingerimos los alimentos en el orden adecuado, nuestro páncreas produce menos insulina.[8] Y tal y como he explicado en la segunda parte, menos insulina nos ayuda a volver más rápidamente al «modo quemagrasas», lo cual nos aporta muchos beneficios (que incluyen la pérdida de peso).

Bernadette, que no sufre diabetes, empezó a utilizar este truco no porque quisiera perder peso (sus amigas la habían avisado de que era imposible sacarse de encima los kilos que se ganaban después de la menopausia), sino simplemente porque quería sentirse mejor. Hacía unos años había tirado la toalla con sus intentos de perder peso. Estaba hasta las narices de contar calorías. Había probado a hacer ayunos intermitentes, pero no le había funcionado.

Ahora, con cincuenta y siete años, lo que más molestaba a Bernadette eran sus bajos niveles de energía. Cada tarde, como un reloj suizo, se sentía tan cansada mientras hacía sus actividades cotidianas que miraba el suelo en el trabajo, el banco o la cafetería, y pensaba «si me pudiera tumbar aquí, me echaría una magnífica siesta». Para sobrevivir a la tarde, se comía barritas de chocolate. Pero a la hora de acostarse por la noche tenía insomnio, y se despertaba a eso de las cuatro de la madrugada.

La primera vez que Bernadette oyó hablar de los picos de glucosa fue en la cuenta de Glucose Goddess en Instagram. No sabía si lo que estaba viviendo eran picos, pero decidió probar este truco para ver si eso la ayudaba.

Al día siguiente, en su cocina, a la hora de almorzar, preparó en la encimera los ingredientes de su típico bocadillo y recordó el truco de «verduras primero, después proteínas y grasas, y por último los hidratos de carbono». Entonces pensó: «Eh, en vez de amontonarlo todo y comerme el bocadillo todo junto, podría comerme la lechuga y los pepinillos primero, luego el atún y después el pan». Colocó todos los elementos en el plato y se comió su «bocadillo deconstruido».

Bernadette es una mujer de costumbres y su cena más recurrente era un filete con verduras y pasta. Así que ese día se comió las verduras y la carne primero, y al final la pasta. En ningún momento cambió la cantidad de alimentos que estaba consumiendo, solo el orden en el que se los comía.

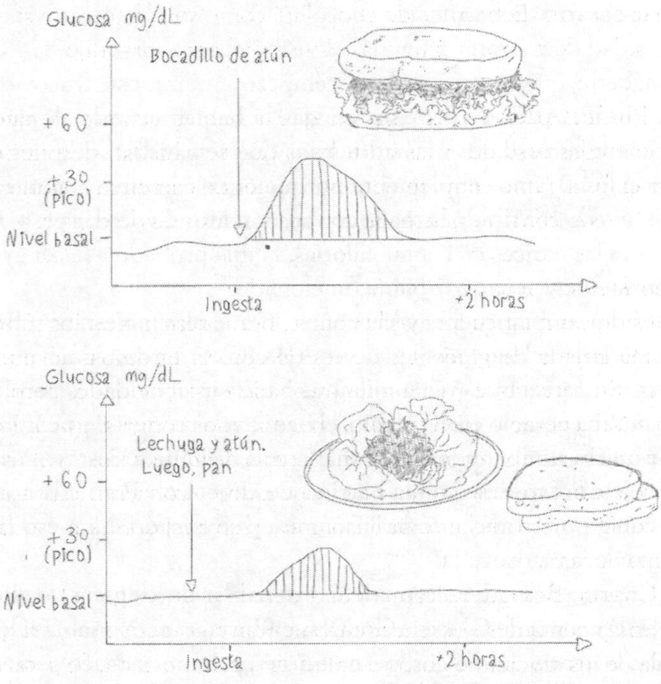

Deconstruye el bocadillo y cómete el pan (almidón) al final, para disminuir el pico de glucosa que crea y olvídate del letargo de las 15.00 horas, que te llega cuando tus niveles de glucosa caen en picado.

Al día siguiente, se quedó gratamente asombrada al ver que se despertaba descansada por primera vez en meses. Cuando cogió el móvil para ver qué hora era, vio que eran las siete de la mañana, horas más tarde de lo que solía despertarse normalmente. Sé que parece una locura y, de hecho, Bernadette también pensó que era una locura. Pero estaba encantada de la vida. Así que siguió deconstruyendo sus bocadillos y comiéndose la pasta al final de la cena.

Después de tres días, sus ansias de echarse una siesta a media tarde habían desaparecido. Se sentía enérgica. Se sentía mejor de lo que se había sentido en años. Cuando volvió al supermercado, en vez de llenar el carro de barritas de chocolate como solía hacer, no sintió la necesidad de comprar ninguna. «Fue muy liberador», dijo.

PRUÉBALO. La próxima vez que te sientes a comer, tómate primero las verduras y las proteínas, y deja los hidratos de carbono para el final. Nota cómo te sientes después de comer en comparación con cómo te sientes normalmente después de comer.

¿Qué le estaba pasando?

Antes de cambiar su forma de comer, Bernadette sufría los síntomas de una bajada de glucosa después de comer. Deseaba echarse una siesta. Su cerebro le enviaba un aviso bien intencionado, pero erróneo: «No tenemos mucha energía, necesitamos comer algo». Ella buscaba una barrita de chocolate y se la comía de inmediato. La barrita de chocolate provocaba que sus niveles de glucosa volvieran a subir como un cohete, pero después volvían a caer en picado. Una verdadera montaña rusa.

Cuando Bernadette cambió el orden en el que ingería los alimentos, los picos que se desencadenaban eran más pequeños, así que la caída de los niveles de glucosa era menos pronunciada. Se sentía menos hambrienta y menos cansada por las tardes. La montaña rusa se había detenido suavemente.

Hay una explicación científica detrás de su mejora que tiene que ver con la sensación de hambre: el equipo de investigación de Cornell demostró que si comemos los alimentos en el orden equivocado (almidones y azúcares primero), la grelina, nuestra hormona del hambre, regresa al nivel de antes de comer después de tan solo dos horas. Si comemos los alimentos en el orden adecuado (almidones y azúcares al final), la grelina queda reprimida mucho más tiempo (no midieron los niveles más allá de las tres horas, pero observando las tendencias, creo que es justo decir que se mantiene baja entre cinco y seis horas).[9]

Los estudios también demuestran que en el caso de las mujeres posmenopáusicas, una dieta con menos picos de glucosa se asocia con una menor incidencia del insomnio.[10] Además, cuando dormimos mejor, tomamos mejores decisiones, y es más fácil encontrar la motivación para cuidarnos. Bernadette se sintió así, e incluso empezó a salir a pasear por la tarde.

Nueve días después de haber empezado lo que le parecía el cambio de estilo de vida más fácil que había emprendido, a Bernadette le empezaron a ir más holgados los vaqueros. Así que se subió a la báscula. Sorprendida, vio que había perdido más de dos kilos. En poco

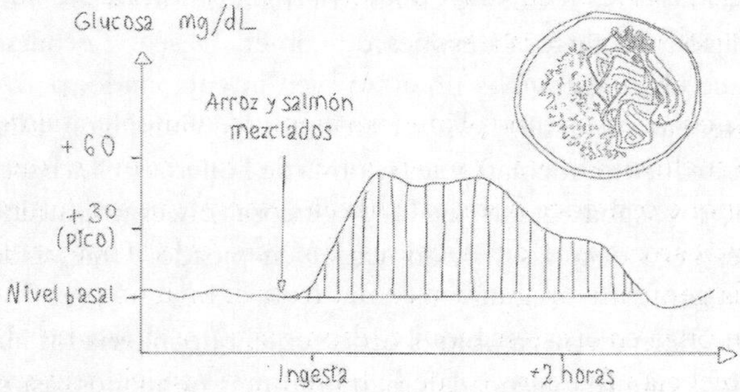

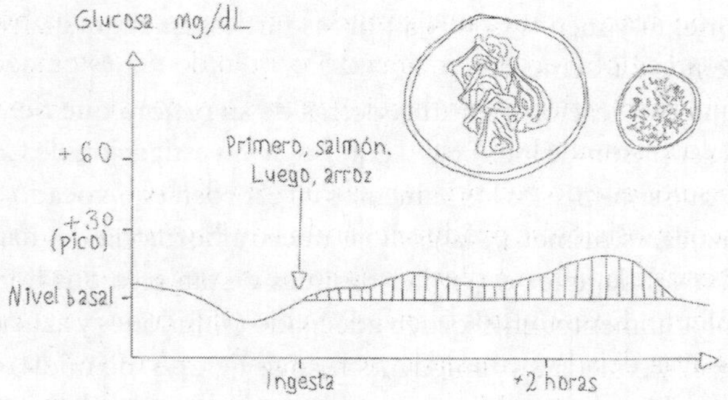

Incluso si no hay verduras en el plato, «deconstruir» nuestras comidas y tomar los hidratos de carbono al final ayuda al cuerpo. Aplanamos significativamente la curva de glucosa y reducimos la probabilidad de ganar peso, sufrir antojos, letargo y los dañinos efectos secundarios a largo plazo de los niveles de glucosa elevados.

más de una semana, había perdido casi un tercio del peso que había ganado desde la menopausia sin siquiera intentarlo.

Recuerda que en la cabina de piloto de nuestro cuerpo, colocar la palanca de la glucosa en la posición correcta es lo más poderoso que podemos hacer. Las consecuencias nos pueden sorprender a menudo, como pasa con la pérdida de peso. Y como ves, empieza con algo tan sencillo como comer en el orden adecuado.

Pensaba que la fruta se tenía que comer sola porque, si no, se descomponía en el estómago

Esta es una cuestión que me plantean a menudo cuando comento que este truco incluye la fruta. Yo categorizo la fruta como «azúcares» porque aunque contenga fibra, está hecha principalmente de glucosa, fructosa y sacarosa, es decir, azúcares. Por eso debería comerse al final. Pero la gente me pregunta si comer fruta al final no provoca que se descomponga en el estómago. La respuesta corta es que no.

Esta creencia falsa parece que se remonta al Renacimiento, cuando se inventó la imprenta. Algunos médicos, por aquel entonces, recomendaban no acabar nunca una comida con una fruta cruda porque «iba a quedarse flotando por encima del contenido del estómago y al final se acabaría pudriendo, enviando vapores tóxicos al cerebro y alterando todo el sistema corporal».[11]

Pues resulta que no hay pruebas que lo demuestren.

La descomposición se produce cuando hay bacterias en la comida y esas bacterias empiezan a digerir esa comida para alimentar su propio crecimiento. Los puntitos blancos y verdes que puedes ver en una fresa que hayas dejado demasiado tiempo en la nevera son bacterias creciendo. Para empezar, la descomposición tarda días o semanas en producirse. No puede pasar en unas pocas horas, que es lo que tarda la fruta en digerirse. En segundo lugar, nuestro estómago es un entorno ácido (pH 1-2), y cualquier entorno con un pH inferior a 4 evita el sobrecrecimiento bacteriano (y por tanto, la putrefacción).[12] En el es-

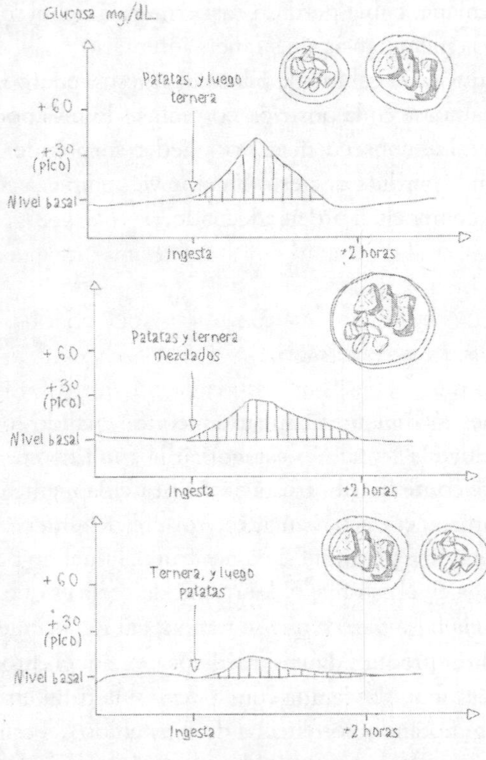

Comer la patata en primer lugar supuso el mayor pico. Mezclarla con la carne fue mejor, pero empezar por la carne y reservar los hidratos de carbono para el final fue la mejor opción para mis niveles de glucosa.

tómago no puede pudrirse nada y, de hecho, el estómago y el esófago son los sitios de todo el tracto digestivo donde hay menos bacterias.[13]

Esos médicos del Renacimiento no estaban en lo cierto. Sin embargo, a lo largo de la historia hay muchos ejemplos de culturas que sí han adoptado la teoría de comer los alimentos en el orden adecuado: en la antigua Roma, como norma general, las comidas solían empezar con huevos y acababan con fruta.[14] En la Edad Media, en Europa, los banquetes solían acabar con fruta para «cerrar la digestión». Actualmente, en la mayoría de países, las comidas acaban con un toque dulce: los postres.

Para ser justos, tal vez los médicos del siglo XIV no iban totalmente descaminados cuando recomendaban que se comiera la fruta sola. Muchas personas me han dicho que tienen que hacerlo así porque si no experimentan malestar, como hinchazón o gases. La cuestión es escuchar lo que nos dice el cuerpo. Lo correcto es tomar los almidones y los azúcares al final, a no ser que sintamos que, personalmente, no nos sienta bien.

¿A qué velocidad debo comer los alimentos, uno después del otro?
En contextos médicos, se han estudiado muchos ritmos diferentes (cero minutos, diez minutos, veinte minutos); parece que todos funcionan. Siempre y cuando tomes los almidones y los azúcares al final, incluso si lo haces sin parar, aplanarás tus curvas de glucosa. Cuando yo como, simplemente como un grupo de alimentos detrás del otro (y Bernadette hace lo mismo).

¿Y si la comida no contiene almidones o azúcares?
Evidentemente, una comida sin almidones o azúcares provocará un pico de glucosa muy moderado (una parte de la proteína también se convierte en glucosa, pero en un grado muy inferior que los carbohidratos). Aun así, sigue siendo beneficioso empezar por las verduras y seguir con las proteínas y las grasas.

¿Tengo que hacerlo siempre?
Tú eres quien decide utilizar los trucos de este libro de una forma que tenga sentido para ti. En mi vida diaria, como los alimentos en el orden correcto cuando es fácil. Si estoy tomando algo como una paella o un arroz al curri, donde las verduras, las proteínas, las grasas y los hidratos de carbono están mezclados y es difícil separar los ingredientes, no me estreso. A veces, me como algunas de las verduras primero y luego me tomo el resto del plato mezclado.

Lo más importante que tienes que recordar es que lo mejor es comer los almidones y los azúcares cuanto más tarde, mejor. Y celebra los pequeños cambios: si te comes las verduras primero y luego mezclas los almidones con las proteínas y las grasas, ya es una mejora y es mejor que dejar las verduras para el final.

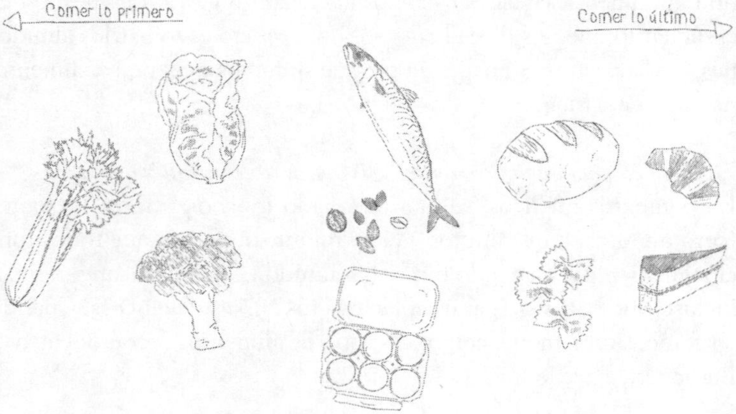

Recapitulemos

Siempre que sea factible y que no convierta tu comida en un complicado calvario que implique separar minuciosamente los elementos del plato especial del chef, es mejor comer todo lo que se convierta en glucosa al final. Empieza con las verduras, luego las grasas y las proteínas, y después los almidones y los azúcares. Cuando tienes hambre, es tentador ir directo a los hidratos de carbono, pero si utilizas este truco, más adelante dominarás los antojos.

Basándome en la ciencia, a mí me encanta cualquier comida que empiece con una ensalada. Desgraciadamente, muchas experiencias en restaurantes no nos predisponen para triunfar: sirven pan para que te lo comas mientras esperas a que llegue la comida. Empezar con el almidón es justo lo contrario de lo que deberías hacer. Te provocará un pico de glucosa que no podrás domar y luego tendrás una bajada de glucosa que intensificará tus antojos.

Ahora que lo pienso, si tuviera que tramar un plan para que la gente comiera más en mi restaurante, darles pan al principio es justo lo que haría yo.

TRUCO 2

Añade un entrante verde a todas tus comidas

Sé lo que estarás pensando al leer este título: «Este es el mismo truco que el anterior, cómete las verduras al principio». ¡No! Este truco está a otro nivel. Te estoy diciendo que añadas un plato al principio de tus comidas. Comerás más que habitualmente y de paso aplanarás las curvas de glucosa (y en el próximo truco veremos por qué es bueno añadir estas calorías). El objetivo es volver a como solía ser la comida antes de estar procesada: allí donde había almidones y azúcares, también había fibra. Añadiendo una deliciosa ensalada verde, recuperamos la fibra.

Te presento a Jass

Hace unos años le compré a mi madre el regalo que siempre había querido: una tarjeta que decía: «¡No me lo puedo creer, mi madre tenía razón en todo!».

A decir verdad, no tenía razón con lo de empezar el día con Special K y zumo de naranja para desayunar. Pero tenía razón acerca de otras cosas, como la importancia de que organizara el correo electrónico, de que no me comprara ropa que se tuviera que llevar a la tintorería porque nunca encontraría el momento de dejarla allí, y de que limpiara el interior de la nevera una vez al mes. Pero cuando me independicé y fui a la universidad, no seguí ninguno de sus consejos. Y, por supuesto, no limpié el interior de ningún electrodoméstico.

A medida que nos hacemos mayores nos damos cuenta de la sabiduría de los consejos de nuestros padres. Estudiando la ciencia que se esconde detrás de los picos de glucosa, he visto muchos estudios que demuestran que algunas recomendaciones para aplanar las curvas de glucosa son las que nos intentaban inculcar las generaciones anteriores.

Y esto es también lo que descubrió Jass.

Jass (el diminutivo de Jassmin) se crio en una zona rural de Suecia con una madre libanesa y un padre sueco. Sus progenitores eran gente ocupada: ambos tenían un trabajo a jornada completa y cinco hijos. No importaba lo ocupados que estuvieran, la familia siempre se juntaba para cenar cada noche. Y el primer plato de cada cena siempre era una gran ensalada.

Cuando Jass se independizó y consiguió su primer trabajo como profesora en Gotemburgo, igual que me pasó a mí, ella no pensó en seguir el ejemplo de su familia. El ritmo de sus días estaba marcado por las idas y venidas entre su piso y la escuela donde trabajaba. Estaba abrumada con el trabajo y, entre fechas de entrega, intentaba mantener su vida social. En resumen, no tenía tiempo de pensar en la comida. Su táctica más frecuente era pasar por el supermercado de camino a casa y comprar pasta para cenar. Al día siguiente se llevaba las sobras para el almuerzo.

Antes de que pudiera darse cuenta de ello, sus hábitos alimentarios habían cambiado radicalmente. Antes solo disfrutaba el chocolate de postre, pero ahora había desarrollado una pasión por los dulces. Se le hacía interminable la espera hasta la pausa, momento en el que podía ir a la cafetería a comprarse una porción de tarta. Necesitaba una fuente regular de dulce para sobrevivir al día. El nuevo trabajo le estaba pasando factura, trabajaba mucho y estaba muy cansada, y comer algo dulce cada pocas horas la mantenía motivada.

Con el paso de los meses, su afición por los dulces se acentuó aún más. O bien estaba comiendo azúcar, o bien pensando en comer azúcar. Sus antojos estaban descontrolados. Y de hecho, eran los antojos los que la controlaban a ella. Su fuerza de voluntad estaba fuera de combate. Empezó a ganar peso. Le apareció acné en la frente. La regla se le volvió irregular. Se sentía mal por los antojos y por todos los cambios que se producían en su cerebro y en su cuerpo.

Una tarde, antes de la hora de su merienda habitual, pidió a sus alumnos que abrieran los libros de biología por la unidad 10, «Metabolismo». Se puso a hablar de cómo nuestro cuerpo recibe energía de los alimentos y en especial qué pasa cuando comemos hidratos de carbono. Jass estaba impartiendo una clase sobre la glucosa. Revisando el material de la clase no podía evitar pensar que a lo mejor allí había algo que la podía ayudar. Esa misma semana, por una de esas casualidades de la vida, una compañera de trabajo le enseñó la cuenta de Instagram de Glucose Goddess. Y todo empezó a tener sentido. Se preguntó: «¿Será la glucosa el problema? ¿Estoy teniendo picos de glucosa sin saberlo? ¿Por eso no puedo dejar de comer chocolate y me siento cansada constantemente?».

No tardó en darse cuenta de un par de cosas: (1) cuando tenía hambre recurría primero a los hidratos de carbono y (2) sus comidas no estaban equilibradas: el almuerzo y la cena consistían principalmente en almidones. Estaba recibiendo mensajes de su cuerpo que le decían que algo no iba bien. Sí, efectivamente estaba viviendo una montaña rusa de glucosa. Para poder aplanar las curvas, es esencial comer fibra, proteínas y grasas antes que los alimentos almidonados. Con esta información tan poderosa, Jass decidió reinstaurar una tradición de cuando vivía con sus padres: cada noche, de primero, una gran ensalada. Había crecido comiendo *fattoush*, una ensalada tradicional libanesa. Así que ahora decidió preparársela para ella: combinó los pimientos rojos, los pepinos, los tomates y los rábanos con lechuga, un puñado de perejil y cebolleta, todo aliñado con aceite de oliva, sal y mucho zumo de limón.

La cantidad de fibra que comemos en la actualidad es muy inferior de la que deberíamos tomar. Solo un 5 % de los norteamericanos alcanza la cantidad diaria recomendada: veinticinco gramos al día.[1] El Gobierno de Estados Unidos la califica de «nutriente de interés para la salud pública».[2] La desaparición de la fibra se debe principalmente al procesamiento de los alimentos, tal y como he explicado en la primera parte.

La fibra se halla en el revestimiento estructural de las plantas (se encuentra en abundancia en las hojas y la corteza). Así que a menos que seas una termita que devora la madera (en cuyo caso, ¡me quito el sombrero porque sabes leer!), ingieres la mayor parte de la fibra de las legumbres, los vegetales y la fruta.

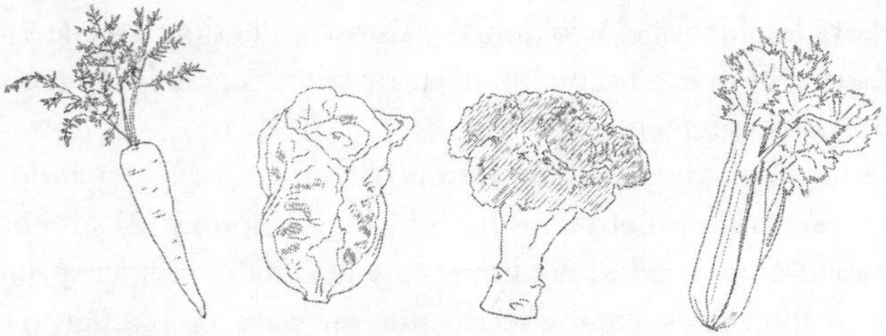

Legumbres, ensaladas y vegetales son grandes fuentes de fibra. Tenemos que comer más de estos alimentos, ya que ayudan a aplanar las curvas de glucosa.

Esta sustancia que crean las plantas es extremadamente importante para nosotros: alimenta las buenas bacterias que tenemos en los intestinos, refuerza nuestro microbioma, reduce los niveles de colesterol y se asegura de que todo vaya como la seda.[3] Uno de los motivos por los que una dieta con un alto contenido de frutas y verduras es saludable es por la fibra que contiene.

Como he mencionado en el capítulo anterior, la fibra también es buena para nuestros niveles de glucosa por varios motivos, especialmente porque crea una malla viscosa en nuestro intestino. La malla lentifica y reduce la absorción de las moléculas de glucosa en la sangre a través de las paredes intestinales.[4] ¿Y qué repercusión tiene esto en nuestras curvas de glucosa? En primer lugar, absorbemos menos calorías (en el siguiente capítulo hablaremos de ellas). En segundo lugar, teniendo fibra en el sistema, se reduce cualquier absorción de moléculas de glucosa o fructosa. Esto se ha demostrado muchas veces en entornos científicos. Por ejemplo, en un estudio de 2015, un grupo de científicos neozelandeses alimentó a los participantes con dos tipos de pan: pan normal y pan enriquecido con diez gramos de fibra por cada ración. Descubrieron que la fibra extra reducía más de un 35 % el pico glucémico del pan.[5] Hablando de pan, esto es lo que tienes que saber si quieres seguir disfrutándolo a la vez que aplanas tus curvas: evita las barras que dicen «pan integral», porque a menudo no contienen mucha más fibra que su equivalente «blanco». Cómprate pan que sea oscuro y denso, hecho de centeno con masa madre. Es un pan típico alemán y a veces se conoce como pan negro. Es el que contiene más fibra.

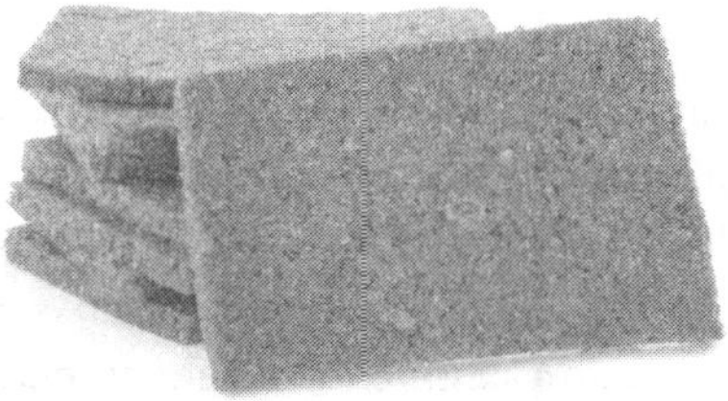

¿Quieres pan que te aporte fibra? Apuesta por los panes alemanes.

Sin embargo, incluso este pan negro no es la mejor manera de aportar fibra a nuestra dieta, ya que contiene almidones y siempre nos provocará un pico de glucosa. ¿Sabes cuál es la mejor manera de obtener fibra? Consumir vegetales verdes. Contienen principalmente fibra y muy poco almidón.

Sabemos que consumir más fibra es beneficioso y que tomarla antes que el resto de alimentos es aún más beneficioso (véase el truco anterior). Por eso, añadir un entrante verde a todas nuestras comidas tiene un poderoso efecto sobre nuestras curvas de glucosa.

¿Qué proporciones debería tener este entrante verde? Tan grande como quieras. Para mí, el punto óptimo es que tenga las mismas proporciones que los hidratos de carbono que comeré después. Mi versión favorita: sesenta gramos de espinacas, cinco corazones de alcachofa en conserva, vinagre y aceite de oliva. La versión pequeña a la que también recurro se compone de una zanahoria grande y cruda, en rodajas, con hummus (técnicamente, no es verde, pero es de origen vegetal, que es lo que estamos buscando). Encontrarás más ideas al final de este capítulo.

En todo el mundo, las tradiciones reflejan la ciencia: en Irán y los países de Asia central, las comidas empiezan con hierbas frescas a mansalva. Alrededor del Mediterráneo, empiezan con verduras: berenjenas y alcachofas marinadas como aperitivo en Italia, rábanos en rodajas, judías verdes y otras *crudités* en Francia o la combinación de perejil cortado bien fino con tomates maduros y pepinos que componen el tabulé desde Turquía al Líbano e Israel. Añadir un entrante verde aplana nuestra curva glucémica. Con una curva más plana nos mantenemos saciados más tiempo y evitamos la bajada de glucosa que nos provoca antojos unas horas más tarde.[6]

Volvamos a Jass.

Jass añadió *fattoush* como entrante a sus cenas cada noche. Seguía comiendo su bol de pasta después, pero ahora le pasaba algo distinto en el cuerpo: estaba pasando de un chute contundente de glucosa a un chute más delicado. El pico era menos pronunciado y la bajada que venía a continuación era más pequeña.

Pronto Jass empezó a sentirse mejor. Lo primero, y lo que notó antes, es que era capaz de estar más horas sin comer. Después del almuerzo se sentía llena hasta las 17.00 horas, en vez de sentirse hambrienta a las 15.00. Estaba más despierta. Tenía más paciencia con sus alumnos. Se dio cuenta de que iba por los pasillos dando brincos y

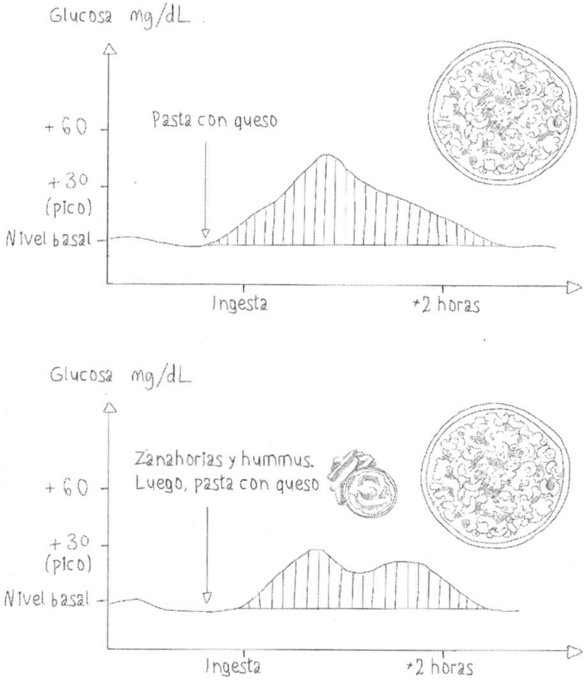

Añade cualquier tipo de vegetal como entrante. Esto incluye vegetales que no sean verdes, como la zanahoria. Puedes añadir legumbres, como los garbanzos del hummus o las lentejas, que también están repletos de fibra.

sonriendo a sus compañeros. La curva más constante había estabilizado tanto su hambre como su estado de ánimo.

Unos diez días más tarde, Jass había perdido la ansiedad de comer cosas dulces. Se sorprendió al ver que en su pausa podía pasar por delante de la pastelería y pensar «oh, qué pinta tiene este pastel», sin sentir la necesidad de comérselo. Tenía el hábito de comer dulces, pero no tenía el torturador impulso de hacerlo. Ya no le hacía falta gastar energía reprimiendo sus antojos, porque ya no tenía antojos. Recuperó la fuerza de voluntad que ahora le parecía más bien un superpoder.

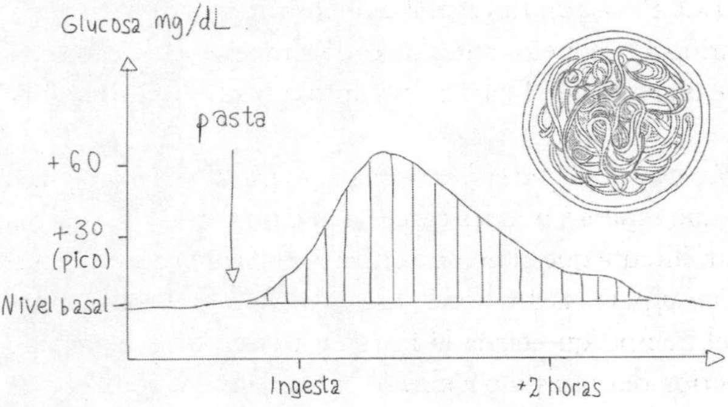

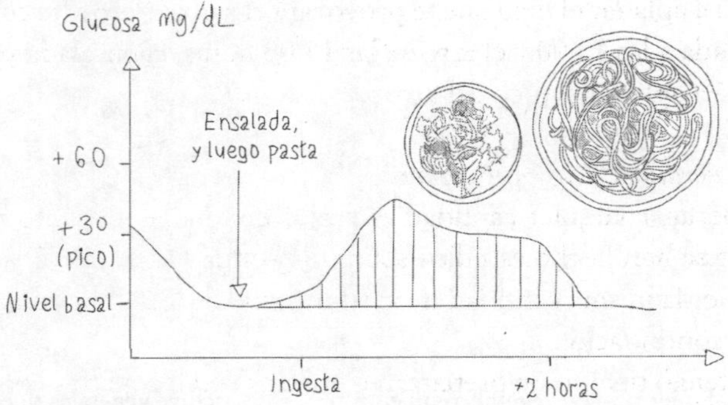

Jass no se había dado cuenta de que cuando comía pasta sola entraba en una montaña rusa de glucosa. Añadiendo ensalada al principio de cada comida, se aplanaba su curva de glucosa. Sus antojos indomables se atenuaron y recuperó la fuerza de voluntad.

Cuando aplanamos nuestras curvas de glucosa, los efectos secundarios suelen ser agradables e inesperados. Igual que en el caso de Bernadette, Jass perdió peso sin intentarlo. Hasta este momento ha perdido casi diez kilos, y ha pasado de pesar ochenta y tres kilogramos a setenta y tres. «Lo único que me importaba era mantener mi cuerpo en una feliz zona de estabilidad glucémica. El resto cayó por su propio peso.» Me dijo que la regla le ha vuelto a la normalidad, le ha desaparecido el acné, duerme mejor y también se siente mejor.

PRUÉBALO. Piensa en tu vegetal o tu ensalada favoritos. Prepáralos con cariño y cómetelos antes de cada almuerzo y de cada cena durante una semana. Fíjate en tus antojos y observa si cambian.

¿Cuánto tiempo tengo que esperar entre el entrante y el plato principal?
No tienes que esperar; puedes comer una cosa detrás de otra. Si decides esperar, intenta que el tiempo entre el entrante verde y el resto de la comida no supere las dos horas. Esto se debe a que dos horas es más o menos el tiempo que tarda la fibra en pasar por el estómago y la parte superior del intestino delgado. Por ejemplo, si te comes una ensalada a las 12.00 horas y arroz a la 13.00, la fibra de la ensalada aún te ayudará a aplanar el pico que te provocará el arroz. Pero si te comes una ensalada a las 12.00 y el arroz a las 15.00 horas, la ensalada ya no te ayudará a aplanar el pico del arroz.

¿Cuántas verduras tengo que comer?
Para empezar, cualquier cantidad es mejor que nada, y cuanto más, mejor. No se han hecho estudios sobre la cantidad ideal. Pero yo intento comer la misma cantidad de verduras que de los almidones que comeré a continuación.

Si no tengo tiempo de prepararme una ensalada, cojo dos corazones de palmito en conserva o un par de ramilletes de coliflor asada que guardo en la nevera. Aunque esto no sea una proporción de 1/1, es suficiente para percibir un pequeño beneficio, y es mejor que no comer ningún vegetal antes de comer.

¿Qué cuenta como entrante verde?
Cualquier vegetal, desde espárragos asados o ensalada de repollo hasta calabacín a la plancha o zanahorias ralladas. Estamos hablando de alcachofas, rúcula, brócoli, coles de Bruselas, berenjena, lechuga, guisantes y tomates, y también de legumbres, judías y alimentos viscosos como el natto (un alimento japonés hecho a base de semillas de soja fermentadas). En todo caso, cuanto más, mejor.

Por cierto, te los puedes comer crudos o cocinados. Pero evita las preparaciones exprimidas o trituradas porque o bien la fibra ya no está (en el caso de los zumos licuados) o se ha destruido hasta el olvido (en el caso de los triturados). La sopa es otra historia. ¿Te acuerdas de lo que le respondí a mi madre cuando me llamó desde el supermercado para preguntarme si un alimento era «bueno» o «malo»? La respuesta es relativa, y la sopa es un ejemplo perfecto para este caso. La sopa es un plato fantástico, contiene muchísimos nutrientes y vitaminas, es sustanciosa y es uno de los entrantes más saludables que te puedes pedir en un restaurante. Pero no es más saludable que comerse un vegetal entero. Además, ve con cuidado con las sopas precocinadas: a menudo están hechas principalmente de patata, que se descompone en almidón, y también pueden contener azúcares añadidos.

¿Qué es lo más fácil para empezar?
Cómprate una bolsa de espinacas en el súper, echa unos sesenta gramos en un bol con dos cucharadas soperas de aceite de oliva, una cucharada sopera de vinagre (de cualquier tipo que te guste), sal y pimienta, y decóralo con un puñado de migas de queso feta y frutos secos tostados (está bien, y no pasa nada por mezclar un poco de proteínas y grasas con tu entrante verde). También puedes añadir pesto, queso parmesano rallado y algunas semillas tostadas, como más te guste. Debería ser algo rápido y que te apetezca. No se trata de cocinar, sino de juntar ingredientes.

Cuidado con los aderezos preparados, porque suelen contener montones de azúcar y grandes cantidades de aceite vegetal. Es mejor que te hagas tú un aliño simple desde cero con las proporciones de aceite y vinagre que te describo a continuación. Yo preparo aliño cada domingo y lo guardo en la nevera para utilizarlo a lo largo de la semana.

Aquí tienes otras ideas aún más rápidas:

- Un par de piezas de verduras asadas que te hayan sobrado (consejo práctico: yo suelo asar una bandeja de brócoli o de coliflor y la guardo en la nevera).

- Unos bocados de verduras escabechadas.
- Un pepino en rodajas con guacamole.
- Un tomate partido en rodajas con uno o dos trocitos de *mozzarella*.
- Minizanahorias con hummus.
- Cuatro alcachofas marinadas en conserva o cualquier otro vegetal en conserva.
- Dos corazones de palmito en conserva.
- Dos espárragos blancos en conserva.

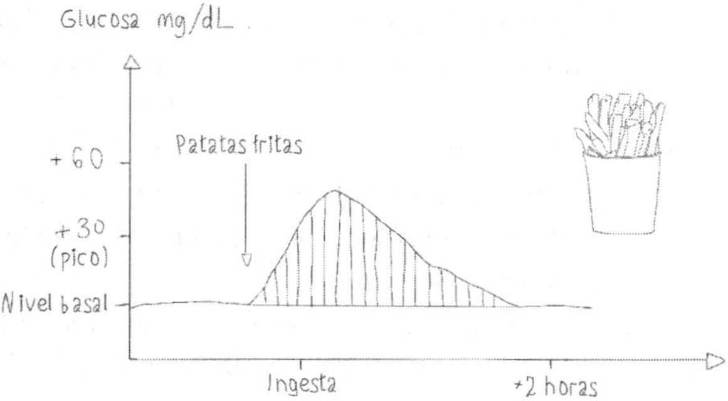

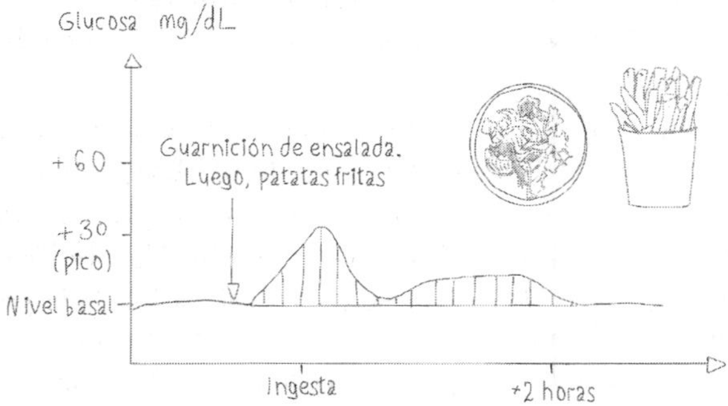

Cuando estés en un restaurante y nadie pida entrantes, la guarnición de ensalada con aceite de oliva y vinagre será tu mejor aliada. Pídela y cómetela primero. La fibra y la grasa harán que la llegada de los almidones sea mucho más suave para tu cuerpo.

¿Y las calorías?
Buena pregunta. Lo explicaré con detalle con el próximo truco. No te lo pierdas.

¿Y los suplementos?
Siempre es mejor comer alimentos enteros en lugar de suplementos, pero si en algunas ocasiones te resulta más fácil, tomar un suplemento de fibra al principio de una comida te puede ayudar.[7]

¿Qué hago si estoy en un restaurante?
Si los otros comensales se piden entrantes, yo me pido una ensalada. Si no pedimos entrantes, me pido un plato principal que tenga verduras de guarnición (como una simple ensalada verde con aceite de oliva y vinagre, judías verdes al vapor, espinacas salteadas o incluso frijoles negros, judías o garbanzos cocidos a fuego lento), y me las como antes que el resto del plato. Me espero hasta haberme acabado las verduras para tomar el plato principal o para tocar el pan.

Añadir grasa (del aliño de la ensalada) a los hidratos de carbono, ¿no me hará ganar peso?
No lo hará, es un mito que se ha desmentido. Hablaremos más de esto en el truco 10, «Arropa los hidratos de carbono».

Te presento a Gustavo y a su compinche, el brócoli

En todo el mundo hay personas que se ponen creativas al utilizar estos trucos en su día a día. Según su país de origen y lo que tengan a su disposición, sus interpretaciones siempre me impresionan. Me gustaría mencionar el ejemplo de cómo este truco ayudó a Gustavo, porque me parece especialmente útil.

Gustavo es un comercial que vive en México. Con cincuenta años ya ha perdido a dos personas cercanas a causa de la misma enfermedad: su padre murió de diabetes tipo 2 y luego su compañero de trabajo (unos años más joven) también murió por complicaciones provocadas por la diabetes. Esto fue un toque de atención para él. Gustavo no quería que su vida acabara a causa de su mala salud; quería ser un miembro activo en su comunidad durante muchos años.

A Gustavo (aún) no le habían diagnosticado diabetes, pero sabía que tenía un grave sobrepeso y cuando se enteró de que se pueden experimentar picos durante años antes de desarrollar una enfermedad, se quedó convencido de que iba por el mismo camino que su padre. Dicho esto, también descubrió que la diabetes no solo se lleva en los genes: que tus padres sufrieran diabetes no significa que vayas a tener diabetes automáticamente. Nuestro ADN puede aumentar la posibilidad de sufrir la enfermedad,[8] pero nuestro estilo de vida sigue siendo el principal motivo por el que la padeceremos o no.[9]

Después de descubrir la cuenta de Instagram de Glucose Goddess y aprender cosas sobre la glucosa y la diabetes, Gustavo estaba preparado para cambiar, pero la principal barrera que tenía era su vida social: cuando salía a cenar, seguía el patrón del resto de comensales y comía muchos almidones y azúcares. Quería cambiar sus hábitos, pero le parecía difícil lidiar con el hecho de que sus amigos lo juzgaran: «¿Por qué te pides una ensalada? —le preguntaban—. ¿Estás a dieta?».

Así que concibió una estratagema: antes de ir a cenar, en casa, se preparaba un gran plato de brócoli asado y se lo comía con sal y salsa picante.

Con el brócoli en el estómago ya estaba preparado para salir a cenar. Cuando llegaba al restaurante no se estaba muriendo de hambre, así que podía abstenerse de comer el pan que había en la mesa. Y de todas formas, el efecto de los almidones y azúcares que se comiera quedarían contenidos por el brócoli. Esto implicaba un menor pico de glucosa y menos secreción de insulina, lo que a su vez significaba que sufría una menor inflamación, dañaba menos las células y se acercaba menos a la diabetes tipo 2.

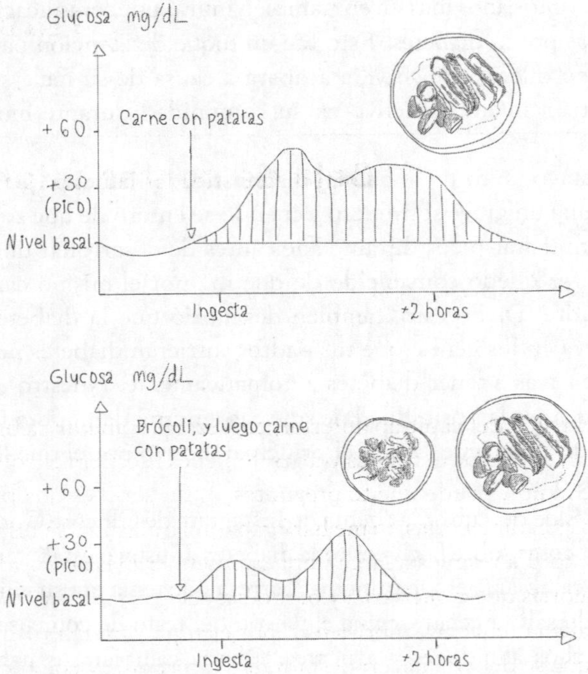

Si no estás seguro de poder comer un entrante verde en un restaurante, tómatelo antes de salir. Gustavo se come un gran ramillete de brócoli en casa antes de quedar con sus amigos en el asador.

Dieciocho meses después de empezar su aventura con la glucosa, Gustavo ha perdido cuarenta kilos. En otros capítulos descubrirás otros trucos que implementó. Cuando hablamos por teléfono, me contó alegremente que se siente más joven que nunca. Ahora puede correr ocho kilómetros sin sentir ningún dolor, algo que nunca había podido hacer, pero que siempre había sido su sueño. Aparte de sus mejoras físicas, Gustavo también me explicó que se sentía más seguro y mejor informado que nunca: me explicó que por fin ha entendido que las calorías no lo son todo.

TRUCO 3

Deja de contar calorías

Si sigues el truco del capítulo anterior, empezarás a añadir calorías a tu comida en forma de entrantes verdes. Si tienes la esperanza de perder algunos kilos, puede que te preguntes: «¿En serio es una buena idea? Pero ¿añadir calorías no me hará ganar más peso?». La respuesta corta es no. La respuesta larga implica entender más acerca de los tipos de calorías que comemos... y prenderle fuego a las cosas.

Para calcular cuántas calorías hay, por ejemplo, en una rosquilla, esto es lo que se debería hacer: deshidratar la rosquilla y colocarla en un cubículo sumergido en un recipiente lleno de agua. Luego, prenderle fuego (sí, de verdad) y medir a qué temperatura se calienta el agua que hay alrededor. Luego, hay que multiplicar el cambio de temperatura por la cantidad de agua en el recipiente, la capacidad energética del agua (que es una caloría por gramo por grado), y se obtiene el número de calorías que tiene la rosquilla.

Así que cuando decimos «esta rosquilla y este yogur griego tienen el mismo número de calorías», lo que realmente estamos diciendo es «esta rosquilla y este yogur griego calientan el agua a la misma temperatura cuando los quemamos».

A través de esta técnica de quemado (denominada calorímetro e inventada en 1780), los científicos calculan las calorías de todo. El carbón que tu abuelo echa al fuego contiene orgullosamente siete millones de calorías por cada kilo (porque se quema muy lentamente y

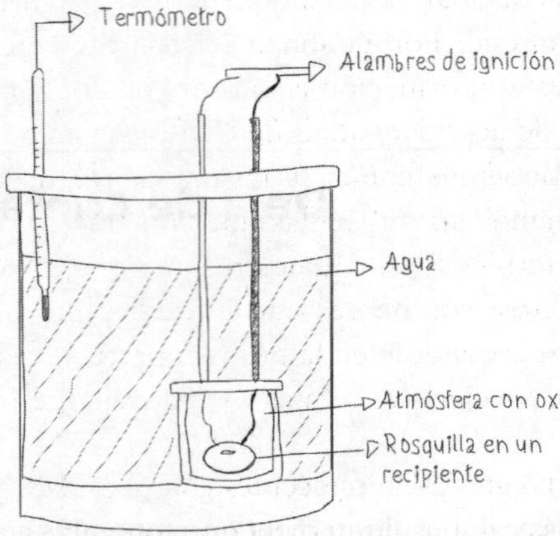

Para conocer las calorías de una rosquilla, medimos cuánto se calienta el agua de su alrededor cuando se quema.

libera mucho calor). Por su parte, un libro de quinientas páginas no es la mejor elección si quieres calentar el agua: contiene solo media caloría (porque un libro se vuelve cenizas muy rápidamente y en el proceso no se genera mucho calor).

En cualquier caso, las calorías miden el calor que se genera, nada más.

Juzgar un alimento por su contenido calórico es como juzgar un libro por el número de páginas. Sí que es verdad que el hecho de que un libro tenga quinientas páginas puede darte información acerca del tiempo que tardarás en leerlo (unas diecisiete horas), pero es algo lamentablemente reduccionista. Si entras en una librería y le dices al dependiente que te quieres comprar un libro de quinientas páginas, te mirará como si fueras un bicho raro y luego te pedirá que se lo aclares. Un libro de quinientas páginas no será igual que otro que ocupe lo mismo, y con las calorías pasa lo mismo, una caloría no es igual que otra.

Cien calorías de fructosa, cien calorías de glucosa, cien calorías de proteína y cien calorías de grasa pueden desprender la misma cantidad de calor al quemar, pero tendrán efectos totalmente diferentes en el cuerpo. ¿Por qué? Porque son moléculas diferentes.

He aquí esta información en acción: en 2015, un equipo de investigadores de la Universidad de California en San Francisco demostró que podemos comer la misma cantidad de calorías, pero que si cambiamos las moléculas que comemos, podemos curar el cuerpo de enfermedades.[1] Demostraron, por ejemplo, que las calorías de la fructosa son peores que las de la glucosa (esto se debe a que, como has aprendido en la primera parte, la fructosa nos inflama el cuerpo, envejece las células y se convierte más en grasa que la glucosa).

Este estudió analizó adolescentes con obesidad. Se les pedía que sustituyeran las calorías de su dieta que contenían fructosa por calorías de glucosa (sustituyeron los alimentos que contenían fructosa, como las rosquillas, por alimentos que contenían glucosa pero no fructosa, como los *bagels*). El número de calorías que ingerían no varió. ¿Qué pasó? Su estado de salud mejoró, presentando mejores índices de presión sanguínea y una ratio de triglicéridos-HDL (un indicador clave para las cardiopatías, tal y como hemos aprendido en la segunda parte) más óptima. Empezaron a revertir el avance de su hígado graso y de la diabetes tipo 2. Y este cambio tan significativo en su estado de salud ocurrió en tan solo nueve días.

Los resultados fueron concluyentes: cien calorías de fructosa son peores para nosotros que cien calorías de glucosa. Por eso siempre es mejor comer algo almidonado que algo dulce (más detalles en el truco 9, «Si tienes que picar, pica salado»). Si el estudio hubiera eliminado la fructosa y la hubiera sustituido por proteínas, grasas y fibra (si los participantes hubieran sustituido las rosquillas por yogur griego y brócoli asado, por ejemplo), te puedes imaginar que los efectos que se hubieran obtenido habrían sido aún más positivos.

Así que si alguna vez has oído decir que para estar más sano tienes que reducir la ingesta de calorías, ahora ya sabes que no es verdad. Puedes hacer mucho para curar tu cuerpo cambiando las moléculas que comes a la vez que mantienes las mismas calorías.

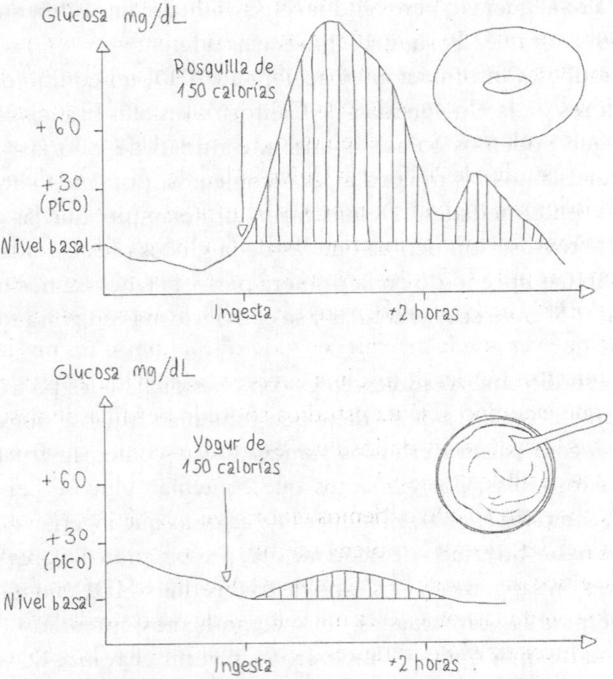

Las mismas calorías, efectos distintos. Las calorías de la rosquilla (que contienen fructosa) se convierten principalmente en grasa, provocan inflamación en el cuerpo y envejecen las células. Las calorías del yogur (sin fructosa) mucho menos.

¿Y lo de perder peso, depende solo de consumir menos calorías? Antes pensábamos que sí, pero este mito también se ha desmentido. Y en el estudio que acabo de mencionar tienes una pista: muchos de los adolescentes del estudio empezaron a perder peso aunque estaban comiendo la misma cantidad de calorías que antes. ¿Imposible? No, pero lo que está claro es que va en contra de todo lo que nos han dicho durante muchos años.

De hecho, los estudios más recientes demuestran que las personas que se centran en aplanar sus curvas de glucosa pueden comer más calorías y perder más grasa con mayor facilidad que quienes comen menos calorías, pero no aplanan sus curvas de glucosa.[2] Deja que te lo repita: las personas que siguen una dieta para aplanar las curvas de glucosa pueden perder más peso comiendo más calorías que quienes comen menos calorías, pero tienen picos en los niveles de glucosa. Por ejemplo, un estudio de 2017 de la Universidad de Míchigan demostró que cuando los sujetos con sobrepeso se centraron en aplanar sus curvas de glucosa (incluso si ingerían más calorías que el otro grupo), perdieron más peso (7,7 kilos versus 1,8) que los sujetos que comían menos calorías y no controlaban sus niveles de azúcar en sangre.[3]

Tiene que ver con la insulina: cuando disminuimos los niveles de glucosa, nuestros niveles de insulina también bajan. Una investigación de 2021 que examinó sesenta estudios sobre la pérdida de peso demostró que la reducción de insulina es fundamental y que siempre precede a la pérdida de peso.[4]

De hecho, parece que podemos ignorar las calorías por completo y aun así perder peso si simplemente nos centramos en aplanar las curvas de glucosa.[5] Recuerda que esto se tiene que hacer con un poco de sentido común (si comes diez mil calorías de mantequilla al día, tus niveles de glucosa serán constantes, pero ganarás peso). Los comentarios que he recibido al respecto entre los miembros de la comunidad Glucose Goddess han sido bastante universales: si vigilan no tener picos en los niveles de glucosa, pueden comer hasta sentirse saciados sin contar calorías y aun así perder peso.

Esto es exactamente lo que hizo Marie, y le cambió la vida.

Te presento a Marie, que no puede dejar de picotear

Marie tiene veintiocho años, vive en Pittsburgh y trabaja en el departamento de operaciones en una empresa tecnológica. Durante casi una década, cada vez que salía de casa se llevaba una bolsa llena de tentempiés debajo del brazo. Era innegociable: si no comía cada noventa minutos, se sentía temblorosa y en Babia, y tenía que sentarse. Su agenda estaba organizada en torno a ese requisito. Si un evento duraba más de una hora y media y sabía que no podría comer durante el evento, no iba (hizo una excepción para el bautizo de su sobrina, pero se comió una barrita de cereales antes de entrar en la iglesia y corrió al coche al acabar para abrir una bolsa de patatas fritas).

Todos conocemos a alguien (o quizá somos ese alguien) que no se siente bien si no come a intervalos determinados. La gente que lo experimenta suele decir «tengo poco azúcar en sangre».

Esto no tiene por qué ser correcto, pero lo que quizá no sepan es que este no es un problema con el que se nace. En la mayor parte de las ocasiones, su bajo nivel de azúcar en sangre está provocado por la insulina que se segrega después de comer un tentempié. Lo más preciso sería decir «mis niveles de glucosa están bajando».

Normalmente, cuando la insulina acompaña a la glucosa a los «almacenes» después de un pico, la curva es moderada y tiene forma de campana, y la glucosa regresa con estabilidad al nivel en ayunas.

Sin embargo, a veces nuestro páncreas segrega demasiada insulina. Y como consecuencia se almacena demasiada glucosa. En vez

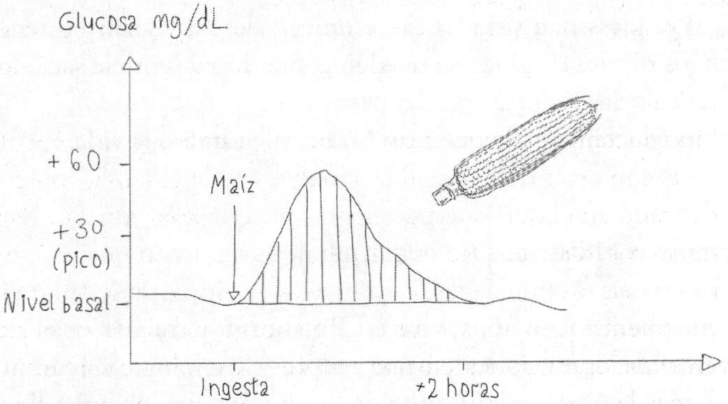

Este es un ejemplo de cómo la insulina hace que los niveles de glucosa bajen a un nivel normal después de comer. Tras un pico, la glucosa vuelve al nivel basal.

de que los niveles de glucosa regresen a los niveles en ayunas, se desploman y se encuentran por debajo de lo normal durante un rato.

Esto se llama *hipoglucemia reactiva.* Cuando nuestro nivel de glucosa se desploma, y antes de que nuestro cuerpo lo remonte liberando un extra de glucosa a la sangre, notamos algunos efectos secundarios: hambre, antojos, temblores, mareo u hormigueo en las manos y los pies. Y así es como se sentía Marie muchas veces cada día.

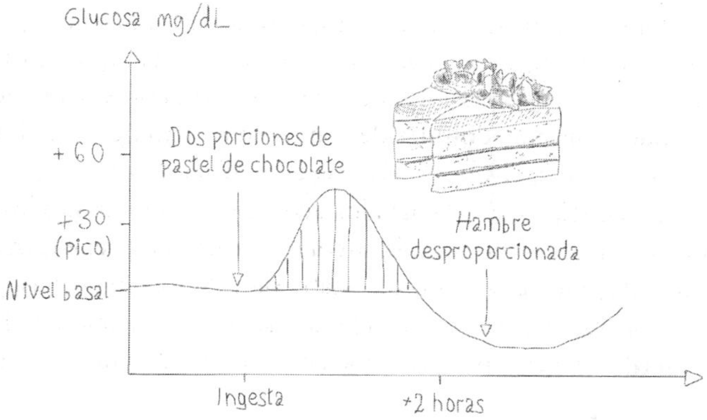

Este es un ejemplo de hipoglucemia reactiva y el hambre que produce. Después de un pico, los niveles de glucosa se desplomaron muy por debajo del nivel basal.

La hipoglucemia reactiva es un problema común, especialmente en personas con otras dolencias relacionadas con la glucosa, como el SOP.[6] El grado en el que la experimentes puede variar mucho. Para las personas con diabetes, las oscilaciones de hipoglucemia reactiva tienden a ser más pronunciadas, y sus niveles de glucosa pueden ir tan lentos que pueden provocar el coma.[7] En el caso de las personas que no sufren diabetes, una simple bajada puede provocar hambre extrema, incluso si la última comida ha sido dos horas antes. Y cuanto más profunda es la caída, más hambrientos estamos antes de la próxima comida.[8]

Un análisis médico confirmó que Marie realmente tenía hipoglucemia reactiva (el análisis implica beberse un batido que contiene mucha glucosa y luego analizar los valores en sangre durante las tres horas siguientes para detectar la caída de los niveles por debajo del nivel basal).

Este diagnóstico se sumó a la larga lista de problemas de salud que había recibido Marie desde la adolescencia: hipotiroidismo, artritis psoriásica, predominio de estrógenos, infecciones por cándida, erupciones, psoriasis, intestino permeable, fatiga crónica, insomnio y ansiedad nocturna. En una ocasión, cuando fue a buscar el último medicamento que le habían recetado para la tiroides, su farmacéutico le dijo que esa era una de las dosis más altas que había compuesto, especialmente para una persona de veintiocho años. Aun así, Marie hacía todo cuanto podía para sentirse bien. Y como se sentía forzada a picotear a lo largo del día, se aseguraba de que sus tentempiés fueran *saludables*. En ese momento, pensaba que *saludable* significaba principalmente alimentos vegetarianos que fueran bajos en calorías. Por lo general, Marie iba con cuidado con su ingesta calórica (nunca superaba la recomendación de dos mil calorías diarias) y también se forzaba a caminar diez mil pasos cada mañana.

Un día normal para ella era algo así: fruta y muesli justo al despertarse a las cinco de la mañana (se levantaba tan temprano porque tenía mucha hambre), yogur bajo en grasa a las seis de la mañana, un paquete de cereales de cien calorías a las ocho, una tartaleta industrial a las nueve y media, un rollito vegetariano a las once, un bocadillo vegetariano para almorzar con agua de coco y un paquete de lazos salados de cien calorías; luego, un paquete de galletas de cien calorías noventa minutos después. A las cuatro de la tarde, cada día, se comía casi medio kilo de uvas (esto son unas ciento ochenta uvas), galletitas saladas una hora antes de cenar, mucho arroz y un poco de judías para cenar, y finalmente un poco de chocolate antes de acostarse.

Estaba comiendo la cantidad «correcta» de calorías, pero tenía hambre constantemente. Sufría fatiga crónica y no podía reunir la energía necesaria para hacer nada más allá de las doce del mediodía, cada día. Estaba tan cansada que se tomaba diez tazas de café al día.

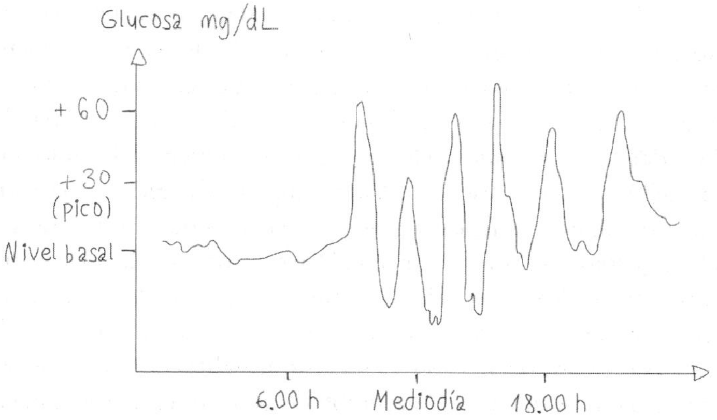

Este gráfico representa la curva glucémica de alguien con un diagnóstico de hipoglucemia reactiva como el de Marie (muchos picos y bajadas por debajo de los niveles normales).

Cuando a una persona le diagnostican hipoglucemia reactiva, se le suele decir que coma tentempiés cada pocas horas para asegurar que los niveles de glucosa no bajen demasiado. Pero esto solo empeora la situación: esa persona come algo dulce o almidonado, lo cual dispara sus niveles de glucosa, hace que segregue insulina y que los niveles vuelvan a desplomarse. Y se vuelve a repetir el ciclo. Se encuentra en una infinita montaña rusa glucémica.

La manera más efectiva de combatir la hipoglucemia reactiva (que, por cierto, es una dolencia totalmente reversible) es abordar el problema de raíz: un exceso de insulina. Y la solución ya la has adivinado: aplanar las curvas de glucosa del paciente. Generando unos picos más pequeños, el paciente segrega menos insulina y experimenta bajadas más pequeñas. El cuerpo aprende a no esperar tentempiés almidonados y dulces cada pocas horas y, al haber menos insulina en el cuerpo, empieza a quemar las reservas de grasa a modo de combustible. Es importante hacer la transición de tentempiés almidonados y dulces de una manera gradual, porque se puede tardar días o incluso semanas hasta que el cuerpo se adapte.

Esto es lo que Marie necesitaba hacer desesperadamente para sentirse mejor. Por suerte, mientras investigaba el significado de la glucemia y se adentraba en un agujero negro en internet, encontró mi cuenta de Instagram.

Aprendió que cuando aplanamos nuestras curvas de glucosa (y consecuentemente nuestras curvas de insulina), desaparece la hipoglucemia reactiva, porque esta es síntoma de una dieta que provoca picos de glucosa. Así que Marie hizo algunos cambios. Su estrategia sería *comer tanto como creyera necesario siempre que mantuviera constantes sus curvas de glucosa.*

Empezó a comerse los hidratos de carbono al final, añadió ensaladas a sus comidas e introdujo más proteínas, grasas y fibra en su dieta. Pasó de comer prácticamente siempre alimentos procesados, a base de azúcares y almidones, desprovistos de fibra, a comer alimentos integrales con mucha fibra. Dejó de contar calorías, pero seguro que ingería más de las dos mil que solía tomar.

Ahora, para desayunar, come avena con semillas de lino trituradas, semillas de cáñamo, frutos secos, proteína de guisante en polvo y también una salchicha. Para almorzar, se toma dos huevos duros, palitos de zanahoria, apio, crema de cacahuete o aguacate, un batido de proteínas (con colágeno en polvo, una cucharada sopera de semillas de chía, media cucharada sopera de aceite de coco y un puñado de verduras) y al final medio plátano. Para merendar, se come un yogur griego, frutos del bosque y media barrita proteica. Finalmente, para cenar, pescado o pollo, kale salteada con aceite de aguacate y boniatos asados.

Hablamos por teléfono y Marie me contó las buenas noticias: «¡He podido estar cuatro horas sin comer! Incluso puedo hacer ejercicio en ayunas. ¡Esto me ha devuelto la vida!».

Pronto, esa sensación de morirse de hambre cada pocas horas pasó a ser algo del pasado. Igual que su hipoglucemia reactiva. También cambiaron otras cosas. Los niveles de energía de Marie aumentaron al cabo de una o dos semanas, hasta el punto de que pasó de tomarse diez tazas de café al día a tomarse solo una. Le desaparecieron los brotes cutáneos, así como las erupciones y la psoriasis. También se desvane-

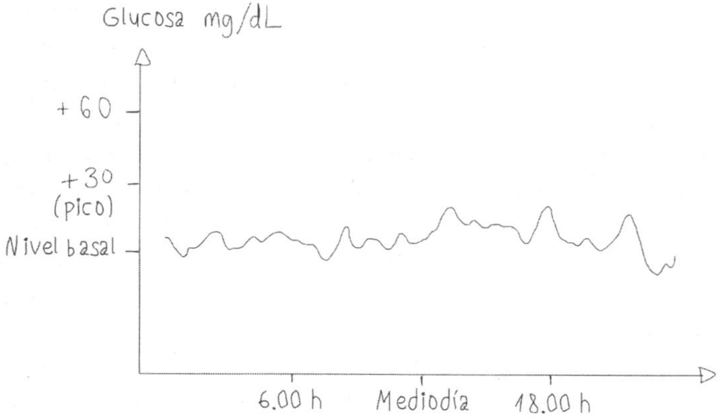

Este es el aspecto que tienen los niveles de glucosa de Marie ahora: pequeñas variaciones dentro de un margen saludable, sin hipoglucemias reactivas. Come más calorías que antes y se siente mucho mejor.

cieron los dolores de cabeza. El insomnio, los ataques de pánico y la artritis reumatoide se esfumaron. Sus niveles de estrógenos volvieron a la normalidad. Perdió unos 2,5 kilos. Las funciones de las tiroides también mejoraron. Cada dos meses, su médico le ha ido haciendo análisis y le ha ido ajustando la medicación para que cada vez las dosis fueran más bajas. Su farmacéutico ya no se acuerda de sus recetas.

¿Y lo mejor de todo? Ya no tiene que llevar tentempiés en el bolso. Ya no los necesita. Dicho así puede parecer algo fútil, pero para Marie ha sido un antes y un después.

Así que recuerda: la salud y la pérdida de peso están más relacionadas con qué moléculas ingieres que con el número de calorías que te comes.

¿Y esto qué significa para nosotros?

Significa que puedes añadir calorías a tu comida sin miedo, si estas te ayudan a domar los picos de glucosa de esa comida (por ejemplo, si las moléculas son fibra, grasa o proteína). Si añadimos una ensalada aliñada a una comida, las calorías que añadimos son beneficiosas porque nos ayudan a mantener los niveles de glucosa e insulina bajos, e incluso nos ayudan a que absorbamos menos calorías de lo que comemos después de la ensalada (gracias a la malla que crea la fibra). En comparación, nos mantenemos saciados más tiempo, podemos quemar más grasa y ganamos menos peso.

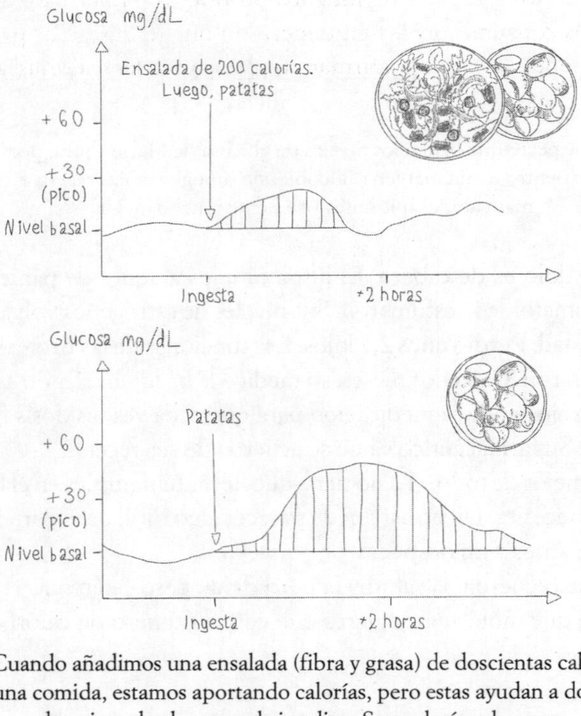

Cuando añadimos una ensalada (fibra y grasa) de doscientas calorías a una comida, estamos aportando calorías, pero estas ayudan a dominar los picos de glucosa y de insulina. Son calorías «buenas».

Dale la vuelta a este razonamiento: si añadimos más glucosa o fructosa a una comida, se incrementan los picos, lo cual provoca un aumento de peso, más inflamaciones y menos sensación de saciedad.

El hecho de que no todas las calorías sean iguales es algo que la industria alimentaria intenta esconder a toda costa. Se ocultan detrás de los recuentos de calorías porque desvían nuestra atención y evitan que analicemos lo que realmente hay en el interior de cada envoltorio (como las grandes cantidades de fructosa que, a diferencia de la glucosa, los músculos no pueden quemar como combustible y se convierte prácticamente toda en grasa después de la digestión). La próxima vez que vayas al súper fíjate en las frases que aparecen en los paquetes de muchos productos para atraer la atención de los consumidores, y entenderás lo que te digo. Los productores alimentarios siguen afirmando que todas las calorías son lo

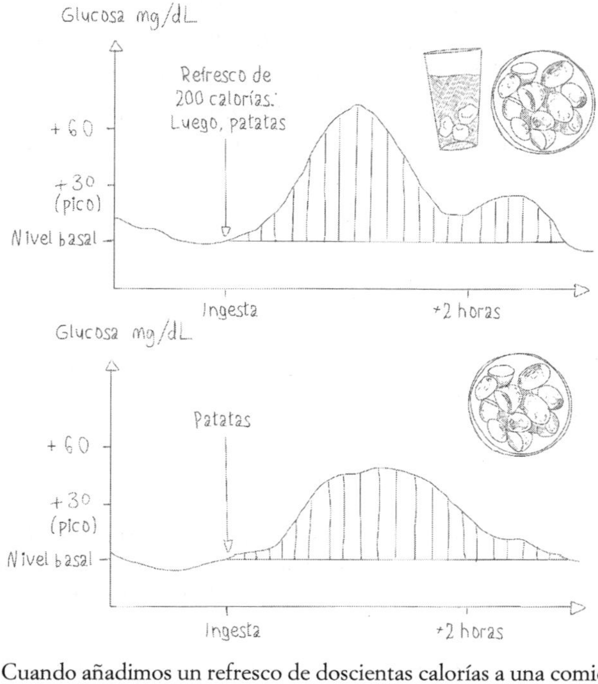

Cuando añadimos un refresco de doscientas calorías a una comida, se intensifican los picos: de hecho, aumentan las concentraciones de los tres pesos pesados: la glucosa, la fructosa y la insulina. Estas no son «buenas» calorías.

mismo porque la verdad es una amenaza para sus intereses. Es una artimaña muy sencilla.

Así es justo como Special K se convirtió en un éxito de ventas y consiguió que los consumidores consideraran que esos eran los cereales básicos para perder peso: la caja anunciaba con orgullo «¡solo ciento catorce calorías!». No le dábamos más vueltas y no sabíamos que aunque tenían relativamente pocas calorías, los Special K contenían el doble de azúcar que otros cereales, como los Corn Flakes. No sabíamos que esas ciento catorce calorías de azúcar y almidón nos provocarían un pico de glucosa y un pico de insulina (y, por supuesto, un mayor aumento de peso que si comiéramos ciento catorce calorías procedentes, por ejemplo, de una tostada y unos huevos). No sabíamos que esas ciento catorce calorías de Special K para desayunar nos desencadenarían una montaña rusa de glucosa y harían que tuviéramos antojos todo el día. Pero ahora, gracias a los MCG y a científicos curiosos (de los que pronto te contaré más) tenemos pruebas de que comer cereales para desayunar no es en absoluto una buena manera de empezar el día.

TRUCO 4

Aplana la curva del desayuno

El campus de la Universidad de Stanford en California es la cuna de un equipo de científicos especializados en el monitoreo continuo de glucosa. En 2018, hicieron algo que hacen todos los grandes científicos: desafiaron conjeturas. En concreto, se dispusieron a analizar la creencia comúnmente aceptada de que, a menos de que padezcas diabetes, no deberías preocuparte por tus niveles de glucosa. En segundo lugar, y quizá esto era lo más controvertido, querían analizar una práctica que se había convertido en una norma cultural: comer cereales para desayunar pensando que era bueno para la salud.

Reclutaron a veinte participantes, tanto hombres como mujeres. Ninguno de ellos habían recibido un diagnóstico de diabetes tipo 2: su glucosa en ayunas (teniendo en cuenta las mediciones anuales de su médico) oscilaba entre unos valores normales. Llegaron una mañana entre semana al laboratorio para participar en el experimento. Este consistía en comerse un bol de cereales con leche llevando un MCG.[1]

Los resultados de este estudio fueron alarmantes. Un bol de cereales disparaba los niveles de glucosa de aquellos sujetos sanos hasta una zona de desregulación que se pensaba que solo podían alcanzar aquellas personas que padecían diabetes. Dieciséis de los veinte participantes experimentaron un pico de glucosa por encima de los ciento cuarenta miligramos por decilitro (el límite para la prediabetes, que alerta de problemas con la regulación de la glucosa), y algunos incluso superaron los doscientos miligramos por decilitro (en el intervalo de la diabetes tipo 2). Esto no significaba que los participantes fueran diabéticos; no lo eran. Pero sí que las personas sanas pueden experimentar picos tan altos como las personas que padecen diabetes y sufren los efectos perjudiciales que provocan estos picos. El descubrimiento fue revolucionario.

El hecho de que un bol de cereales provoque picos tiene sentido a nivel empírico. Los cereales están hechos o bien de maíz refinado, o bien de granos de trigo refinados, recalentados y luego aplastados o hinchados en diferentes formas. Es almidón puro, ni rastro de fibra. Y como el almidón no es lo más sabroso del mundo por sí solo, se añade azúcar de mesa (sacarosa hecha de glucosa y fructosa) al mejunje. En la mezcla se hallan vitaminas y minerales, pero el beneficio que tienen no compensa lo perjudiciales que son el resto de componentes.

En definitiva, solo en Estados Unidos se venden cada año 2.700 millones de cajas de cereales.[2] La marca más famosa es Honey Nut Cheerios, que contiene tres veces más azúcar que los cereales utilizados en el estudio de Stanford.[3] Así que, probablemente, los resultados alarmantes que observaron esos investigadores son conservadores en comparación con los picos de glucosa que experimenta la mayor parte de la población.

Cuando sesenta millones de norteamericanos toman cereales como Honey Nut Cheerios para desayunar cada día,[4] sesenta millones de norteamericanos intensifican sus niveles de glucosa, fructosa e insulina cada mañana hasta niveles dañinos; sesenta millones de norteamericanos generan multitud de radicales libres en sus cuerpos, cargando el páncreas, inflamando las células, aumentando sus almacenes de grasa y disponiéndose a pasar un día lleno de antojos desde poco después de haberse levantado.

A decir verdad, no es su culpa. Los cereales son baratos, están buenos y son fáciles de preparar cuando aún estamos medio dormidos. Mi madre lo hizo cada día durante mucho tiempo.

Los cereales parecen inofensivos, pero no lo son. Y esta afirmación también se puede aplicar al muesli.

Debido a la forma en que comemos actualmente, parece que los picos de buena mañana sean la norma. Tanto si es por los cereales, por tostadas con mermelada, cruasanes, muesli, bollería, gachas de avena dulces, galletas, zumos de frutas, bollería industrial, batidos de frutas, boles de asaí o bizcochos, el desayuno típico en los países occidentales está compuesto principalmente de almidones y azúcar: una barbaridad de glucosa y fructosa.

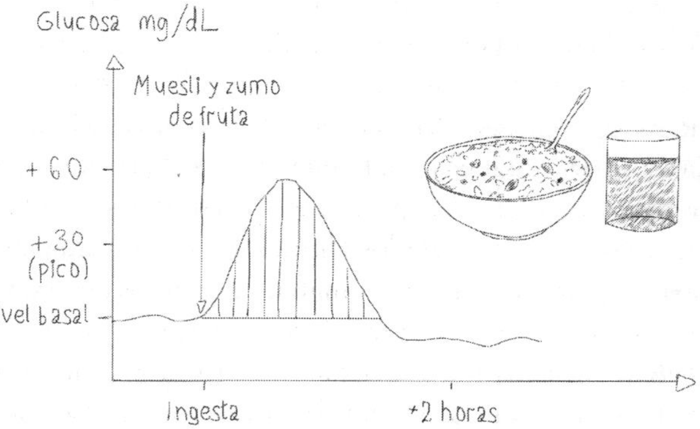

En Estados Unidos, el desayuno típico es un bol de cereales y un zumo de frutas, que provocan un gran pico glucémico.

Es común dar por sentado que comer algo dulce para desayunar es bueno porque nos aporta energía. Esto es lo que yo pensaba de pequeña cuando me untaba crema de chocolate en un crep cada mañana. Pero en realidad esta creencia no es correcta: aunque comer algo dulce nos dará placer, no es la mejor manera de recibir energía.

¿Por qué? Bueno, como ya sabes, cuando comemos glucosa provocamos la producción de insulina. La insulina quiere protegernos del ataque violento de la glucosa, así que la elimina de la circulación. Y en vez de tener las moléculas que acabamos de digerir campando a sus anchas por nuestro sistema para ser utilizadas de combustible, se almacenan en forma de glucógeno o grasa.

Hay experimentos científicos que confirman lo siguiente: si comparas dos dietas, la que tenga más hidratos de carbono hará que tengamos menos energía disponible en circulación después de la digestión.[5] Más hidratos de carbono para desayunar significan menos energía disponible.

Y esto no es todo lo que voy a desmentir. ¿Conoces la frase «el desayuno es la comida más importante del día»? Es verdad, pero no de la manera que te piensas.

Cómo te controla tu desayuno en secreto

Si nos damos un golpe seco en el pie con la esquina del armario mientras bailamos por la habitación, lo notamos. Nos duele (yo una vez me rompí un dedo del pie justo así). Nos ponemos hielo, nos lo vendamos, y aun así es posible que se hinche tanto que no podamos ponernos nuestros zapatos de siempre. Y puede que esto nos ponga de mal humor.

Si un compañero de trabajo o un familiar nos pregunta «¿qué te pasa?», se lo podemos explicar sin tapujos: me he hecho daño en el dedo del pie esta mañana y por eso estoy de mal humor. La conexión está clara.

Pero cuando hablamos de cómo nos afecta la comida, la relación es más turbia. No notamos al instante cómo nos daña un desayuno que nos provoca un pico. Si justo después de comer un bol de cereales tuviéramos un ataque de pánico y luego nos quedáramos dormidos en la mesa, lo pillaríamos. Pero como los procesos metabólicos tardan horas en desarrollarse, se agravan con el tiempo y se mezclan con el resto de cosas que nos pasan en un día. Se necesita una labor un tanto detectivesca para atar cabos, por lo menos hasta que le pillamos el truco.

Un desayuno que nos provoque un gran pico glucémico hará que tengamos hambre antes.[6] Encima, ese desayuno desregulará nuestros niveles de glucosa para lo que queda de día, así que el almuerzo y la cena también nos provocarán grandes picos.[7] Por eso, un desayuno que nos provoque un pico nos asegura una entrada sin retorno a la montaña rusa de la glucosa. Por el contrario, un desayuno que mantenga los niveles de glucosa constantes hará que nuestro almuerzo y nuestra cena sean más estables.[8] Además, a primera hora de la mañana, cuando estamos en ayunas, es cuando nuestros cuerpos son más sensibles a la glucosa. Nuestro fregadero (o estómago) está vacío, así que cualquier cosa que le llegue se digerirá extremadamente rápido. Por eso, comer azúcares y almidones para desayunar nos suele provocar el mayor pico del día.

El desayuno es el peor momento del día para comer solo azúcar y almidones, y sin embargo es cuando la mayoría de nosotros comemos solo azúcar y almidones (es mucho mejor consumir azúcar como postre después de una comida, y te lo contaré con detalle en el truco 6, «Opta por postres antes que picar algo dulce»).

PRUÉBALO. Anota los ingredientes de tu desayuno más típico. ¿Cuáles son almidones? ¿Cuáles son azúcares? ¿Solo comes azúcares y almidones para desayunar?

Yo normalmente como...	**Azúcares**	**Almidones**	**Proteína, grasa o fibra**
Zumo de naranja	√		
Avena		√	
Mantequilla			√

Hablando con personas que han cambiado su dieta para tener unos niveles de glucosa más estables, he aprendido que este truco del desayuno es crucial. Elige bien tu desayuno y te sentirás mejor todo el día: tendrás más energía, domarás los antojos, estarás de buen humor y tendrás un cutis mejor, entre muchas otras ventajas. En vez de notar que estás en una montaña rusa de glucosa, tomarás el asiento del conductor. Olivia tardó un poco en darse cuenta de esto, pero una vez que lo hizo, no hubo vuelta atrás.

Azúcar bueno, azúcar malo y Olivia

Los síntomas de una glucosa desregulada pueden afectarnos a cualquier edad. Olivia tiene dieciocho años y es de un pueblo cerca de Buenos Aires, Argentina. Ella experimentaba una gran variedad de síntomas: antojos de comida dulce (como dulce de leche), acné pronunciado en la frente, ansiedad, y cada noche se sentía agotada, pero no podía conciliar el sueño.

Hacía dos años que Olivia se había vuelto vegetariana para reducir su huella de carbono. Desgraciadamente, tal y como ya he explicado antes, el hecho de que un plato tenga comida vegetariana (o vegana, o sin gluten, o ecológica) no significa que sea buena para ti. Todos nosotros, independientemente de la dieta que sigamos, deberíamos pensar en nuestros niveles de glucosa.

Cuando hablaba de sus síntomas con sus amigos, le decían que debería comer algo más sano por la mañana. Algo con vitaminas. Le sugirieron que se tomara un batido de frutas en vez de su tostada con mermelada y una taza de chocolate caliente. Le explicaron que el chocolate tenía «azúcar malo» y que la fruta tenía «azúcar bueno».

Olivia los escuchó. Así que empezó a tomarse un batido de frutas cada mañana que se preparaba ella misma: plátano, manzana, mango y kiwi.

Muchas personas creen que algunas fuentes de azúcar (más concretamente la fruta) son buenas para nosotros, mientras que otras (los azúcares refinados en los dulces, los pasteles y las golosinas) son perjudiciales.

Es verdad, nos han adoctrinado para que nos creamos esta idea. Hace un siglo, la cooperativa California Fruit Growers Exchange (que representa a los productores de naranjas de Estados Unidos), que más tarde se convirtió en Sunkist, creó una campaña nacional que fomentaba el consumo de una dosis diaria de zumo de naranja por las «vitaminas que aportan salud y sus sales y ácidos excepcionales».[9] Pero se olvidaron de mencionar que los zumos de frutas son muy perjudiciales para nosotros y que podemos obtener vitaminas y antioxidantes de muchos otros alimentos que no nos perjudiquen en el proceso.

Desgraciadamente para Olivia, sus amigos habían caído en la misma trampa. Se pensaban que todo lo que está hecho de frutas es una opción saludable.

Pensar así es malinterpretar la naturaleza del azúcar, porque *el azúcar es azúcar; tanto si proviene del maíz o de la remolacha y se ha cristalizado en polvo blanco —que es como se hace el azúcar de mesa—, como si proviene de naranjas y se ha mantenido en forma líquida, que es como se hacen los zumos de frutas.* Independientemente de la planta de la que provengan, las moléculas de glucosa y de fructosa tienen el mismo efecto en nosotros. Y negar que el zumo de fruta es perjudicial porque contiene vitaminas es un peligroso juego de evasión.

Sin embargo, lo que sí es verdad es que si vamos a comer azúcar, una pieza de fruta entera es el mejor medio para consumirla. En primer lugar, en una pieza entera de fruta, el azúcar se encuentra en pequeñas cantidades. Y tendrías que comer tres manzanas o tres plátanos de una vez, que es la cantidad que se hallaría en un batido. E incluso si te comieras tres manzanas o tres plátanos, tardarías cierto tiempo en comértelos, mucho más de lo que tardarías en bebértelos en un batido. Así que la glucosa y la fructosa se digerirían mucho más lentamente. Se tarda más comiendo que bebiendo. En segundo lugar, en una pieza de fruta entera, el azúcar siempre va acompañado de fibra. Tal y como he explicado antes, la fibra reduce significativamente el pico que nos provoca el azúcar que ingerimos.

Al triturar una pieza de fruta, pulverizamos la fibra en partículas diminutas que ya no pueden cumplir con sus deberes de protección.[10] Por si te lo estabas preguntando, esto no pasa cuando masticamos; nuestra mandíbula es poderosa, pero no tan potente como las aspas metálicas de una batidora que gira cuatrocientas veces por segundo. Tan pronto eliminamos la fibra de la fruta, la trituramos, exprimimos, secamos y concentramos el azúcar, este nos llega al sistema de forma rápida y contundente, lo cual nos provoca un pico.

Cuanto más desnaturalizada esté una fruta, peor será para nosotros. Una manzana será mejor que un puré de manzana, que a su vez será mejor que un zumo de manzana. Básicamente, tan pronto como la fruta se exprime, se deshidrata, se confita, se enlata o se convierte en mermelada, deberías concebirla como un postre, del mismo modo que te plantearías comerte una porción de pastel. Un vaso grande de zumo de naranja (tanto si está exprimido al momento como si lo has comprado, con o sin pulpa) contiene veinticuatro gramos de azúcar,[11] el equivalente al azúcar concentrado de tres naranjas enteras, sin rastro de la fibra.[12] Es la misma cantidad de azúcar que hay en una lata de Coca-Cola.[13] Con solo un vaso grande de zumo de naranja, alcanzas el límite de gramos de azúcar que deberías consumir en un día, según la Asociación Norteamericana del Corazón (que recomienda que las mujeres no sobrepasen los veinticinco gramos de azúcar diarios y los hombres, los treinta y seis gramos al día).[14]

No me extraña que con su nuevo desayuno, a Olivia no le mejoraran las cosas. Y sin embargo, seguía tomándose los batidos día tras día. ¿Cuál fue el resultado? Su acné empeoró, tenía menos energía, más ansiedad y aún más dificultad para conciliar el sueño por la noche. ¿Por qué sentía que estaba cada vez peor, si ponía todo su empeño en hacer las cosas bien?

Olivia encontró la cuenta de Instagram de Glucose Goddess. Se dio cuenta de que estaba experimentando los síntomas de los picos de glucosa, y sintió un gran alivio al descubrir que lo que pensaba que era una decisión inteligente (el batido de frutas) en realidad no lo era. ¿Qué hizo? Se pasó a lo salado.

Pásate a lo salado

Lo mejor que puedes hacer para aplanar tus curvas de glucosa es comer un desayuno salado. De hecho, la mayoría de los países tienen una

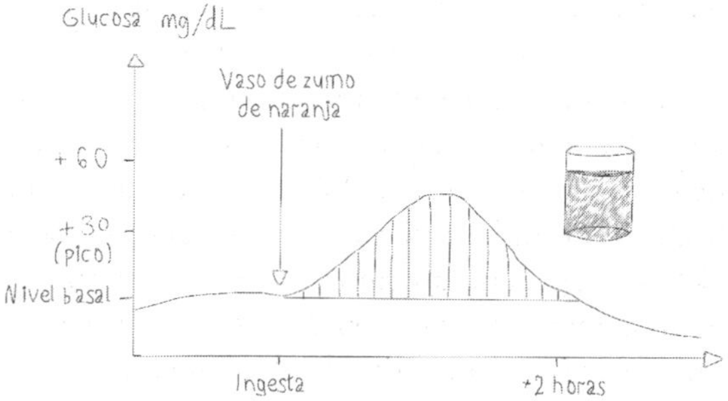

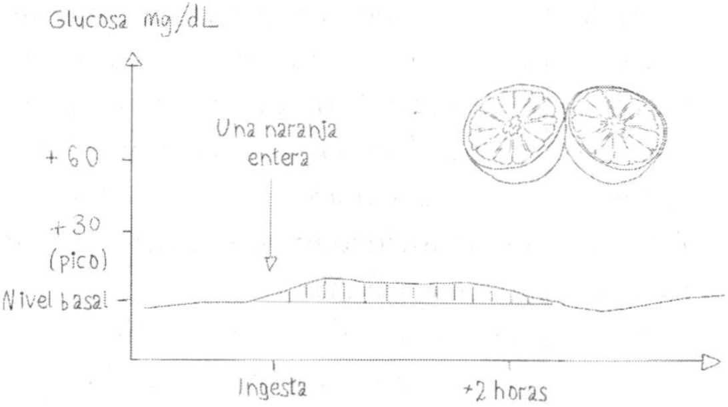

Sí, los zumos de frutas tienen vitaminas, pero justificar su consumo por ello es como incentivar el consumo de alcohol porque el vino tiene antioxidantes.

opción salada: en Japón, una ensalada; en Turquía, carne, verduras y queso; en Escocia, pescado ahumado; y en Estados Unidos, tortillas. Este truco tiene tanto poder que si te pasas a lo salado para desayunar, podrás comer dulce en otro momento del día con menos efectos secundarios. Y en los próximos trucos te voy a enseñar cómo hacerlo.

Créate tu desayuno salado

Un desayuno ideal para mantener unos niveles de glucosa estables contiene una buena cantidad de proteínas, fibra, grasas y, opcionalmente, almidón y fruta (lo ideal es dejar estos últimos para el final del desayuno).

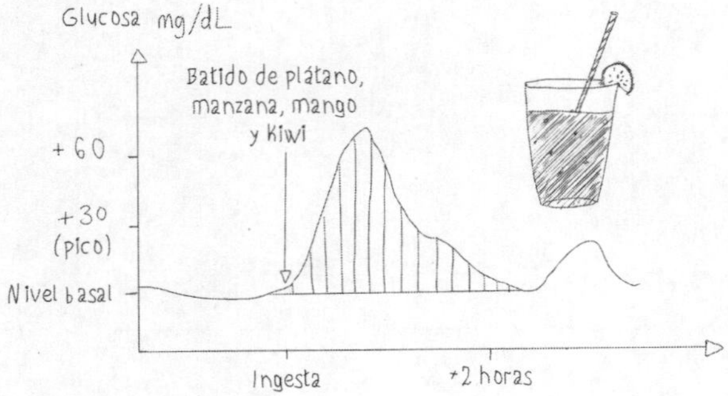

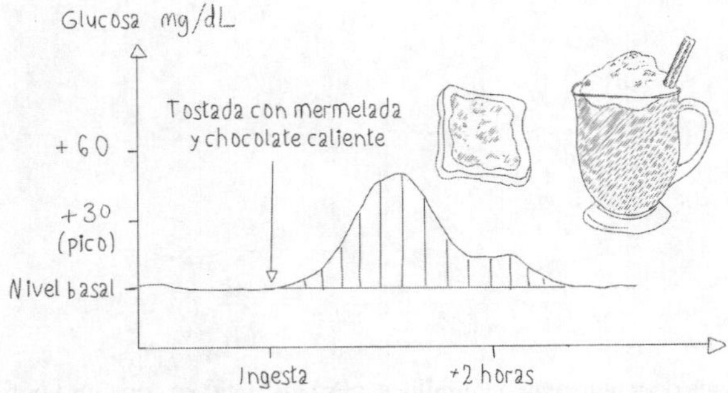

La mayoría de nosotros pensamos que desayunar un batido de frutas es más saludable que tomar una taza de chocolate caliente. En realidad, cuando procesamos las frutas, estas no son mejores que el chocolate. Los batidos se pueden hacer bien si incluyen otros ingredientes, aparte de fruta. Hablaremos más sobre esto en la receta del batido ideal dentro de unas páginas.

Si vas a desayunar a una cafetería, pídete una tostada con aguacate, una tortilla o un bocadillo de jamón y queso, pero no un cruasán de chocolate o una tostada con mermelada.

Asegúrate de que tu desayuno contiene proteínas

No, esto no significa que tengas que engullir diez huevos crudos cada mañana. Puedes encontrar proteínas en el yogur griego, en el tofu, en la carne, en el embutido, en el pescado, en el queso, en el queso crema,

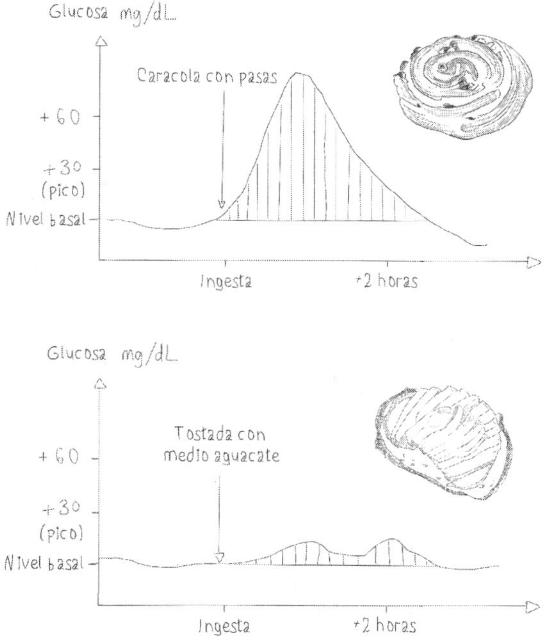

Para que un desayuno sea saludable, simplemente pásate a lo salado. Dos desayunos con la misma cantidad de calorías tienen efectos drásticamente diferentes en los niveles de glucosa (y consecuentemente en la insulina). El gráfico superior muestra cómo un desayuno con almidón y azúcar provoca un aumento de peso y de la inflamación, y que se vuelva a tener hambre poco después. Un desayuno con almidón y grasa (gráfico inferior) no tiene ninguno de estos efectos secundarios.

en los frutos secos, en la crema de frutos secos, en las semillas, y sí, en los huevos (revueltos, fritos, pochés o pasados por agua), o tomar directamente proteína en polvo.

Añádele grasa

Haz los huevos revueltos con mantequilla o aceite de oliva; añade rodajas de aguacate, cinco almendras, semillas de chía o de lino al yogur griego. Por cierto, no te comas el yogur sin grasas: hará que no te sientas saciado, ya te explicaré por qué más adelante. Pásate al yogur con un 5 % de grasa o al yogur griego.

TIENES PUNTOS EXTRA POR INCLUIR FIBRA

Puede ser todo un desafío conseguir fibra por la mañana, porque implica comer verduras para desayunar. No te voy a culpar si no te va el rollo. Pero si puedes, inténtalo. A mí me encanta añadir espinacas a los huevos revueltos o esconderlos debajo de los trozos de aguacate en una tostada. Realmente, te servirá cualquier vegetal, desde las espinacas hasta los tomates, los calabacines, las alcachofas, el chucrut o la lechuga, o incluso setas o lentejas.

PARA APORTAR SABOR, AÑADE ALMIDÓN O FRUTA ENTERA (OPCIONAL)

Puede ser avena tostada, arroz, patatas o cualquier fruta entera (la mejor opción son los frutos del bosque). Olivia decidió poner a prueba lo del desayuno salado. Lo primero que hizo al día siguiente fue comprar huevos. Para encontrar ideas de qué poner en el plato, aparte de los huevos, pensó en sus ingredientes preferidos para almorzar y desayunar, y el resultado fue un plato delicioso: una tortilla con aguacate, semillas de girasol, aceite de oliva y una pizca de sal de mar. No tardó en notar la diferencia en su cuerpo; se sentía más ligera, menos hinchada, más saludable y llena de energía.

No solo era su cuerpo. Su cerebro también salió beneficiado. Pasó a ser aún más habilidosa en sus estudios (está cursando segundo de Diseño) y a sacar mejores notas. La comunidad científica ha intentado medir el impacto que tienen diferentes desayunos en nuestro rendimiento en exámenes cognitivos. Y la respuesta a si el azúcar hace que el cerebro funcione mejor es que... no. Una investigación que examinó treinta y ocho estudios no pudo sacar conclusiones definitivas, pero afirmó que, en cualquier caso, un desayuno con una curva más estable podría mejorar el rendimiento cognitivo.[15]

Además, la curva que se crea con la primera comida del día influye en el resto del día. Si no experimentas un pico, llegarás a la tarde con

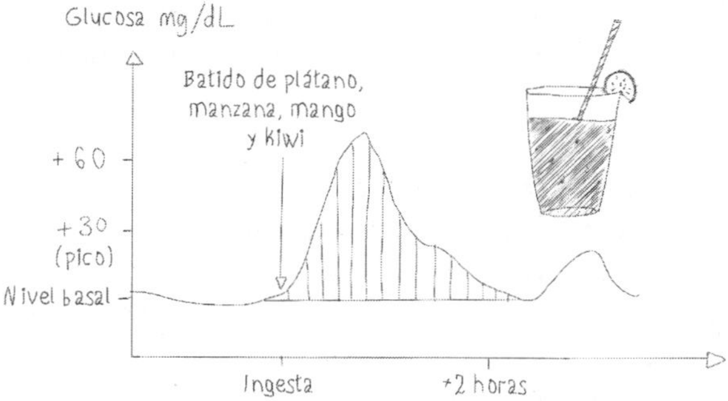

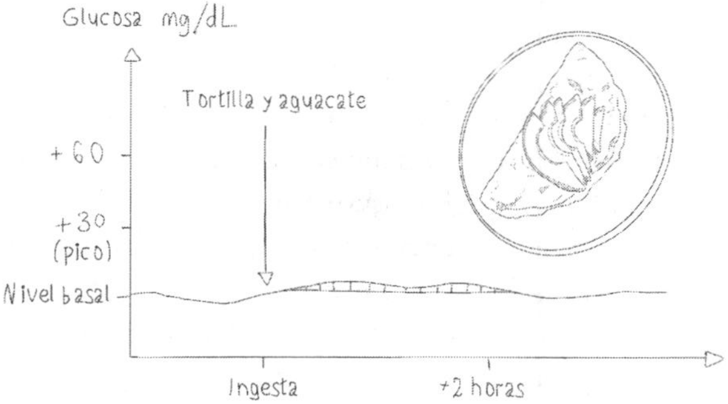

La tradición que afirma que el desayuno debería ser dulce es totalmente errónea. Elabora un desayuno a base de proteínas, grasas y fibra para estar saciado y tener una energía constante.

seguridad y una energía estable, tal y como aprendió a hacer Olivia. Si experimentas un gran pico, desencadenarás antojos, hambre y menos energía hasta la noche. Y estas reacciones en cadena se agravan día tras día. Así que si quieres mejorar solo un aspecto de tus hábitos alimentarios diarios, tómate un desayuno con unos niveles de glucosa saludables para maximizar el impacto. Notarás los efectos de inmediato.

En serio, es uno de los cambios más prácticos que puedes hacer. Planifícalo. Por la mañana es cuando tenemos más fuerza de voluntad. Y normalmente no estamos rodeados de amigos que intenten convencernos de hacer lo contrario. Créeme, un desayuno con niveles de glucosa saludables puede ser tan fácil de montar como un bol de cereales.

DESAYUNO SALADO EN CINCO MINUTOS

(Puedes combinar cualquiera de estos elementos)

Sin tener que cocinar

Un *bagel* con queso crema decorado con unas hojas de lechuga y lonchas de pavo.

Una lata de atún, nueve pacanas y aceitunas con un chorrito de aceite de oliva.

Una manzana con nueces y lonchas de queso *cheddar*.

Un yogur graso con trozos de fruta —por ejemplo, melocotón—, un poco de tahíni y sal.

Un yogur griego con un remolino de dos cucharadas soperas de crema de frutos secos y un puñado de frutos rojos.

Medio aguacate con tres cucharadas soperas de hummus, zumo de limón, aceite de oliva y sal.

Muesli casero, hecho con gran cantidad de frutos secos o diseñado especialmente con un aporte extra de fibra o proteína (consulta las chuletas del final del libro para aprender a descifrar las etiquetas de los productos).

Lonchas de jamón con galletas saladas.

Lonchas de salmón ahumado, aguacate y tomate.

Tostada con crema de almendra.

Tostada con aguacate chafado.

Tomate y *mozzarella* con un chorrito de aceite de oliva.

Mi opción más recurrente: ¡las sobras de la cena del día anterior! (¡es la opción más rápida de todas!).

Cocinando

Una tortilla rellena de frijoles negros y aguacate.

Un desayuno completo inglés (huevos, una salchicha, panceta, alubias, tomates, champiñones, tostada).

Huevos duros con salsa picante y aguacate.

Queso *halloumi* a la plancha, tomates y ensalada.
Huevos pochés con guarnición de verduras de hoja verde salteadas.
Gachas de quinoa con un huevo frito encima.
Salchicha y tomates asados.
Huevos revueltos con migas de queso de cabra.
Tostada con un huevo frito encima.
Lentejas calientes con un huevo frito encima.

Un desayuno igualmente dulce

Si no estás preparado para despedirte de los desayunos dulces (o si te quedas en casa de alguna tía especialmente insistente a quien le gusta hacer tortitas por la mañana), aquí tienes lo que puedes hacer: cómete lo dulce después de algo salado.

Primero, toma proteínas, grasas y fibra; por ejemplo, un huevo, un par de cucharadas de yogur graso o cualquier combinación de los platos mencionados en la sección de «Desayuno salado en cinco minutos». Y luego, cómete lo dulce: cereales, chocolate, torrijas, muesli, miel, mermelada, sirope de arce, bollería, tortitas, azúcar, café con edulcorantes. Por ejemplo, si tengo muchas ganas de comer chocolate al despertarme (¿qué?, a veces pasa), lo hago después de un plato de huevos y espinacas.

¿Te acuerdas de la analogía del fregadero del primer truco, «Come los alimentos en el orden correcto»? En un estómago lleno de otras cosas, el impacto del chocolate, del azúcar y de los almidones quedará atenuado.

La chuleta del desayuno dulce

¿No puedes pasar sin comer algo dulce por la mañana? Aquí tienes algunas maneras de comerlo, pero reduciendo el pico que te provocaría.

Avena

Si te gustan los desayunos con avena (que contiene almidones), tómala con crema de frutos secos, proteína en polvo, yogur, semillas y frutos rojos. Evita añadir azúcar moreno, sirope de arce, miel, frutas tropicales o fruta deshidratada. También puedes probar a sustituirla por pudin de chía: deja en remojo las semillas de chía con leche de coco sin endulzar toda la noche y añádele una cucharada de manteca de coco.

Bol de asaí

El bol de asaí (producto tradicional brasileño que actualmente se come en todo el mundo) consiste básicamente en un batido denso de estos frutos del bosque con muesli, fruta y otros ingredientes. Suena bien, porque está hecho a base de frutas, pero ahora ya sabes que este factor no hace que algo sea saludable. Si lo examinas más detenidamente, te darás cuenta de que está totalmente compuesto de azúcares y almidones. Así que te propongo que apliques las mismas pautas que con la avena.

Si te planteas cómo son el agave y la miel en comparación con los edulcorantes bajos en calorías, lo trataremos en el truco 5, «Consume el tipo de azúcar que quieras, son todos iguales».

Batidos

Si quieres disfrutar de un batido para desayunar, simplemente incorpora proteínas, grasas y fibra. Empieza tu batido con proteína en polvo; luego, añade una combinación de aceite de semillas de lino, aceite de coco, aguacate, semillas y frutos secos y un puñado de espinacas. Finalmente, pon un poco de azúcar para aportar sabor: idealmente, frutos del bosque, ya que endulzan, pero son considerablemente más ricos en fibra que otras frutas. Mi receta de batido más habitual consiste en dos cucharadas de proteína en polvo, una cucharada de aceite de semillas de lino, un cuarto de aguacate, una cucharada de crema de almendra crujiente, un cuarto de plátano, ciento setenta gramos de frutos rojos congelados y un poco de leche de almendras sin edulcorantes.

Una regla de oro para los batidos: no pongas más fruta de la que serías capaz de comer entera en una comida.

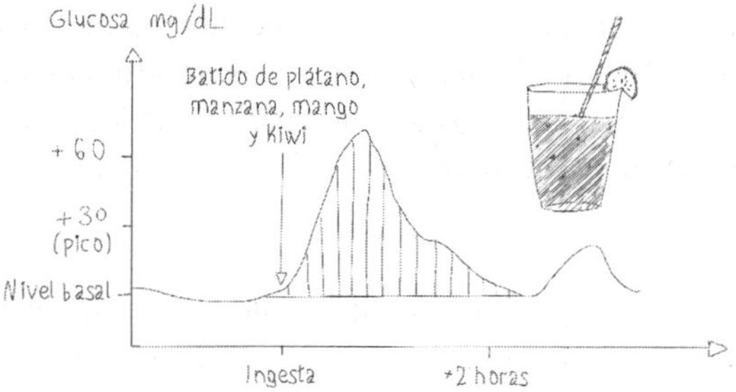

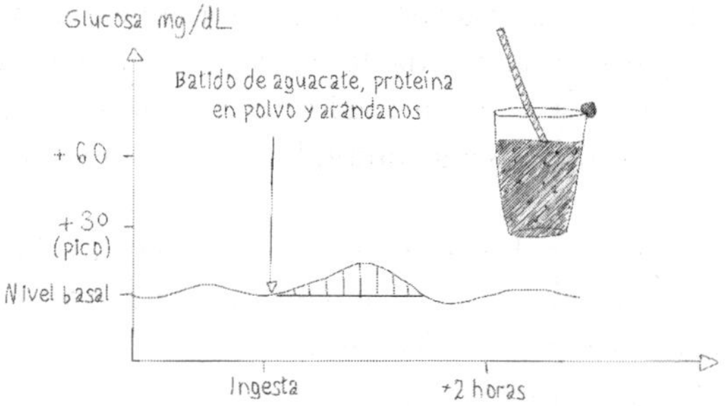

Cuantas más proteínas, grasas y fibra, y menos fruta contenga tu batido, mejor será para tus niveles de glucosa.

Cereales y muesli

Algunos cereales son mejores que otros para los niveles de glucosa. Busca aquellos que indiquen un alto contenido en fibra y un bajo contenido en azúcar (en las chuletas que se incluyen al final del libro te explicaré cómo descifrar las etiquetas nutricionales para elegir los mejores cereales posibles). Luego, cómetelos con yogur griego con un 5 % de materia grasa en vez de con leche, porque así aportas grasa a la mezcla. Decóralo con frutos secos, semillas de cáñamo o semillas de chía para incluir proteínas en el combo. Si necesitas endulzarlo, hazlo con frutos del bosque, no con azúcar.

Puede que el muesli parezca más saludable, pero normalmente contiene tanto azúcar como los cereales. Si te encanta, busca muesli que tenga poco azúcar y muchos frutos secos y semillas (o incluso mejor, hazte tu propio muesli). Para los adictos a los cereales: puedes seguir comiéndotelos por la mañana mientras no sean el centro de tu desayuno. Aquí tienes una idea: tómalos al final, después de haber comido algo que tenga proteínas.

Fruta

Las mejores opciones para mantener los niveles de glucosa estables son los frutos del bosque, los cítricos y las manzanas pequeñas, porque son las frutas que contienen más fibra y menos azúcar. Las peores opciones (por sus grandes cantidades de azúcar) son los mangos, la piña y otras frutas tropicales. Asegúrate de que comes algo antes de la fruta.

Café

Cuidado con los cafés endulzados, y ten presente que los capuchinos son mejores para tus niveles de glucosa que los mocas, que contienen chocolate y azúcar. Si te gustan los cafés endulzados, prueba de mezclar el café con leche entera o nata (no temas la grasa) y espolvorea cacao en polvo por encima. Las bebidas vegetales que no tienen lactosa, como la leche de almendras o de otros frutos secos, también van bien, pero la leche de avena tiende a provocar grandes picos porque contiene más hidratos de carbono que otras bebidas vegetales y está hecha de cereales, no de frutos secos. Si añades azúcar al café, asegúrate de que comes algo de antemano que no te provoque un pico de glucosa, incluso si es solo una loncha de queso. Y si te preguntas si algunos edulcorantes son mejores que otros, sigue leyendo.

¿Qué pasa si no desayuno?

No pasa nada. Aplícate el mismo cuento más tarde: sea cuando sea tu primera comida del día, que sea salada, y así triunfarás.

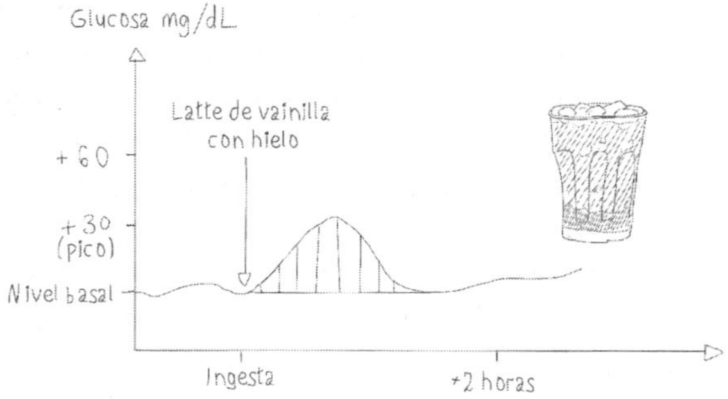

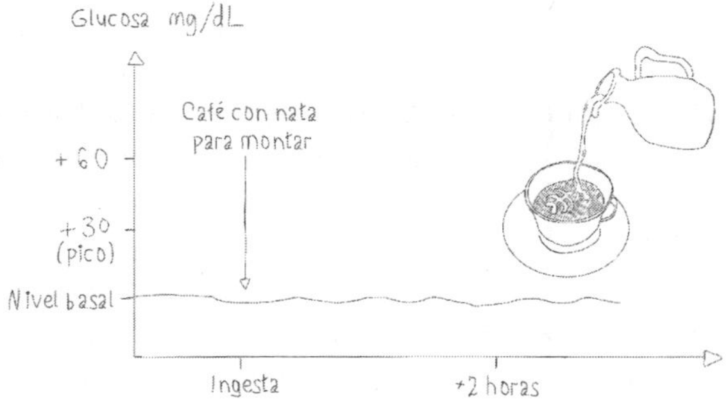

Los cafés azucarados pueden provocar grandes picos. Elige capuchinos, americanos, *macchiatos* y cafés con leche sin edulcorar en lugar de cafés con sabores, siropes y azúcar.

¿Debería comer los ingredientes del desayuno en el orden correcto, tal y como se indica en el primer truco?

Idealmente sí, pero no te estreses si no puedes hacerlo. Los trucos de este libro se tendrían que utilizar cuando resulte fácil. Si es un bol de yogur graso con semillas y muesli de frutos secos y quieres comerte estos elementos juntos, adelante. Ya estás tomando una buena decisión al elegir esto en vez de cereales.

Los huevos, ¿no son malos para el corazón?

Los científicos pensaban que comer alimentos que contienen colesterol (como los huevos) aumentaba el riesgo de padecer cardiopatías.

Ahora sabemos que no es verdad: tal y como hemos aprendido en la segunda parte, el verdadero villano es el azúcar. Los estudios demuestran que cuando los enfermos de diabetes sustituyen las gachas por huevos para desayunar (y mantienen constante la cantidad de calorías), reducen la inflamación y el riesgo de sufrir cardiopatías.[16]

PRUÉBALO. Tómate el desayuno como si fuera un almuerzo y elígelo salado. ¿Qué pasa? ¿Cómo te sientes?

Recapitulemos

Comer cereales por la mañana se ha convertido en un hábito para muchos de nosotros, pero tal y como has aprendido en estas páginas, un desayuno dulce es el billete de entrada a la montaña rusa de la glucosa. Desayunar salado te ayudará a dominar el hambre, a hacer desaparecer los antojos, a tener un chute de energía, a agudizar la claridad mental y a mucho más durante las doce horas que vendrán a continuación. Tomar cereales para desayunar es solo uno de los mitos que he venido a desmontar. El próximo tiene que ver con añadir azúcar, miel y edulcorantes a la comida y a la bebida, y sobre la suposición errónea acerca de cuál de ellos es más saludable.

TRUCO 5

Consume el tipo de azúcar que quieras, son todos iguales

¿Conoces la famosa frase de Romeo y Julieta: «Eso que llamamos rosa, lo mismo perfumaría con otra designación»? Bueno, pues se podría decir lo mismo del azúcar. El azúcar con cualquier otro nombre tiene el mismo impacto en el cuerpo.

¿La miel es más saludable que el azúcar?

Tal y como has aprendido en el truco 3, «Deja de contar calorías», cuando tenemos que entender lo que un alimento en concreto le hace al cuerpo, lo que importa son las moléculas, no las calorías. Y hay otra cosa que tampoco importa: el nombre del alimento.

Esto sorprende a muchos, pero a nivel molecular, no hay ninguna diferencia entre el azúcar de mesa y la miel. Y no hay ninguna diferencia entre el azúcar de mesa y el sirope de agave. De hecho, no hay ninguna diferencia entre el azúcar de mesa y cualquiera de los siguientes productos: sirope de agave, azúcar moreno, azúcar glas, azúcar de coco, azúcar en polvo, azúcar demerara, zumo de caña evaporado, miel, azúcar mascabado, sirope de arce, melaza, azúcar de palma, azúcar de Palmira, azúcar turbinado (sin procesar). Todos están hechos de moléculas de glucosa y fructosa. Simplemente, vienen envasados de formas distintas, con distintos nombres y tienen precios distintos.

La miel empieza siendo el néctar de las plantas, pero contiene glucosa y fructosa igual que el azúcar de mesa. El azúcar moreno (que suena saludable, ¿verdad?) está hecho exactamente de lo mismo que el azúcar blanco, pero está teñido (sí, teñido) con melaza, un derivado del proceso de elaboración del azúcar, para que parezca más saludable.

El azúcar mascabado es aún más oscuro que el azúcar moreno, porque tiene aún más melaza. El azúcar glas y el azúcar en polvo son azúcares de mesa molidos. El demerara, el turbinado (sin procesar) y el de caña tienen un color dorado porque los decoloran menos durante el proceso de refinamiento. El azúcar de coco proviene de este fruto, en vez de proceder de la caña de azúcar o de la remolacha. El azúcar de palma (o de Palmira) proviene de la palma. Y suma y sigue. Y la desinformación está desenfrenada: por ejemplo, Filipinas, gran productor de azúcar de coco, publicó unos datos que afirmaban que este tipo de azúcar era más saludable que el azúcar normal,[1] y más tarde se demostró que esta información no era correcta.[2] Ya lo has pillado: cualquier tipo de azúcar, independientemente de su color, sabor o de la planta de la que proceda, sigue siendo glucosa y fructosa, y seguirá provocando picos de glucosa y fructosa en el cuerpo.

El azúcar natural, ¿es mejor?

Somos muchos los que hemos oído decir que la miel y el agave contienen azúcares «naturales», y que alimentos como el mango deshidratado contienen azúcares «naturales» porque provienen de la fruta.

Es, hum..., natural pensar que estas opciones son mejores para nosotros que el azúcar de mesa. Pero aquí te dejo algo para que reflexiones: todo el azúcar, incluso el de mesa, es natural, porque siempre proviene de una planta (como la remolacha azucarera). Pero esto no hace que sea diferente. No existe azúcar bueno o malo; todo tipo de azúcar es lo mismo, sin importar de qué planta provenga.

Lo que importa son las moléculas: en el momento en el que llegan al intestino delgado, son solo glucosa y fructosa. Tu cuerpo no procesa el azúcar de forma diferente si viene de la remolacha azucarera, de una planta de agave o de un mango. Tan pronto como se adultera una fruta y se procesa, y se le extrae la fibra, se convierte en azúcar como cualquier otro azúcar.

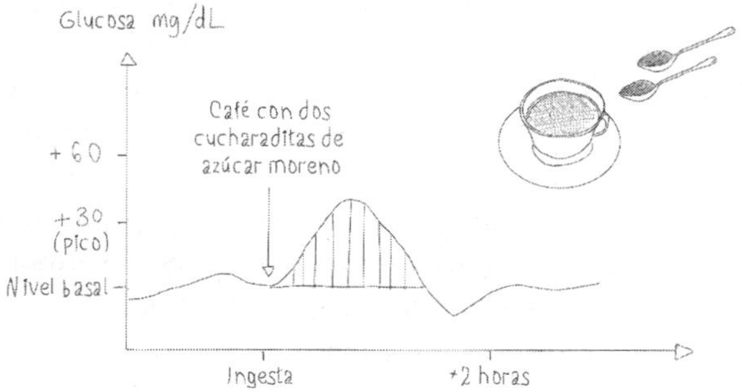

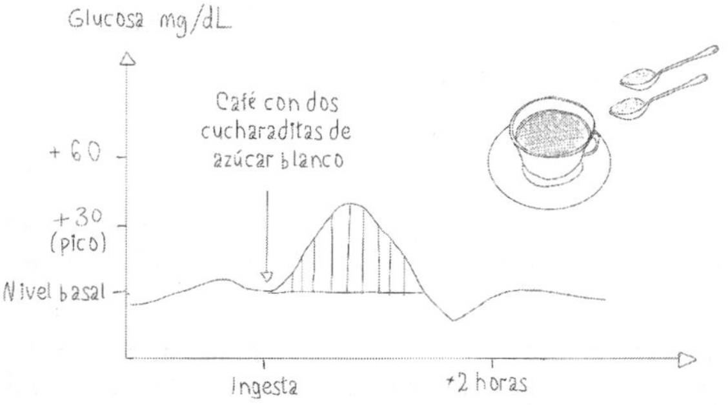

Muchos creen que el azúcar moreno es mejor que el azúcar blanco. Realmente, no hay ninguna diferencia.

Es verdad que la fruta deshidratada contiene aún un poco de fibra. Pero como se le extrae toda el agua, comemos muchas, pero que muchas más piezas de fruta deshidratada de las que tomaríamos si fuera fruta sin deshidratar. Así que consumimos mucho más azúcar, mucho

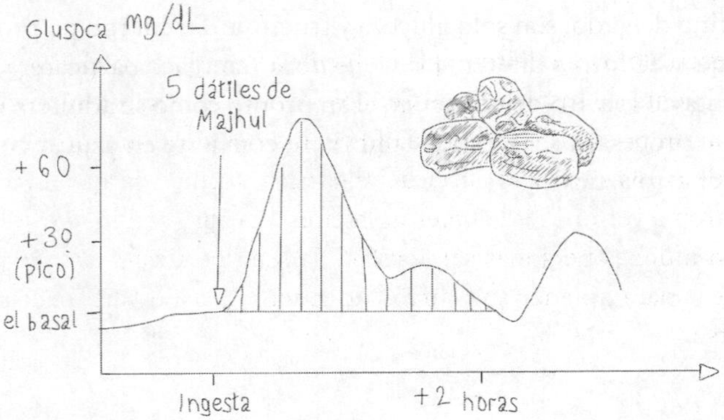

El azúcar es azúcar. La fruta deshidratada, como los dátiles, tiene cantidades de azúcar muy concentrado y provoca picos de glucosa grandes y poco saludables. Elige fruta entera en vez de deshidratada.

más rápido de lo que había previsto la naturaleza, y el resultado es que nos provoca grandes picos de glucosa y fructosa.

Te presento a Amanda

Amanda tiene casi treinta años, y se describe a sí misma como una «friki de la salud», que controla lo que come y adora hacer ejercicio de forma regular, y lo siguió haciendo durante buena parte de su primer embarazo. Por eso le sorprendió que le diagnosticaran diabetes gestacional. Tenía miedo tanto por ella como por su bebé, y también tenía la sensación de que sus amigos y familiares la juzgaban. Ellos tampoco se podían creer el diagnóstico: «¡Cómo!, ¿tú? ¡Pero si pensábamos que eras una persona saludable! ¿Cómo puede ser?».

A medida que los meses iban pasando y la fecha prevista de parto se iba acercando, sus niveles de glucosa no paraban de aumentar y su resistencia a la insulina empeoró. Sintió que había perdido el control. Y realmente pensaba que estaba manteniendo una dieta saludable que incluía mucha fruta deshidratada para satisfacer sus antojos de dulces.

Me escribió para decirme que la información que había encontrado en la cuenta de Instagram de Glucose Goddess la había ayudado a recuperar un poco las riendas. Se dio cuenta de que el diagnóstico no había sido culpa suya. Las publicaciones y la información que leyó allí la ayudaron a ver que la diabetes gestacional es algo con lo que se encuentran muchas personas saludables. Aprendió estrategias que podía aplicar para aplanar sus curvas de glucosa y así evitar tener que medicarse.

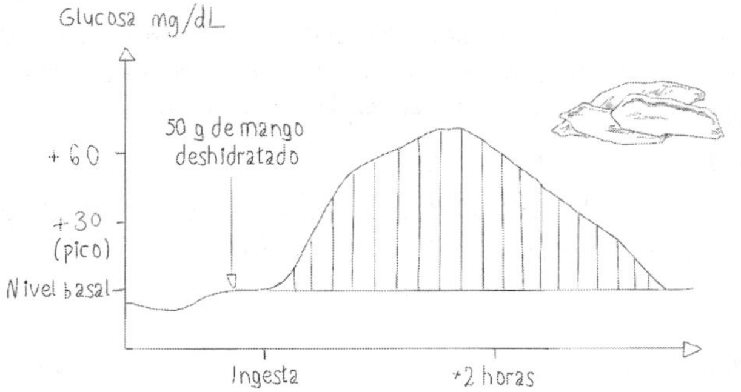

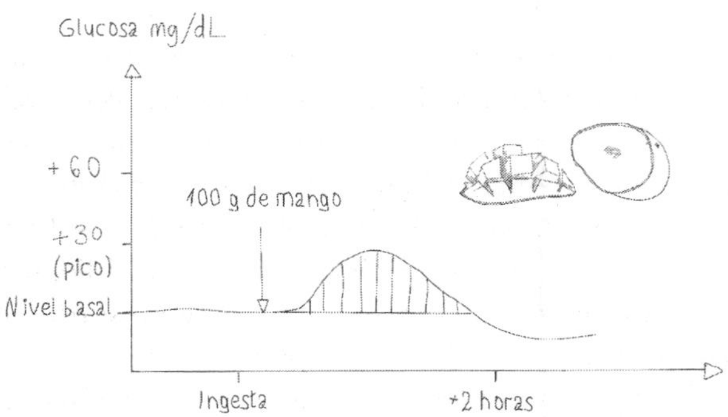

La fruta deshidratada puede parecer saludable, pero no lo es. Contiene un poco de fibra, pero lo que más aporta son moléculas de azúcar de mesa: glucosa y fructosa concentradas que envisten nuestro cuerpo como un maremoto.

Dejó de comer fruta deshidratada tal y como solía hacer cada día. Luego se pasó a los desayunos salados, y sustituyó las gachas por huevos. Estas pequeñas modificaciones la ayudaron a controlar su diabetes gestacional tan bien que mantuvo un peso saludable a lo largo del embarazo y no tuvo que medicarse. Me hizo mucha ilusión saber que su hijito había llegado al mundo y que estaban los dos felices y sanos.

¿Y el «bajo índice glucémico» del sirope de agave?

Durante el embarazo, a Amanda también le dijeron que el sirope de agave era mejor para ella que el azúcar, porque tenía un índice glucémico más bajo. ¿De qué va esto? Investiguémoslo.

Aunque el azúcar sea azúcar, independientemente de su fuente, lo que sí es verdad es que la ratio de moléculas de glucosa y fructosa es diferente entre un azúcar y otros productos. Algunos azúcares contienen más fructosa, mientras que otros contienen más glucosa.

Por ejemplo, el sirope de agave se recomienda a veces a las personas que padecen diabetes, así como a las mujeres diagnosticadas con diabetes gestacional porque tiene un «índice glucémico más bajo» que el azúcar de mesa. Esto es verdad, efectivamente provoca un pico de glucosa menor. Pero el motivo por el que esto pasa es porque contiene más fructosa y menos glucosa que el azúcar de mesa (el agave tiene aproximadamente un 80 % de fructosa, comparado con el azúcar de mesa, que tiene un 50 %). Y aunque esto significa que el pico de glucosa que provoca es menor, el pico de fructosa es mayor.

Ojo con esto: ¿te acuerdas de la primera parte, cuando he explicado que la fructosa es peor para nosotros que la glucosa? Nos satura el hígado, se convierte en grasa, precipita la resistencia a la insulina, hace que ganemos más peso que con la glucosa y que no nos sintamos tan saciados.[3] Consecuentemente, como el agave tiene más fructosa, acaba siendo peor para nuestra salud que el azúcar de mesa.

No te creas el bombo que le dan.

¿Y qué hay de los antioxidantes presentes en la miel?
Esta es (básicamente) la misma pregunta que la ya mencionada «¿y qué hay de las vitaminas del zumo de frutas?», y la respuesta es la misma: no tiene sentido comer miel por los antioxidantes, del mismo modo que no tiene sentido beber zumo de fruta por las vitaminas. Sí, la miel contiene antioxidantes y el zumo de frutas contiene vitaminas, pero estos no compensan el impacto de las grandes cantidades de glucosa y fructosa que incluyen. Y lo divertido es que en realidad la miel no tiene tantos antioxidantes; encontrarás la misma cantidad que contiene una cucharadita de miel en la mitad de un arándano.[4] Así es, ¡en medio arándano!

La buena noticia: elige el azúcar que quieras

No necesitamos comer azúcar para vivir (recuerda que nuestro cuerpo no necesita fructosa, solo glucosa y, si no la ingerimos, la puede fabricar en nuestro interior), y no necesitamos azúcar para tener energía (ya que, en realidad, el azúcar disminuye nuestros niveles de energía).

Como todos los azúcares se comen por placer, independientemente de su origen, elige el que más te guste y disfrútalo con moderación. Si el sabor de la miel te gusta más que el del azúcar de mesa, adelante. Si prefieres hacer pasteles con azúcar moreno, también está bien.

Siempre que puedas, elige fruta para tu chute dulce

Cuando queremos algo dulce, lo mejor que podemos hacer es comer una fruta entera. Recuerda que esta es la manera que la naturaleza concibió para que consumiéramos glucosa y fructosa: en pequeñas cantidades, no demasiado concentrado y combinándolo con fibra.

Añade trozos de manzana en tus gachas en vez de azúcar de mesa, y frutos del bosque en el yogur en vez de miel.

Otros elementos brillantes que puedes añadir tanto a las gachas como al yogur son la canela, el cacao en polvo, las pepitas de cacao, el coco en tiras sin endulzar o la crema de frutos secos sin endulzar (ya sé que suena raro, pero la crema de frutos secos sabe dulce de por sí y es una combinación fantástica para comer de postre).

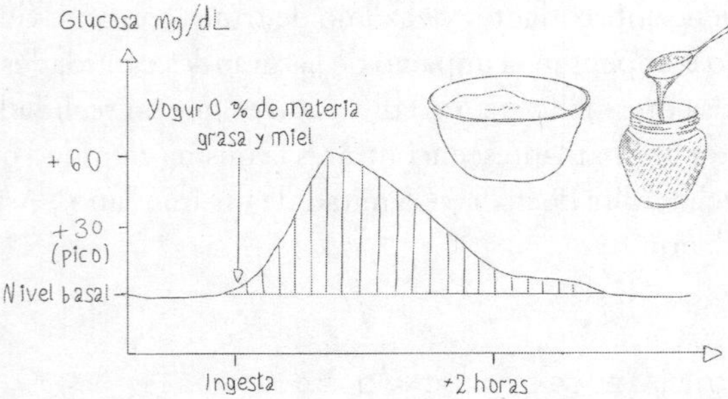

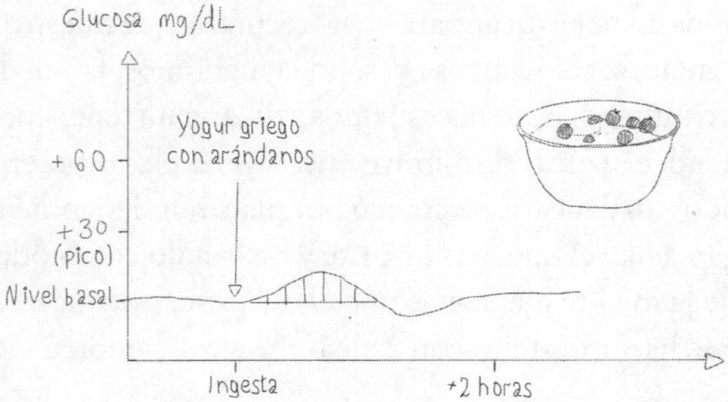

Un yogur griego con un 5 % de materia grasa con arándanos es igual de dulce que un yogur 0 % de materia grasa con miel, pero mucho mejor para tu curva glucémica.

Edulcorantes artificiales

Hasta ahora hemos hablado de los azúcares «naturales». ¿Qué pasa con los edulcorantes artificiales?

Algunos edulcorantes artificiales nos provocan picos en los niveles de insulina, lo que significa que educan a nuestro cuerpo para que almacene grasa y fomentan el aumento de peso. Por ejemplo, los estudios demuestran que cuando se pasa de beber refrescos *light* a beber agua, sin alterar la cantidad de calorías ingeridas, se pierde más peso (en uno de los estudios, un kilo en seis meses).[5]

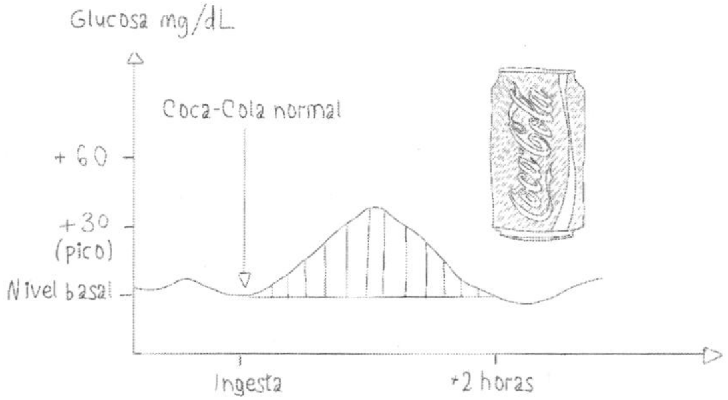

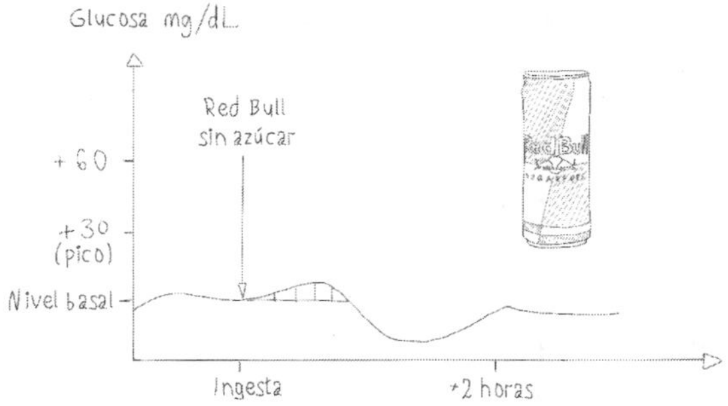

El Red Bull sin azúcar contiene aspartamo. El aspartamo puede crear un pico de insulina, aunque la ciencia aún no tiene una respuesta definitiva. El aspartamo podría explicar la bajada en los niveles de glucosa después de beberlo: una subida de insulina provoca una bajada de glucosa.

Además, estudios preliminares apuntan a que el sabor de los edulcorantes puede aumentar nuestras ansias de comer dulces, del mismo modo que lo hace el azúcar.[6] La teoría también sugiere que entonces sería más probable que satisficiéramos esos antojos, porque los edulcorantes tienen menos calorías, así que podríamos pensar que no pasa nada por comer otra galleta.[7] Los edulcorantes artificiales también pueden cambiar la composición de nuestras bacterias intestinales, lo cual podría tener consecuencias negativas.[8]

Los mejores edulcorantes, que no provocan efectos secundarios en los niveles de glucosa e insulina, son:

- Alulosa.
- Fruto del monje.
- Estevia (busca extracto puro de estevia, porque algunas otras formas de estevia están mezcladas con rellenos que provocan picos de glucosa).
- Eritritol.

Hay algunos edulcorantes artificiales que te aconsejaría que evitaras, porque se sabe que aumentan los niveles de insulina o de glucosa, especialmente cuando se combinan con alimentos,[9] o pueden provocar otros problemas de salud. Estos son:

- Aspartamo.
- Maltitol (se convierte en glucosa cuando se digiere).
- Sucralosa.
- Xilitol.
- Acesulfamo de potasio.

Los edulcorantes no son un sustituto perfecto para el azúcar. Hay muchas personas a las que no les gusta su sabor y otras a quienes incluso les provocan dolores de cabeza o de estómago. Y, sinceramente, no saben igual de bien que el azúcar. El fruto del monje está bien en un batido para desayunar, pero a veces, cuando haces pasteles, por ejemplo, simplemente necesitas echarle azúcar de verdad.

Desde mi punto de vista, lo mejor que puedes hacer es utilizar edulcorantes para ir desenganchándote de la necesidad de endulzarlo todo. Porque la dulzura es adictiva.

¿Y los refrescos light?

Que quede clara una cosa: si no hay más remedio, es mejor beber un refresco endulzado artificialmente que un refresco normal. Pero el refresco *light* no es lo mismo que el agua. Contiene edulcorantes artificiales que pueden derivar en alguno de los resultados dañinos que he descrito hace un momento.

El misterio de la adicción

Es fácil sentir que se es adicto a comer cosas dulces. Yo una vez también me sentí adicta a los dulces. Esa sensación no es culpa tuya. Recuerda que el dulzor activa el centro de adicción de nuestro cerebro. Cuanto más dulce comas, más dulce querrás comer.

Hay un par de cosas que puedes hacer para desengancharte lentamente del sabor. Sustituye esa cucharadita de azúcar en el café por alulosa, y luego ve reduciendo la cantidad con el tiempo. La próxima vez que quieras comerte unas chuches, prueba con una manzana. O cuando tengas un antojo, obsérvalo y respira profundamente. Normalmente se pasa al cabo de veinte minutos, te lo digo por experiencia. Pero si sigues atascado con tu antojo, intenta comer otra cosa; normalmente te bastará con algo que tenga grasa, como el queso. A mí también me gusta tomarme infusiones que son dulces de por sí, como las de canela o de regaliz. Siempre me ayudan.

Y si aun así sigues queriendo comerte esa cosa tan dulce, tómatela sin remordimientos, es lo mejor que puedes hacer.

Recapitulemos

Es muy improbable que nos libremos por completo del azúcar en nuestra dieta. Y estoy aquí para decirte que no pasa nada. Un cumpleaños no es igual de divertido si sirves coles de Bruselas en vez de pastel.

¿Y si en lugar de intentar resistirnos al azúcar con todas nuestras fuerzas, fuéramos conscientes de cuándo lo comemos y aceptáramos, con alegría, que forma parte de nuestras vidas?

Yo como azúcar cuando mi madre prepara tartas de cumpleaños (de chocolate, con una corteza crujiente, brillante y azucarada), cuando mi abuela hace *brigadeiros* (unos postres brasileños deliciosos hechos de chocolate y leche condensada), cuando me apetece mi helado preferido (chocolate belga, de Häagen-Dazs con dos cucharadas de caramelo), o cuando tengo el antojo de un poco de chocolate (¿adivinas que me gusta el chocolate?). El resto del tiempo, si quiero algo dulce, como frutos del bosque, fruto del monje, crema de almendra o pepitas de cacao.

A menudo me preguntan: «Yo suelo tomar leche con miel antes de acostarme. ¿Está bien?» o «¿Es malo que coma tortitas con sirope de arce?». Y yo respondo: «Cómetelo si realmente te encanta y te merece la pena el pico de glucosa que te provoca».

No pasa nada por tomar azúcar con moderación

También deberíamos evitar hacer promesas imposibles de cumplir. Yo solía decirme cosas como «a partir de mañana, no volveré a comer pastelitos nunca más». O «esta es la última chocolatina que compro». Pero cuando nos prohibimos ciertos alimentos en un intento de forzar un cambio de estilo de vida, no funciona. Porque luego llega el momento en el que ya no aguantamos más y vaciamos la caja de galletas.

Con frecuencia pensamos que si no podemos hacer algo a la perfección, como mantenernos fieles a una dieta, no deberíamos hacerlo. Esta idea no podría estar más alejada de la verdad. La clave está en dar lo mejor de uno mismo.

Cuando empieces a sentirte mejor, tus antojos se desvanecerán y te sorprenderás a ti mismo con la facilidad con la que reducirás la ingesta de azúcar.

En el capítulo anterior te prometí que si no tomabas azúcar en el desayuno, te enseñaría a disfrutarlo en otro momento del día. Los tres siguientes trucos te explican cómo, para que puedas hacerlo y aun así mantener tus curvas de glucosa estables. Esto significa que puedes comer lo que te apasiona sin ganar tanto peso, sin aumentar tus arrugas, añadir placa a tus arterias o cualquiera de las consecuencias que tienen los altos niveles de glucosa a corto o largo plazo. Suena como un cuento de hadas, pero es ciencia.

TRUCO 6

Opta por postres antes que picar algo dulce

Después de una comida, tendemos a pasar rápidamente a la siguiente actividad del día: lavar los platos, volver al trabajo o seguir con el día. Pero cuando acabamos de comer, nuestros órganos justo se ponen manos a la obra y siguen trabajando una media de cuatro horas después de que hayamos tragado el último bocado.[1] Este momento tan ajetreado es la poscomida o *estado posprandial.*

Qué pasa en el estado posprandial

El estado posprandial es el periodo del día en el que hay un mayor cambio hormonal e inflamatorio.[2] Para digerir, ordenar y almacenar las moléculas de la comida que acabamos de ingerir, la sangre se lanza a nuestro sistema digestivo, las hormonas nos suben por las nubes, algunos sistemas quedan en suspenso (incluido el sistema inmune),[3] mientras que otros se activan (como el almacenamiento de grasa). Aumentan los niveles de insulina, de estrés oxidativo y de inflamación.[4] Cuanto más pronunciado sea un pico de glucosa o fructosa después de una comida, más exigente será el estado posprandial con nuestro cuerpo, porque tendrá que gestionar más radicales libres, más glicación y más segregación de insulina.

El estado posprandial es normal, pero a la vez requiere un esfuerzo de tu cuerpo. Procesar una comida puede implicar un mayor o menor esfuerzo dependiendo de la cantidad de glucosa y fructosa que acabemos de consumir. Solemos pasarnos unas veinte horas al día en estado posprandial porque, de media, hacemos tres comidas al día, un pequeño tentempié por la mañana y una merienda.[5] Esto, antes, solía ser diferente: hasta los años ochenta, la gente no picaba con tanta frecuencia entre comidas, así que se pasaban solo entre ocho y doce horas en estado posprandial.[6]

Picar entre comidas es una invención de los años noventa, igual que los vaqueros de tiro bajo (tal vez deberíamos darle un par de vueltas a la cuestión).

Cuando nuestro cuerpo no está en estado posprandial, todo es un poco más fácil. Nuestros órganos se ponen a limpiar, sustituyen las células dañadas por otras nuevas y despejan nuestros sistemas.[7] Por ejemplo, la sensación de gorgoteo que notamos en el intestino delgado cuando hace unas horas que no comemos es que nuestro tracto digestivo vacío está limpiando las paredes intestinales.[8] Cuando nuestro cuerpo no está en estado posprandial, nuestros niveles de insulina bajan y podemos volver a quemar grasa en vez de acumularla.

Puede que hayas oído alguna vez que en la era prehistórica podíamos pasarnos mucho tiempo sin comer, si era necesario. Esto se debe a que podíamos hacer la transición fácilmente entre utilizar la glucosa como combustible (de nuestra última comida) a utilizar grasa como combustible (de nuestro almacén de grasa). Esta habilidad de pasar de una cosa a la otra, tal y como hemos mencionado antes, se llama *flexibilidad metabólica*. Es una de las medidas más esenciales de un metabolismo sano.

¿Te acuerdas de Marie, que solía salir de casa con el bolso lleno de tentempiés? Ella era un claro ejemplo de una flexibilidad metabólica reducida. Tenía que comer cada noventa minutos porque sus células habían llegado a depender de la glucosa como combustible cada pocas horas. Cuando Marie cambió su forma de comer, reeducó sus células para que utilizaran la grasa como combustible. Y luego podía pasarse horas sin ingerir nada. Marie aumentó su flexibilidad metabólica.

Para aumentar tu flexibilidad metabólica, haz comidas más abundantes y sustanciosas para que no tengas que picar cada hora o cada dos horas. Esto va en contra de la creencia popular que dice que es mejor hacer «seis comidas pequeñas al día» que dos o tres grandes, pero los estudios lo corroboran. Un equipo de científicos en la República Checa lo estudió en 2014 con personas que sufrían diabetes tipo 2. Acordaron un límite de calorías diarias e hicieron que un grupo de participantes consumieran esas calorías en dos grandes comidas y que el otro grupo las repartiera en seis comidas pequeñas. El grupo que solo comía dos veces

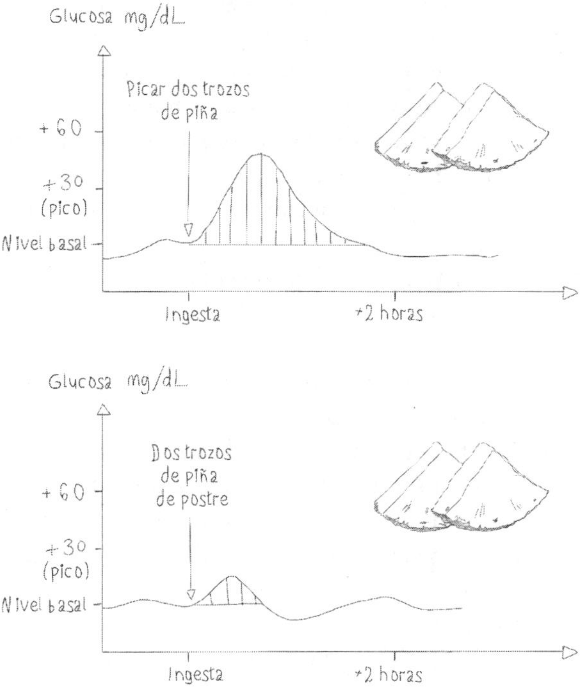

La misma piña, un pico distinto. Si se consume de postre tras una comida que contenga grasa, fibra y proteínas, la piña creará un pico más pequeño. Es verdad que podemos ver una pequeña hipoglucemia reactiva, pero este problema es menor que el gran pico que se crea cuando se come piña sola. Cuanto más grande es el pico, más síntomas se sufren.

al día no solo perdió más peso (3,6 kilos versus 2,2 kilos en tres meses), sino que experimentó mejoras en los indicadores fundamentales de su salud en general: la glucosa en ayunas menguó, la grasa del hígado disminuyó, la resistencia a la insulina se redujo y las células del páncreas se volvieron más saludables.[9] Las mismas calorías, efectos distintos (y esto nos devuelve a uno de mis temas favoritos: las calorías no lo son todo).

Otra forma de mejorar tu salud metabólica es mediante los llamados ayunos intermitentes, en los que estás en ayunas durante seis, nueve, doce o dieciséis horas seguidas, o reduces la ingesta de calorías durante un par de días a la semana. Pero este capítulo no va de esto. Este capítulo va de los datos publicados en el estudio más reciente acerca de los picos de glucosa: si quieres comer algo dulce, es mejor que te lo comas de postre, en vez de como tentempié en mitad del día, con el estómago vacío. Para entender el porqué es esencial comprender el estado posprandial.

Por qué los postres son el caballo ganador

Cuando nos abstenemos de picotear, hacemos que nuestro sistema permanezca más tiempo en un estado posprandial. Esto implica que haya tiempo para hacer la limpieza que he descrito antes. Y si consumimos algo dulce al final de una comida, disminuimos el pico de glucosa que provocaría por sí solo, porque, si recuerdas el truco 1, comer azúcares y almidones al final, después de otros alimentos (en vez de ingerirlos al principio o en solitario), hace que vayan más lentos del fregadero a la tubería.

Así que si te quieres comer algo dulce, tanto si es una pieza de fruta, como un batido, una barrita de chocolate o una galleta, hazlo después de una comida.

PRUÉBALO. Si sientes la necesidad de consumir algo dulce entre comidas, resérvalo (en la nevera o en otra parte) y disfrútalo como postre, después de una comida.

Ghadeer es traductora, vive en Kuwait y es madre de tres hijos. Padece SOP desde que le llegó la primera regla a los trece años. Ha sufrido todos los síntomas, desde el acné hasta los cambios de humor y el aumento de peso. Ha tenido varios abortos naturales. Hace unos años, a los treinta y uno, le diagnosticaron resistencia a la insulina y dejó de tener la menstruación.

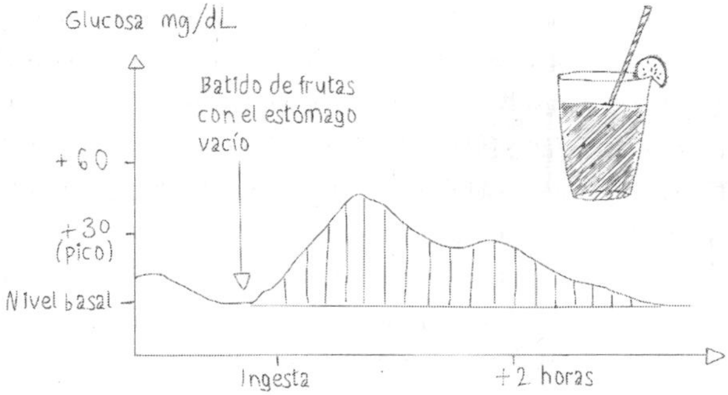

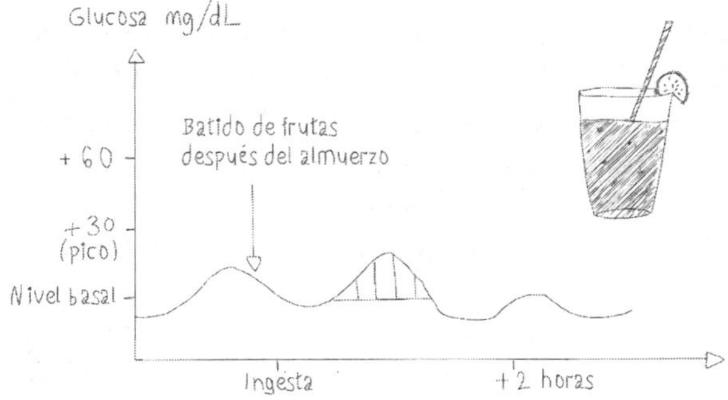

Lo esencial es reducir las fluctuaciones de glucosa. Un batido de frutas con el estómago vacío crea un pico de unos cincuenta miligramos por decilitro; después de una comida, la variabilidad general que provoca es menor.

Su médico la animó a hacer un cambio en su estilo de vida: comer mejor y hacer más ejercicio. Pero no sabía por dónde empezar. Era una recomendación muy vaga y ella la recibió con muy poco entusiasmo. Ghadeer no sabía qué tenía que hacer ni creía que lo que hiciera pudiera controlar el problema; hasta que se topó con la cuenta de Instagram de Glucose Goddess.

Entonces todo cobró sentido. Había una relación entre la resistencia a la insulina y el SOP. Ambos tienen la misma causa: niveles de glucosa desregulados. Esta información le cambió la vida. Además, le entusiasmó saber que podía abordar sus síntomas sin tener que empezar otra dieta. Tenía la sensación de haber seguido cientos de ellas y estaba hasta la coronilla. No quería volver a hacer dieta nunca más.

Así que puso a prueba algunos de estos trucos. Empezó a comer los alimentos en el orden correcto. Sustituyó el zumo de frutas por té y el azúcar por el fruto del monje. No dejó de tomar chocolate y golosinas, que le encantan, pero ahora se los come de postre en vez de como tentempié. Y hace tres comidas al día en vez de comer tres veces y picar otras tantas.

En tres meses le volvió la menstruación. También ha experimentado otros cambios: su nivel medio de glucosa solía estar en 162 miligramos por decilitro y ahora es de noventa. Ha perdido más de nueve kilos y se ha librado de la mayoría de los síntomas del SOP y de la resistencia a la insulina. Nota que también le ha cambiado el humor y tiene más paciencia con sus hijos. «Nunca en mi vida me había sentido así. Estoy muy bien. Ahora mi cuerpo es mi amigo.»

Los cambios fueron tan drásticos que su médico se quedó fascinado. «¿Qué has hecho?», le preguntó. Y le explicó todo lo que había aprendido.

¿Debería intentar comer solo una o dos veces al día?

No tienes que ir tan lejos. Hay personas a las que les va muy bien esta fórmula de ayunos intermitentes, mientras que para otras es algo muy difícil de seguir. Los estudios demuestran que los beneficios son más pronunciados en el caso de los hombres[10] y que para las mujeres en edad reproductiva, ayunar durante demasiado tiempo y con demasiada frecuencia puede provocar alteraciones hormonales y otros tipos de estrés biológico.[11] Prueba a comer tres veces al día, a ver cómo te sientes.

¿Y qué pasa con los picoteos nocturnos?
Si sueles comer algo dulce unas pocas horas después de cenar, una alternativa mejor sería que te lo tomaras de postre en cuanto hayas acabado la cena. Si para ti es inevitable picar algo por la noche, sigue leyendo para descubrir otros trucos que te ayudarán.

¿Cómo puedo saber si soy metabólicamente flexible?
Si puedes pasar tranquilamente cinco horas entre comidas sin experimentar mareo, temblores o mal humor provocado por el hambre, es probable que seas metabólicamente flexible.

Recapitulemos

El mejor momento para consumir algo dulce es después de una comida con grasas, proteínas y fibra. Cuando tomas azúcar con el estómago vacío, arrojas tu sistema al ruedo posprandial, para que cabalgue un gran pico de glucosa y fructosa. Pero si no puedes evitar comer azúcar con el estómago vacío (por ejemplo, te invitan a última hora a una fiesta de cumpleaños, alguien ha traído pastel al trabajo, has quedado con la persona que te gusta para comer helado), no te preocupes, que aquí estoy yo para ayudarte. Sigue leyendo para descubrir otro truco muy chulo.

TRUCO 7

Toma vinagre antes de comer

¿Quieres echarle un chorrito de vinagre a tu *brownie*? Me lo imaginaba. No te preocupes, que esto no es lo que estoy a punto de proponerte. Te sugiero que te prepares una bebida con vinagre y que le des unos sorbos antes de comerte tu próximo dulce, tanto si es de postre como si te lo vas a comer sin más compañía.

La receta es sencilla, y el impacto que tiene es contundente. Beber un gran vaso de agua con una cucharada sopera de vinagre unos minutos antes de comer algo dulce aplana los subsiguientes picos de glucosa e insulina. Con ello se contienen los antojos, se doma el hambre y se quema más grasa. Además, este truco es muy barato: un botella de un litro de vinagre cuesta menos de cincuenta céntimos en cualquier tienda y contiene más de sesenta raciones de una cucharada sopera. No hay de qué.

El vinagre es un líquido de sabor agrio hecho con la fermentación del alcohol, gracias a una bacteria común que lo convierte en ácido acético. Estas bacterias están siempre presentes en nuestro mundo, incluso en el aire que respiramos. Si dejas una copa de vino encima de la mesa y te vas de vacaciones, cuando vuelvas al cabo de pocas semanas se habrá convertido en vinagre.

Las variedades más comunes de vinagre incluyen el vinagre de arroz, de vino blanco, de vino tinto, de Jerez, balsámico... Sin embargo, entre todos los vinagres hay uno que es el más popular para este truco: el vinagre de sidra de manzana (o, simplemente, de manzana).

El motivo es que la mayoría de las personas opinan que sabe mejor que otros cuando se diluye en un vaso grande de agua. Pero todos los vinagres tienen el mismo efecto en nuestra glucosa, así que elige el que tú quieras (ten en cuenta que el zumo de limón no tiene el mismo efecto porque contiene ácido cítrico, no ácido acético).

Te presento a Mahnaz

El vinagre se ha promocionado como remedio para la salud durante siglos. En el siglo XVIII incluso se recetaba a los pacientes con diabetes en forma de té. En Irán se consume muchas veces al día en varias bebidas a base de agua, y se lo toman personas de todas las edades. «En mi familia llevamos generaciones bebiendo vinagre de sidra de manzana», explica Mahnaz, un miembro de la comunidad Glucose Goddess desde Teherán. «Mi abuela produce su propio vinagre y lo distribuye entre todos los miembros de la familia. Nosotros lo bebemos porque forma parte de nuestra cultura y siempre nos han dicho que es bueno para nosotros. Pero hasta que no encontré esta cuenta, no tenía ni idea del motivo concreto por el que era bueno que lo tomáramos.»

Aquí tienes la receta de la abuela de Mahnaz, por si ahora también te apetece entrar en el mundo de la fermentación:

CÓMO HACER VINAGRE DE MANZANA

- Elige manzanas dulces, límpialas y tritúralas.
- Pon el resultado en barriles.
- Cubre los barriles y deja que repose de diez a doce meses.
- Los barriles deberían estar en un lugar cálido. La luz del sol va muy bien.
- No pasa nada porque haya insectos; son una señal de buen vinagre. Así que no entres en pánico, solo te están ayudando.
- Cuando esté listo debes colar muy bien el líquido dos veces utilizando una malla de tela con agujeros muy pequeños.

Aunque la gente lleva siglos bebiendo vinagre, no ha sido hasta hace poco cuando los científicos han sido capaces de entender los mecanismos que se esconden detrás de sus beneficios para la salud.

En la última década, un par de docenas de equipos de investigación de todo el mundo han medido los efectos del vinagre en nuestro organismo. La mayoría de los estudios se desarrollaron de la siguiente manera: juntaban un grupo de entre treinta y unos cientos de participantes. Pedían a la mitad del grupo que se tomara un vaso grande de agua con una o dos cucharadas soperas de vinagre antes de comer durante tres meses y al otro grupo le dieron un placebo, algo que sabía parecido al vinagre, pero que no lo era. Les controlaron el peso, los marcadores en sangre y la composición corporal. Se aseguraron de que ambos grupos mantenían una dieta y un ritmo de ejercicio idénticos, se relajaron, comieron palomitas y observaron. Lo que descubrieron fue que si añadían vinagre antes de las comidas durante tres meses, los sujetos perdían entre uno y dos kilos, y reducían la grasa visceral, las medidas de cintura y cadera, y los niveles de triglicéridos.[1] En un estudio, ambos grupos se sometieron a una estricta dieta para perder peso y el grupo del vinagre perdió el doble (5 kilos versus 2,3 kilos) a pesar de haber ingerido la misma cantidad de calorías que el grupo sin vinagre.[2] Un equipo de investigación brasileño explicó que como tiene este efecto en la pérdida de grasa, el vinagre es mucho más efectivo que muchos suplementos termogénicos que se anuncian como quemagrasas.[3]

Son muchos los efectos positivos del vinagre. Tanto para las personas que no sufren diabetes, como para aquellas con resistencia a la insulina o diagnosticadas con diabetes tipo 1 o tipo 2, que con solo una cucharada al día pueden reducir de forma significativa sus niveles de glucosa.[4] Los efectos también se pueden observar en mujeres con SOP: en un estudio a pequeña escala (que desde luego se tiene que replicar para poder verificarlo), cuatro de siete mujeres recuperaron la menstruación después de cuarenta días tomándose una bebida con vinagre de manzana al día.[5]

Esto es lo que pasó en los organismos de todos estos participantes:

al tomar vinagre antes de una comida rica en carbohidratos, el pico de glucosa de esa comida se reducía entre un 8 % y un 30 %.

Para entender cómo pasa, tenemos una pista importante: la cantidad de insulina también disminuye cuando consumimos vinagre antes de comer (un 20 % aproximadamente, según uno de los estudios).[6] Esto nos indica que beber vinagre no aplana las curvas de glucosa aumentando la cantidad de insulina en el cuerpo, lo cual es un factor muy positivo. De hecho, podríamos aplanar las curvas de glucosa inyectando insulina o consumiendo un medicamento o alguna bebida que liberara más insulina en el organismo. Esto se debe a que cuanta más insulina hay en el cuerpo, más trabajan el hígado, los músculos y

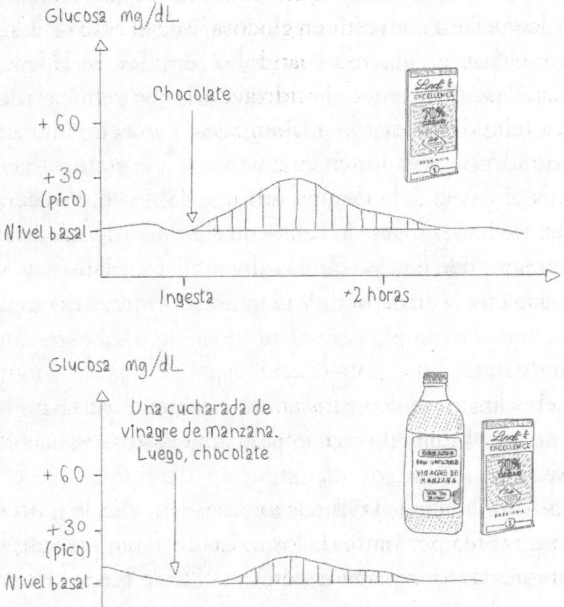

Aquí tienes un experimento que hice para ilustrar los datos científicos: el vinagre de manzana frena el pico de glucosa.

las células grasas para eliminar el exceso de glucosa del torrente sanguíneo y almacenarlo rápidamente. Sin embargo, aunque la insulina reduce los niveles de glucosa, también contribuye a la inflamación y al aumento de peso. Lo que realmente queremos es aplanar las curvas de glucosa sin aumentar la cantidad de insulina en el cuerpo, que es precisamente lo que consigue el vinagre. ¿Y cómo funciona? Los científicos creen que hay varios factores que entran en juego.

Cómo funciona el vinagre

¿Te acuerdas de la enzima que Jerry y los humanos tienen en común, la alfa-amilasa? Esta es la enzima que, en el caso de las plantas, trocea el almidón y lo vuelve a convertir en glucosa, y en el caso de los humanos convierte el pan en glucosa cuando lo tenemos en la boca. Los científicos han descubierto que el ácido acético que se halla en el vinagre desactiva temporalmente la alfa-amilasa.[7] Consecuentemente, el azúcar y el almidón se convierten en glucosa más lentamente y la glucosa nos llega al organismo de una forma más suave. Puede que lo recuerdes del truco 1, «Come los alimentos en el orden correcto»: la fibra también tiene este efecto sobre la alfa-amilasa, y esta es una de las razones por las que la fibra nos ayuda a aplanar nuestras curvas de glucosa.

En segundo lugar, en cuanto el ácido acético llega al torrente sanguíneo, penetra los músculos y los anima para que hagan glucógeno más rápido de lo habitual,[8] lo cual implica una absorción más eficiente de glucosa.

Con estos dos factores (la liberación más lenta de la glucosa y la absorción más rápida por parte de los músculos), hay menos glucosa flotando libremente por nuestro organismo y los picos son más reducidos.

Además, el ácido acético no solo reduce la cantidad de insulina presente (lo cual nos ayuda a volver al «modo quemagrasas»), sino que también tiene un efecto extraordinario en nuestro ADN. Le dice a nuestro ADN que se reprograme un poco para que nuestras mitocondrias quemen más grasa.[9] Sí, en serio.

Y ESTO, ¿QUÉ IMPLICA PARA NOSOTROS?

Este truco funciona tanto con los alimentos dulces como con la comida almidonada. Tal vez estés a punto de devorar un gran plato de pasta. Quizá estés a punto de comerte una porción de tarta de cerezas que has reservado para el postre. O tal vez estés en una fiesta de cum-

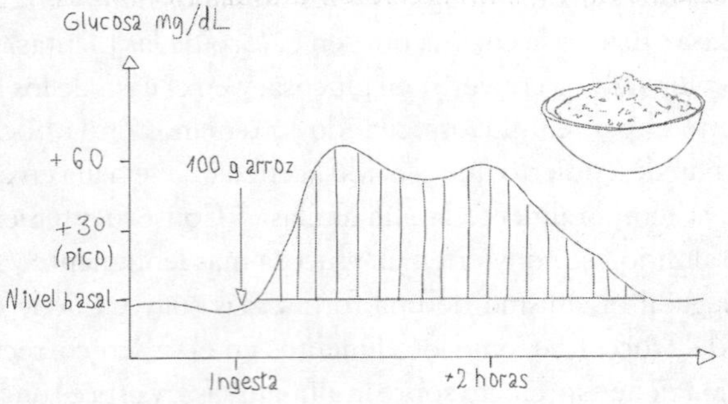

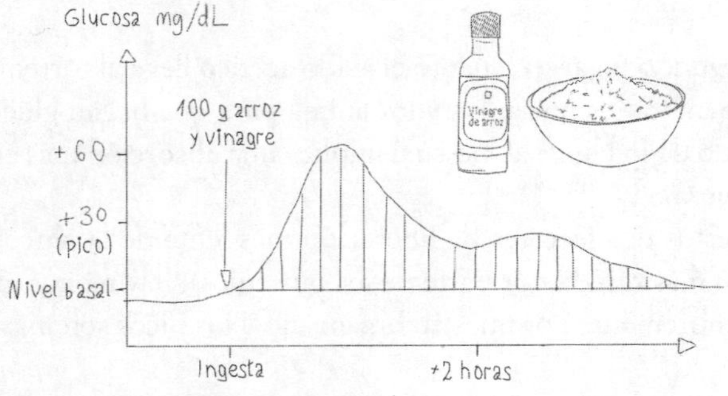

Cualquier tipo de vinagre sirve. Una cucharada de vinagre de arroz en un bol de arroz blanco (tal y como se hace en la tradición japonesa) te ayudará a estabilizar tus niveles de glucosa.

pleaños y tengas que comer pastel de chocolate a media tarde (y agradeces que no hayan puesto coles de Bruselas en vez de tarta). Echa mano de vinagre antes para contrarrestar algunos de los efectos secundarios de un pico de glucosa.[10]

Coge un vaso grande de agua (para algunos, el agua caliente es más reconfortante) y añade una cucharada de vinagre de manzana. Si no te gusta el sabor, empieza con una cucharadita o incluso menos, y ve aumentando la cantidad. Bébete el preparado con una pajita o bien veinte minutos antes de comer, o bien durante la comida o menos de veinte minutos después de tomar el alimento que provoca un pico de glucosa.

Aquí tienes una forma aún más fácil de utilizar este truco: ahora que estás añadiendo un entrante verde a todas tus comidas, puedes

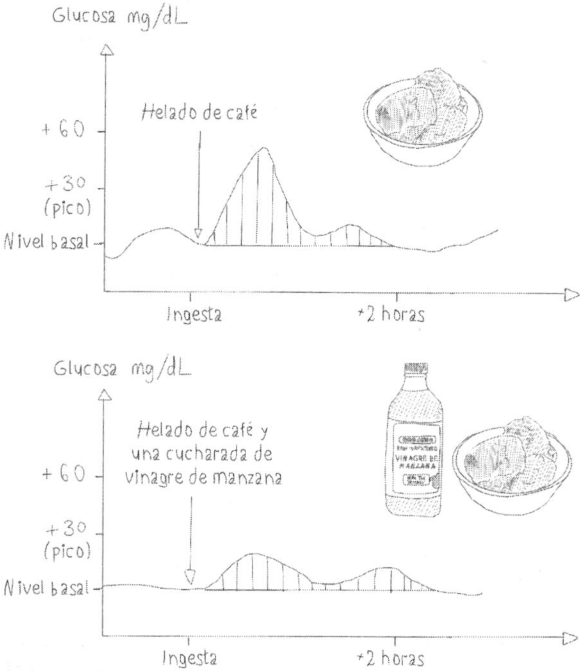

Aquí lo tienes: cómete el helado y, de paso, ayuda a tu cuerpo.

añadir un poco de vinagre al aderezo. En el primer estudio que se realizó acerca de la relación entre el vinagre y los picos de glucosa, había dos comidas: un grupo comía una ensalada con aceite de oliva y luego pan, y el otro grupo comía una ensalada con aceite de oliva y vinagre, y luego pan. Los participantes que comieron la ensalada con vinagre tuvieron un pico de glucosa un 31 % más pequeño.[11] Así que la próxima vez que te pidas una ensalada, alíñala con vinagreta en vez de utilizar otra salsa.

Contener un pico de glucosa con vinagre es muy útil cuando se consume durante una comida que, de no ser por él, provocaría un gran pico,[12] pero realmente lo puedes utilizar cuando quieras en fun-

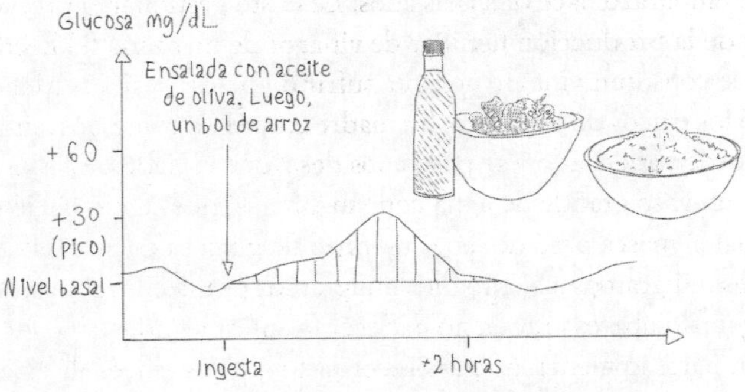

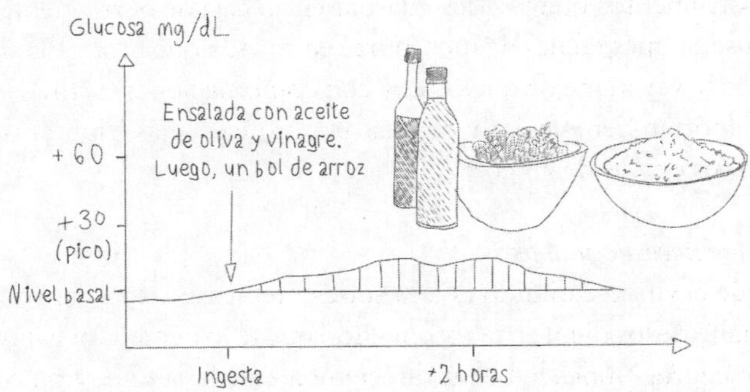

En tu entrante verde, el mejor aliño para tus niveles de glucosa es el que incorpora vinagre, como por ejemplo una vinagreta tradicional.

ción de tu grado de compromiso (y en las próximas páginas voy a compartir más recetas contigo para que utilices el vinagre).

Que quede claro: no puedes convertir una mala dieta en buena solo por añadir vinagre. El vinagre reduce los picos, pero no los elimina. Si lo tomas con regularidad te ayudará, pero no justificará que comas más azúcar porque, en general, esto hará que tu dieta sea peor.

Volvamos con Mahnaz

A la madre de Mahnaz le diagnosticaron diabetes tipo 2 después de su tercer embarazo hace dieciséis años. Le costó gestionar el problema a pesar de la producción familiar de vinagre de manzana (el hecho aislado de consumir vinagre no evita sufrir diabetes). Así que Mahnaz le contó los trucos de este libro. Su madre empezó a comer los alimentos en el orden adecuado y se pasó a los desayunos salados. Ella ya se tomaba un vaso grande de agua con vinagre, así que siguió haciéndolo. En cuatro meses pasó de tener un nivel de glucosa en ayunas de doscientos miligramos a ciento diez miligramos por decilitro, pasando de sufrir una diabetes grave a no padecer la enfermedad.

En parte lo menciono para recordarte que los trucos de este libro son instrumentos que puedes guardar en tu caja de herramientas. Algunas serán más fáciles de incorporar en tu vida que otras. Puede que algunas te vayan mejor que otras y con combinaciones distintas. Pero todas aportan beneficios. Y cuantas más utilices, más triunfarás aplanando tus curvas de glucosa.

¿Por qué necesito una pajita?

Aunque el vinagre diluido no sea suficientemente ácido para dañarte el esmalte de los dientes, te recomiendo que te lo bebas con pajita para ir a lo seguro. Nunca lo bebas directamente de la botella. Como parte de otros alimentos, como en la vinagreta, está bien.

¿Cuánto rato debería esperar entre tomar el vinagre y la comida?
Idealmente, bébelo veinte minutos (o menos) antes de comer. También lo puedes tomar durante la comida o hasta veinte minutos después de comer, y funcionará casi igual de bien.

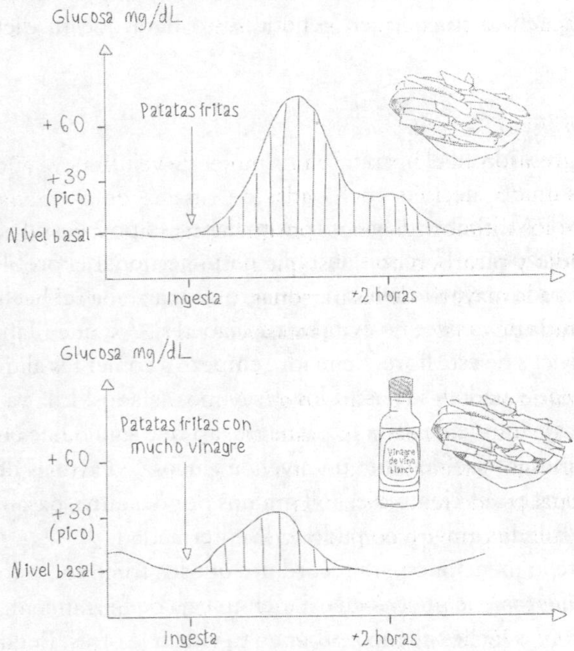

Todos los vinagres sirven. Aquí, con vinagre de vino blanco. ¡Los británicos no iban descaminados!

¿Tiene efectos secundarios negativos?
No deberías experimentar ningún efecto secundario negativo siempre y cuando consumas vinagre potable; es decir, vinagre con un 5 % de acidez (el vinagre para limpiar tiene una acidez del 6 %, así que si lo encuentras al lado de las fregonas y del papel higiénico en el supermercado, ¡no te lo bebas!). A algunas personas, el vinagre puede irritarles las membranas mucosas; a otras, provocarles ardor de estóma-

go. No se recomienda para personas con trastornos estomacales, aunque esto es solo una precaución: no se han hecho estudios para medir los efectos que tiene.[13] No parece que el vinagre dañe las paredes del estómago, ya que es menos ácido que los jugos gástricos e incluso menos ácido que la Coca-Cola y el zumo de limón.[14] Repito, tú mandas, escucha a tu cuerpo y si no te sienta bien el vinagre, no te fuerces.

¿Hay algún límite de consumo?
Pues sí. Ingresaron en el hospital a una mujer de veintinueve años que había consumido dieciséis cucharadas de vinagre de manzana cada día durante los últimos seis años, porque tenía niveles muy bajos de potasio, sodio y bicarbonato.[15] Así que no lo hagas. Esto es demasiado. Pero para la mayoría de las personas, un vaso grande de agua con una cucharada de vinagre unas cuantas veces al día está bien.

¿Puedo tomarlo durante el embarazo o la lactancia?
La mayoría de los vinagres están pasteurizados y se pueden consumir sin ningún riesgo. Sin embargo, el vinagre de manzana no está pasteurizado, lo cual puede representar un riesgo para las mujeres embarazadas. Consúltalo primero con tu médico.

Oh, oh..., me he olvidado de beber vinagre y ahora ya me he comido un trozo de pastel. ¿Es demasiado tarde?
¡No! Yo lo hago constantemente. A veces el pastel está tan rico que me olvido de la bebida prepastel. No pasa nada. Beberlo después de comer algo dulce o almidonado (repito, hasta veinte minutos después) es mucho mejor que no hacerlo. Aun así sigue teniendo el efecto de reducir la glucosa.[16]

¿Y en formato de pastilla o gominola?
En lo que concierne al vinagre en pastillas o cápsulas, el jurado aún no se ha pronunciado. Puede que funcione tan bien como el vinagre líquido, pero no está confirmado.[17] Si quieres probarlo, puede que ten-

gas que tragarte tres pastillas o más para recibir la misma cantidad de ácido acético de una cucharada de vinagre (unos ochocientos miligramos).

Las gominolas no son una buena opción: contienen azúcar (aproximadamente un gramo de azúcar por gominola). Así que no solo puede que no te ayuden a aplanar las curvas de glucosa, sino que además puede que te provoquen picos (me puse en contacto con una de las principales marcas de gominolas de vinagre de manzana para pedirles que respaldaran científicamente sus afirmaciones y no me contestaron).

¿Y la kombucha?

La kombucha tiene menos de un 1 % de ácido acético y si no es casera, suele tener azúcar añadido. Aunque no es un destructor de picos, tiene algunos beneficios para la salud: como se trata de un alimento fermentado, tiene bacterias beneficiosas que alimentan los microbios buenos que tenemos en los intestinos.

No me gusta el sabor del vinagre. ¿Qué hago?

Empieza con una cantidad pequeña y ve aumentándola. O prueba el vinagre blanco en vez del vinagre de manzana (hay personas que prefieren su sabor). O plantéate mezclar el vinagre y el agua con otros ingredientes, no importa cuáles (pero no lo mezcles con azúcar, porque esto invalidaría los efectos).

Aquí tienes algunas recetas de los miembros de la comunidad Glucose Goddess:

- Una taza de té de canela caliente con una cucharada de vinagre de manzana.
- Un vaso de agua, una pizca de sal, una pizca de canela y una cucharada de vinagre de manzana.
- Un vaso de agua, una pizca de sal, una cucharadita de Liquid Aminos y una cucharada de vinagre de manzana.
- Una tetera de agua caliente con una rodaja de limón, un poco

de raíz de jengibre, una cucharada de vinagre de manzana y una pizca de alulosa, fruto del monje, extracto de estevia o eritritol para endulzarlo.

- Agua con gas, hielo y una cucharadita de vinagre de manzana.
- Verduras fermentadas en un tarro lleno de vinagre de manzana.

Recapitulemos

Añadir vinagre a la dieta, tanto en una bebida como en el aliño de una ensalada, es una manera excelente de aplanar nuestras curvas de glucosa. Actúa de dos formas: ralentiza la llegada de glucosa al torrente sanguíneo, luego aumenta la velocidad a la que nuestros músculos la absorben y la convierten en glucógeno. Hablando de músculos, parece que hacen bastante bien este trabajo...

TRUCO 8

Después de comer, muévete

Cada tres o cuatro segundos, los músculos de nuestro párpado reciben un mensaje del cerebro en forma de señales eléctricas o impulsos. Las señales contienen una orden muy sencilla: «Parpadea ahora, por favor, para que podamos hidratar estos ojos y seguir leyendo este maravilloso libro». Por todo el cuerpo, los músculos se contraen para que caminemos, nos inclinemos, cojamos cosas, nos levantemos y más. Hay músculos que controlamos de forma consciente (como los dedos) y otros que no (como, por ejemplo, el corazón).

Cuanto más le digamos a un músculo que se contraiga y cuanto más rígido se ponga, tanto si lo hacemos de forma consciente como inconsciente, más energía necesitará. Cuanta más energía necesite, más glucosa necesitará[1] (las mitocondrias en las células musculares también pueden utilizar otras cosas para crear energía, como la grasa, pero cuando la glucosa es abundante, ese es el combustible de más fácil y rápido acceso al que recurrir). Por cierto, existe un nombre especial para la energía que se crea a partir de las cenizas de glucosa y que sirve de combustible para nuestras células: adenosín trifosfato (ATP).

El ritmo al que se quema la glucosa varía mucho dependiendo de la intensidad con la que hagamos ejercicio, es decir, de la cantidad de ATP que necesiten los músculos. Puede multiplicarse por mil desde que estamos en reposo (tumbados en el sofá mirando la tele) hasta que estamos haciendo un ejercicio intenso (corriendo a toda prisa para pillar a nuestro perro que está cruzando el parque a toda velocidad).[2]

Con cada nueva contracción muscular se queman moléculas de glucosa. Y podemos aprovecharlo para aplanar nuestras curvas de glucosa.

Te presento a Khaled

Khaled tiene cuarenta y cinco años. Vive en los Emiratos Árabes, donde hace sol, calor y se puede ir a la playa durante todo el año. Hasta hace poco, Khaled no se tumbaba al sol cuando iba a la playa. No se quitaba nunca la camiseta, decía, para ocultar la barriga a sus amigos.

Cambiar es difícil, así que lo mejor que podemos hacer para conseguir algún cambio es elegir estrategias que requieran muy poco esfuerzo, pero que nos generen grandes resultados (como los trucos que hay en este libro).

Como muchos de nosotros, y de forma totalmente comprensible, Khaled no tenía ganas de cambiar lo que comía, pero estaba abierto a otras ideas. Justo antes de la pandemia de COVID-19, descubrió la cuenta de Instagram de Glucose Goddess. Ver los efectos de estos trucos representados en gráficos le iluminó de algún modo, especialmente porque su padre y sus hermanos son diabéticos. Cuando se impuso el confinamiento, de repente Khaled se dio cuenta de que tenía mucho tiempo y decidió probar algo nuevo siempre y cuando fuera fácil.

Decidió ir a pasear después de las comidas, que es uno de los trucos de los que hablo en mi cuenta de Instagram. No tenía que cambiar nada de lo que comía. Solo tenía que levantarse después de su almuerzo de arroz con carne e ir a pasear diez minutos por el barrio.

Al caminar se imaginaba cómo la glucosa del arroz se transportaba hasta llegar a los músculos de sus piernas en vez de dirigirse a las reservas de grasa. Cuando llegaba a casa, se sorprendía porque en vez de querer comer algún dulce y luego echarse una siesta, como solía hacer después del almuerzo, volvía a su despacho y trabajaba toda la tarde. Se sentía... bien. Al día siguiente, los diez minutos de andar se convirtieron en veinte. Continuó con este nuevo hábito.

Hay muchas tradiciones que recomiendan caminar después de comer, como la costumbre india de dar «cien pasos», y existen por un buen motivo. En cuanto la afluencia de glucosa (de un gran bol de arroz, por ejemplo) entra en el cuerpo, pueden pasar dos cosas. Si permanecemos sedentarios, cuando el pico llega al punto más alto, la glucosa inunda nuestras células y satura las mitocondrias. Se producen radicales libres, aumenta la inflamación y el exceso de glucosa se almacena en el hígado, en los músculos y en la grasa.

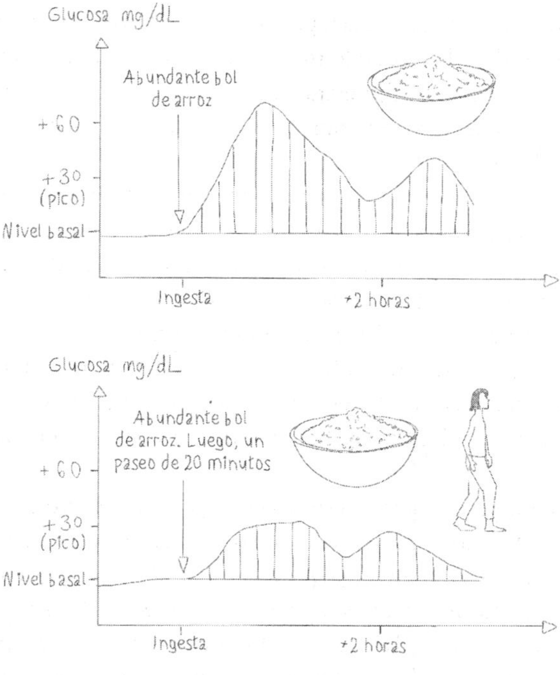

Cuando comemos almidones o azúcares tenemos dos opciones: o bien nos quedamos quietos y dejamos que llegue el pico, o nos movemos y contenemos el pico.

Si, por el contrario, contraemos los músculos cuando la glucosa pasa de los intestinos al torrente sanguíneo, nuestras mitocondrias tienen una mayor capacidad de combustión. No se saturan tan rápido: están encantadas de utilizar la glucosa extra para fabricar ATP y proporcionar combustible a nuestros músculos en funcionamiento. En un gráfico de un MCG, la diferencia es evidente.

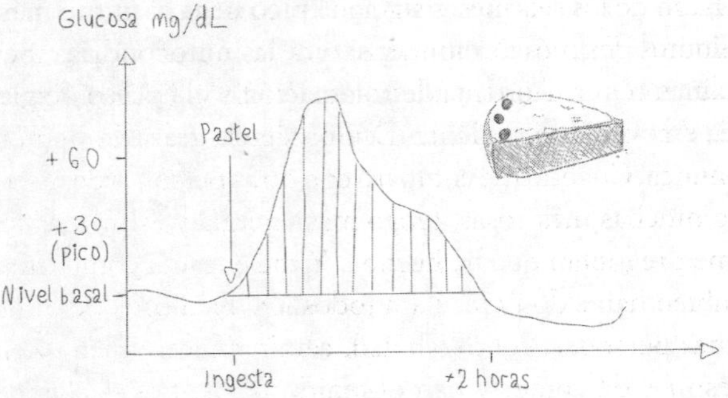

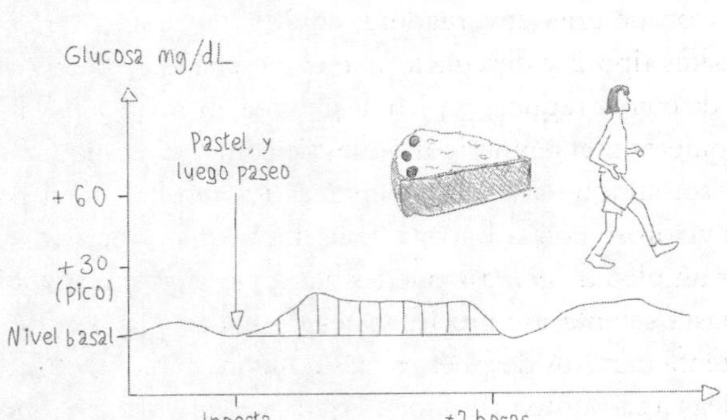

Si nos quedamos sentados durante una hora después de comer pastel, la glucosa se acumulará en el cuerpo y provocará un pico. Pero si hacemos ejercicio, nuestros músculos consumirán toda la glucosa casi al momento. No se acumulará ni provocará un pico.

Aquí tienes otra manera de verlo: cuando hacemos ejercicio (repito que solo diez minutos de caminar ya son provechosos), hacemos que la caldera del tren de vapor de nuestro abuelo sea más grande y arda más. Nuestro abuelo echa el carbón a mayor velocidad; el tren de vapor lo quema más rápido. En vez de acumularse, la glucosa extra se utiliza.

Así que podemos comer exactamente lo mismo y luego aplanar la curva de glucosa de esa comida utilizando nuestros músculos a continuación (entre una hora y diez minutos después de haber comido; pronto, más detalles).

A lo largo de los seis meses siguientes, Khaled continuó caminando veinte minutos después del almuerzo o de la cena. Luego empezó a comer los alimentos en el orden adecuado. Perdió 7,25 kilos. Extraordinario, lo sé. Y ahora está radiante. Dijo lo siguiente: «Me siento más joven que nunca. Cuando me comparo con otras personas de mi edad, veo que hago muchas más cosas, tengo más energía y estoy más feliz. Mis amigos me preguntan qué he hecho... Y me encanta compartir los trucos. También han sido útiles para todos los miembros de mi familia».

Muchas personas, como Khaled, caminan entre diez y veinte minutos después de comer y han obtenido resultados excelentes. Una investigación de gran envergadura, en 2018, examinó a 135 sujetos con diabetes tipo 2 y descubrió que el ejercicio aeróbico (caminar) después de comer reducía el pico de glucosa entre un 3 % y un 27 %.

Y si quieres ir al gimnasio después de comer, te resultará aún más beneficioso, aunque a algunas personas les resulta difícil hacer un ejercicio vigoroso con la barriga llena. La buena noticia es que para contener un pico de glucosa puedes hacer ejercicio en cualquier momento hasta setenta minutos después de haber acabado de comer. Unos setenta minutos después es más o menos el momento en el que el pico llega a su punto más alto, así que es ideal utilizar los músculos antes de que llegue este momento. También puedes utilizar los músculos intensamente haciendo flexiones, sentadillas, planchas o cualquier ejercicio de levantar pesos. Se ha demostrado que los ejercicios de resistencia (levantar pesas) reducen el pico de glucosa hasta un 30 % y rebajan los picos que se produzcan en las veinticuatro horas que siguen en un 35 %.[3] Lo más probable es que no puedas contener el pico de glucosa por completo, pero puedes mermarlo considerablemente.

Y aquí llega la sorpresa: cuando nos movemos después de comer aplanamos la curva de glucosa sin que aumente el nivel de insulina, igual que con el vinagre. Aunque normalmente nuestros músculos necesitan insulina para almacenar la glucosa, si tenemos los músculos contrayéndose activamente, no necesitamos insulina para absorber la glucosa.[4]

Y cuanto más se contraigan nuestros músculos y más glucosa absorban sin necesitar insulina, menor será el pico de glucosa, y menos insulina enviará el páncreas para lidiar con la glucosa restante. Estas son muy buenas noticias para todo el mundo. Caminar, aunque sea diez minutos después de comer, aminora los efectos secundarios de lo que sea que acabemos de comer. Y cuanto más rato hagamos ejercicio, más se aplanarán nuestras curvas de glucosa e insulina.[5]

Por qué deberías ver la tele después de cenar

Estás en casa, te has comido un plato de pasta para cenar (después de una ensalada verde, ¿verdad?), estás a punto de sentarte en el sofá y poner tu serie preferida. Pero si eres capaz de hacer varias cosas a la vez, intenta hacer unas sentadillas mientras ves la tele. O prueba de hacer una sentadilla estática con la espalda en la pared, fondos de tríceps con el borde del sofá, hacer una plancha lateral, o la postura del barco sobre la alfombra. Monica, una chica de la comunidad Glucose Goddess, ha encontrado un montaje divertido: tiene una pesa rusa detrás del sofá y después de comerse algo dulce, se pone veinte minutos en el temporizador del móvil, y cuando suena, coge la pesa y hace treinta sentadillas sujetando la pesa rusa.

Variación de oficina: no tienes tiempo de salir a pasear después de comer. No pasa nada. Sube y baja la escalera del edificio un par de veces, simulando que tienes que ir al baño. Si estás en una reunión, levanta los gemelos en silencio subiendo los talones. O haz una serie de flexiones inclinadas apoyándote sobre la mesa. Problema resuelto.

PRUÉBALO. Puntúa cómo te sientes cuando comes algo dulce y luego te quedas aplatanado en el sofá. Puntúa cómo te sientes cuando comes lo mismo y luego sales a pasear veinte minutos. ¿Cómo son tus niveles de energía? ¿Tienes hambre en las siguientes horas?

¿Cuánta prisa debería darme para hacer ejercicio después de comer?
Monica se activa veinte minutos después de comer, pero puedes hacer ejercicio en cualquier momento desde que acabas de comer hasta setenta minutos más tarde para percibir algún efecto. Tal y como hemos mencionado antes, el objetivo es empezar a contraer los músculos antes de que el pico de glucosa llegue a su punto máximo. A mí me gusta salir a pasear o hacer ejercicios de fuerza o de resistencia delante de la tele unos veinte minutos después de comer. Pero en varios estudios se han considerado diferentes situaciones: había personas que se ponían a caminar justo después de soltar el tenedor, otras que empezaban unos diez o veinte minutos después de haber acabado de comer.[6] Otras personas esperaban cuarenta y cinco minutos después de comer para empezar a hacer ejercicio. Pero todos obtenían buenos resultados.

¿Debería hacer ejercicio antes o después de comer?
Parece que hacer ejercicio después de comer es la mejor opción, pero hacer ejercicio antes también es útil. En un estudio de resistencia con sujetos obesos, hacer ejercicio antes de cenar (comiendo treinta minutos después de haber acabado el ejercicio físico) disminuía los picos de glucosa e insulina entre un 18 % y un 35 %, respectivamente, mientras que si el ejercicio se empezaba cuarenta y cinco minutos después de cenar, los niveles se reducían un 30 % y un 48 %, respectivamente.[7]

¿Y en otros momentos del día?
Hacer ejercicio es genial en cualquier momento. Y tiene muchos más efectos positivos, además de refrenar un pico de glucosa. Entre otras cosas, nos ayuda a mejorar el bienestar mental, nos aporta energía,

contribuye a que nuestro corazón se mantenga sano,[8] y reduce la inflamación y el estrés oxidativo.[9] Tanto si estás en ayunas como si no, si emprendes una nueva actividad física, tus niveles generales de glucosa empezarán a disminuir a medida que aumentes la masa muscular.

Sin embargo, si te estás replanteando tu plan de ejercicio diario para caminar más y puedes hacerlo en cualquier momento del día, tendrá más impacto si lo haces después de comer.[10]

¿Cuánto tiempo debería hacer ejercicio?
Esto te tocará descubrirlo a ti. Los estudios normalmente consideran paseos de entre diez y veinte minutos o sesiones de fuerza o resistencia de unos diez minutos. Yo he descubierto que tengo que hacer unas treinta sentadillas para ver cambios en mis niveles de glucosa.

¿Por qué hacer ejercicio en ayunas provoca un pico de glucosa? ¿Es malo?
Cuando haces ejercicio y aún no has comido, es decir, cuando haces ejercicio en ayunas, tu hígado libera glucosa a la sangre para dar combustible a las mitocondrias de tus músculos. Esto se materializa como un pico en un MCG, porque realmente se produce un pico. Estos picos causan estrés oxidativo al aumentar los radicales libres, pero ese mismo ejercicio que los crea, también aumenta tu capacidad de deshacerte de ellos y, lo que es más importante, esas defensas mejoradas contra los radicales libres perduran más tiempo que la producción aguda de radicales libres provocada por el ejercicio. Por lo tanto, el efecto real de hacer ejercicio es que reduce el estrés oxidativo.[11] Por eso se considera que el ejercicio supone un estrés de hormesis para el cuerpo. Esto significa que es un tipo de estrés favorable que provoca que nuestro cuerpo sea más resiliente.

Recapitulemos

Si vas a comer algo dulce o almidonado, utiliza los músculos después. Tus músculos se alegrarán de absorber el exceso de glucosa a medida que te llegue a la sangre y disminuirás el pico de glucosa, reducirás la probabilidad de aumentar de peso y evitarás un desplome de energía. Esta técnica es especialmente buena para dominar la somnolencia de después de comer. Y funciona aún mejor si te tomas un gran vaso de agua con vinagre de manzana antes de comer.

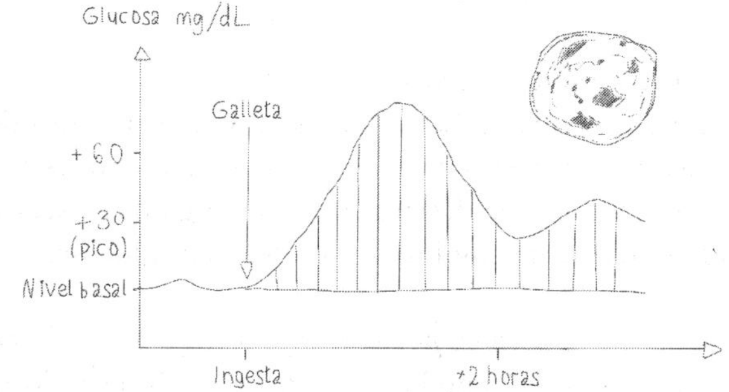

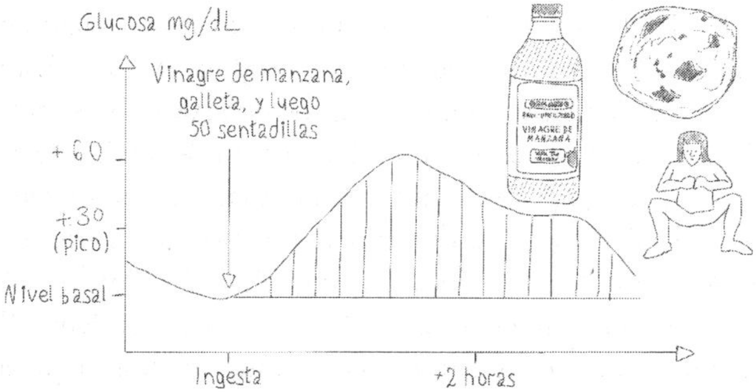

Cuantos más, mejor: la combinación de trucos tiene un efecto increíblemente poderoso. Reservarse un capricho dulce, beber vinagre de manzana de antemano y utilizar los músculos después te ayudará a reducir los efectos secundarios.

Ahora ya conoces la combinación perfecta para picar algo dulce sin provocar un gran pico de glucosa a tu cuerpo: vinagre de manzana antes, ejercicio después.

TRUCO 9

Si tienes que picar, pica salado

A lo largo de este libro he hablado de cómo la glucosa tiene un impacto tanto en el cuerpo como en la mente. Sin embargo, cuando emprendí esta investigación, me resultaba siempre más fácil discernir los efectos físicos de la glucosa que los efectos mentales. Sabía por qué me salían granos en la nariz o por qué aumentaba de peso. Hasta que un día miré los datos del monitor de glucosa después de haberme comido una rosquilla.

Desde que tuve el accidente a los diecinueve años, he luchado contra un problema de salud mental llamado *splitting* o «sentirse separado». Clínicamente, se llama despersonalización. Cuando me ocurre, tengo la sensación de que una parte de mí abandona el cuerpo. Cuando me miro en el espejo, no me reconozco. Cuando observo mis manos, pienso que son de otra persona. De repente, tengo como una niebla ante los ojos. Pierdo el sentido de mi «yo unificado» y mi mente empieza a dar vueltas de forma incontrolada mientras me hago preguntas existenciales. Me da mucho miedo, sobre todo si estoy sola.

Lo que me hace superar estos momentos es recordar que pasarán. La terapia conversacional, la desensibilización y el reprocesamiento por medio de movimientos oculares o EMDR (recordar el accidente mientras mi terapeuta me da golpecitos alternos en las rodillas), y la terapia craneosacral (un tipo de ejercicio físico) me han ayudado mucho. Tuve la suerte de conocer a alguien cercano que había pasado por lo mismo cuando era joven: mi primo. Le mandaba mensajes siempre que necesitaba consuelo. «Ya lo sé, es horrible. Pero confía en mí, pasará», me decía. También recurría a los diarios personales. Escribía mucho.

Me sentí separada de mí misma durante un año entero después de la operación. Luego, la sensación iba y venía una vez por semana o una vez al mes, y me duraba unas horas. Hice todo lo posible para intentar averiguar qué la provocaba y qué hacía que desapareciera. Pero la mayor parte del tiempo, no tenía ni idea.

Luego, ocho años después del accidente, me di cuenta de que uno de los desencadenantes podía ser... la comida. En abril de 2018, mi novio y yo, junto con una pareja de amigos, fuimos a visitar la ciudad costera de Kamakura, en Japón. Hacía un mes que llevaba un monitor de glucosa. Desayunamos muy temprano. Cinco horas más tarde volvíamos a tener hambre. Paramos a tomarnos un café y unas rosquillas, y luego fuimos a dar un paseo junto al mar.

Mientras hablábamos de nuestras próximas aventuras (ver cerezos en flor, visitar Harajuku y mucho más) empecé a notar un cambio en mi estado mental. Conocía muy bien esa sensación. Sabía que estaba a punto de sufrir una despersonalización.

Llegó la niebla. Miré esas manos que no eran mías. Sabía que estaba hablando pero no sabía muy bien lo que estaba diciendo ni por qué lo decía. Como suele pasar, no se lo conté a mis amigos por miedo a convertirme en una carga para ellos.

Entre la niebla, eché un vistazo al monitor de glucosa. A esas alturas ya se había convertido en un hábito; lo había estado haciendo cada pocas horas desde que había empezado a llevarlo.

Las rosquillas que habíamos comido hacía treinta minutos me habían provocado el pico de glucosa más grande que había visto: de cien a ciento ochenta miligramos por decilitro.

Me di cuenta de que posiblemente acababa de encontrar un desencadenante de la despersonalización: un pico de glucosa muy pronunciado. Y, de hecho, en los meses y años que vinieron, fui capaz de demostrarlo. Cuando me sentía despersonalizada, recordaba lo que había comido ese día. Me pasaba si me comía pastel de chocolate para cenar en vez de una comida normal, o si tomaba galletas para desayunar.

Con esto no quiero decir que aplanar las curvas de glucosa pusiera punto final a mi despersonalización. Sigo sufriéndola cuando no paso suficiente tiempo sola, cuando retengo estrés en el cuerpo y por otros motivos que aún no entiendo, y a veces tengo grandes picos de glucosa y no me siento para nada despersonalizada. Pero el hecho de ser consciente de ello me ha ayudado mucho.

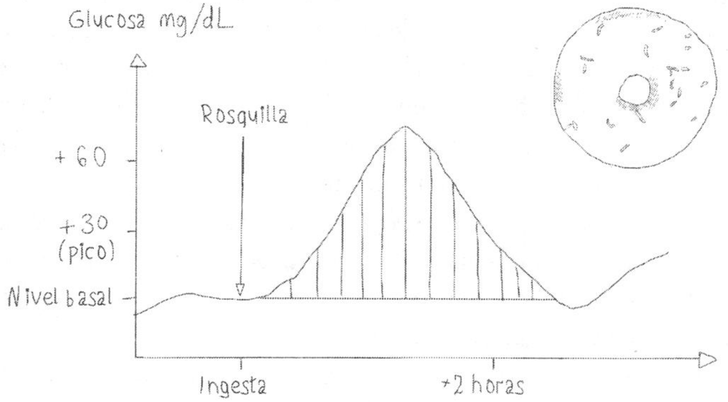

El pico de la rosquilla que me provocó la despersonalización.

Busqué un poco y no encontré estudios que demostraran que los episodios de despersonalización podían estar provocados por la comida. Pero lo que sí descubrí fue que aquellas personas que sufren esta patología presentan ciertas partes del cerebro metabólicamente más activas que otras (es decir, que consumen más glucosa).[1] Más glucosa en el cuerpo, más glucosa en el cerebro, así que posiblemente, también más glucosa en aquellas zonas hiperactivas. Tal vez era eso lo que provocaba el problema.

Desde luego sabemos que la comida afecta a cómo nos sentimos.

La ciencia afirma que cuando se sigue una dieta que provoca muchos picos de glucosa, con el tiempo se padece un estado de ánimo peor y más síntomas depresivos que con una dieta con unas calorías similares, pero con curvas más estables.[2]

Muchos miembros de la comunidad también han explicado que los alimentos dulces les provocan más ansiedad.

Todos, de vez en cuando, sentimos el impulso de picar algo dulce (a menudo cuando nos sentimos soñolientos). Sin embargo, la idea de que comer algo dulce nos dará energía es un mito. Un tentempié dulce no nos da más energía que un tentempié salado, y poco después puede hacer que nos sintamos más cansados. Lo cual, si tienes que conducir doce horas al día, como Gustavo, puede ser muy peligroso.

Te presento a Gustavo (otra vez)

Gustavo nos ha enseñado su maravilloso consejo de comer brócoli antes de ir a un asador, lo que le permite disfrutar con sus amigos y aplanar sus curvas. Ahora ha vuelto, en directo desde México, con otra aportación.

Gustavo tiene que conducir muchas horas seguidas entre estados en su trabajo como comercial. A menudo hace trayectos de seis, ocho o doce horas seguidas. Antes, cuando paraba en una gasolinera, cansadísimo, se compraba algún dulce o una barrita de muesli «para tener un poco de energía». Volvía a coger el volante, sentía que tenía energía durante unos cuarenta y cinco minutos y después se volvía a sentir agotado. Lo más probable es que no fuera metabólicamente flexible: su cuerpo no podía pasar a utilizar sus reservas de grasa como combustible, así que tenía que comer almidones o azúcares a menudo. Pero no tenía ni idea de que, tal y como hemos aprendido en el truco 4, «Aplana la curva del desayuno», por cómo funciona la insulina, la glucosa en un dulce o en una barrita de muesli tiende a ir directa al almacén en vez de utilizarse como combustible.[3] Así que cuando comemos algo dulce, en realidad hay menos energía circulando por el cuerpo después de la digestión que cuando comemos algo salado. Gustavo notaba los breves efectos beneficiosos de su tentempié. Pero no le duraban mucho y al cabo de una hora se sentía cansado y tenía que volver a parar a por más.

Tal y como se ha mencionado en el truco 2, «Añade un entrante verde a todas tus comidas», Gustavo decidió que haría cambios en su estilo de vida después de que dos personas cercanas fallecieran por unas complicaciones relacionadas con la diabetes tipo 2. También sustituyó los cereales de la mañana por un batido que mantenía estables sus niveles de glucosa, y que se hacía él mismo con semillas de lino, nopal (la paleta joven del cactus del higo chumbo) y raíz de maca

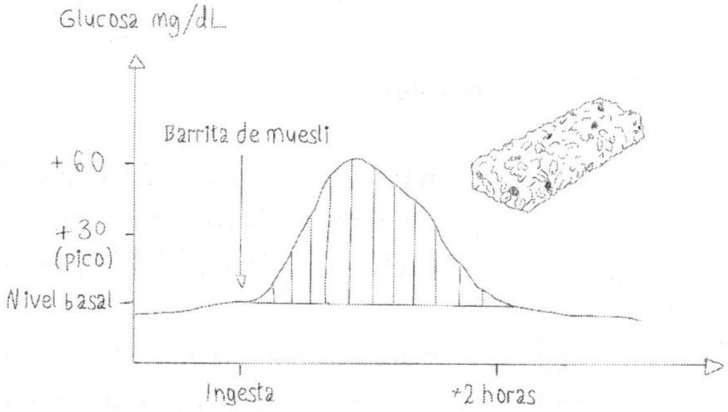

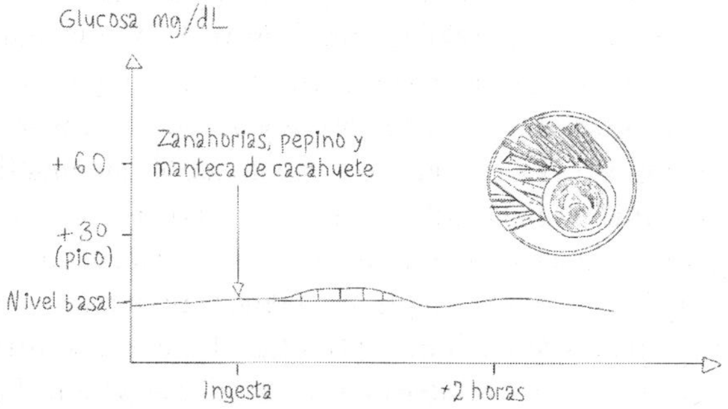

Para tener una energía más constante, elige tentempiés que no te provoquen picos en los niveles de glucosa.

(dice que sabe mejor de lo que parece). Dejó de quedarse aplatanado después de comer y empezó a caminar. Ahora había llegado el momento de mejorar sus tentempiés en la carretera: se habían acabado los dulces y las barritas de muesli de las gasolineras; era mejor llevarse de casa zanahorias, pepino y crema de cacahuete. Y desde entonces lo hace siempre.

Actualmente, con unas curvas de glucosa más planas, Gustavo ya no tiene el deseo irrefrenable de echar una cabezadita en medio de la carretera. Sus niveles de energía son estables cuando conduce. También ha perdido cuarenta kilos, ha reducido los antidepresivos y se ha librado de la sensación de tener la mente nublada.

Si lo que quieres es energía, aunque parezca contradictorio, pasa de los tentempiés dulces, no elijas golosinas o barritas de muesli. Elige un tentempié salado. Y tampoco uno que sea almidonado, ya que el almidón también se convierte en glucosa.

Aquí tienes mis tentempiés más recurrentes.

EL TENTEMPIÉ SALADO «SIN PICO» EN TREINTA SEGUNDOS

- Una cucharada de crema de frutos secos
- Un vaso de yogur griego (5 % de materia grasa) con un puñado de nueces pacanas.
- Un vaso de yogur griego (5 % de materia grasa) con una espiral de crema de frutos secos.
- Un puñado de zanahorias mini con una cucharada de hummus.
- Un puñado de nueces de macadamia y una onza de chocolate negro al 90 %.
- Un trozo de queso.
- Octavos de manzana con un trozo de queso.
- Octavos de manzana con una espiral de crema de frutos secos.
- Tiras de pimiento con una cucharada de guacamole.
- Apio untado con crema de frutos secos.
- Un puñado de cortezas de cerdo.

- Un huevo duro con un poco de salsa picante.
- Rodajas finas de coco ligeramente saladas.
- Galletas saladas con semillas y una loncha de queso.
- Una loncha de jamón.
- Un huevo duro con un poco de sal y pimienta.

TRUCO 10

Arropa los hidratos de carbono

No sé tú, pero yo no siempre dispongo de tiempo para sentarme a comer. A menudo voy con prisas y no tengo nada saludable al alcance; lo único que hay a mi alrededor es un colmado cerca de mi próxima reunión o una cafetería en la puerta de embarque del aeropuerto justo antes de coger un vuelo.

Así que este truco está dedicado a esos momentos, cuando tenemos que comer por el camino, cuando tenemos que coger algo de camino a la parada de autobús, cuando estamos en una fiesta o un desayuno en el trabajo, hemos de salir corriendo después de comer o tenemos que hacer una parada en la carretera. Para aquellas ocasiones en las que vamos a comer un trozo de pastel para desayunar porque tenemos hambre y lo tenemos delante.

La solución es sencilla, y ya la he ido mencionando a lo largo de estas páginas: combina los almidones y los azúcares con grasas, proteínas o fibra. Aquí va el truco: en vez de dejar que los hidratos de carbono vayan por ahí en pelotas (solos), arrópalos. Ese amparo reducirá la cantidad de glucosa y la velocidad a la que el cuerpo la absorberá.

Cómete el bizcocho de chocolate en casa de tu amigo, pero pídele un yogur griego también. Cómete el *bagel* en esa reunión de trabajo, pero con un poco de salmón ahumado. Cómprate un almuerzo para llevar en una cafetería, pero añádele ingredientes de primera categoría: tomates cherri y algunos frutos secos. Si haces galletas, añade frutos secos en la masa. Si preparas un crujiente de manzana, ponle nata por encima.

Si disfrutas comiendo hidratos de carbono (y lo disfrutarás, porque puedes y debes), crea el hábito de añadirles fibra, proteínas o grasa y, si puedes, come esos componentes primero.[1] Incluso los tentempiés salados (que ya en sí son mejores para tus curvas de glucosa, pero que pueden contener almidón) deberían estar arropados: añade aguacate y queso a tus tostadas, unta las tortitas de arroz con crema de frutos secos y cómete unas almendras antes del cruasán.[2]

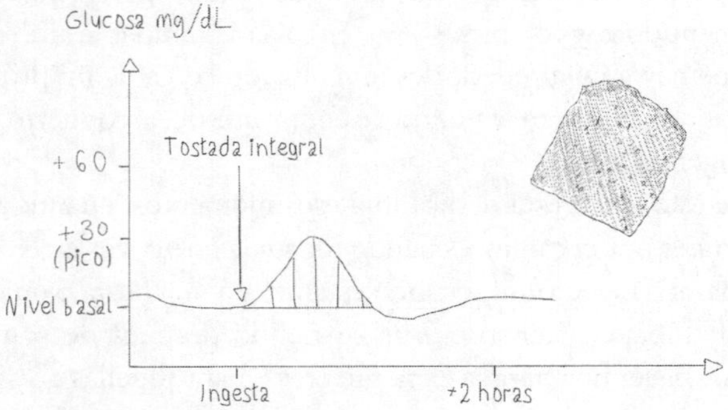

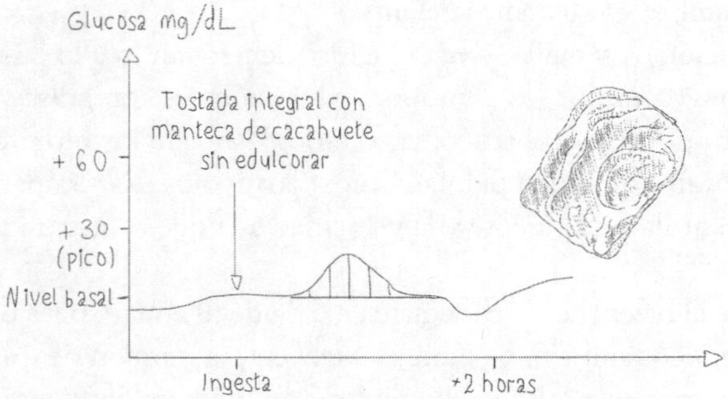

A menudo, arropar los hidratos de carbono hace que incluso sepan mejor.

He oído que añadir grasas a la comida es malo porque aumenta el pico de insulina

Esta creencia la popularizó un francés, Michel Montignac, en los años ochenta. Pero los estudios científicos más recientes demuestran lo contrario.[3] Añadir grasa a una comida no aumenta el pico de insulina que se genera con la comida. Te lo repito, añadir grasa a una comida no aumenta el pico de insulina. No le dice al cuerpo que segregue más insulina. De hecho, ingerir grasa antes de una comida rica en hidratos de carbono disminuye la cantidad de insulina que se produce como respuesta a esa comida.[4]

Comer hidratos de carbono sin acompañamiento no solo es malo para nuestros niveles de glucosa, sino que también confunde a nues-

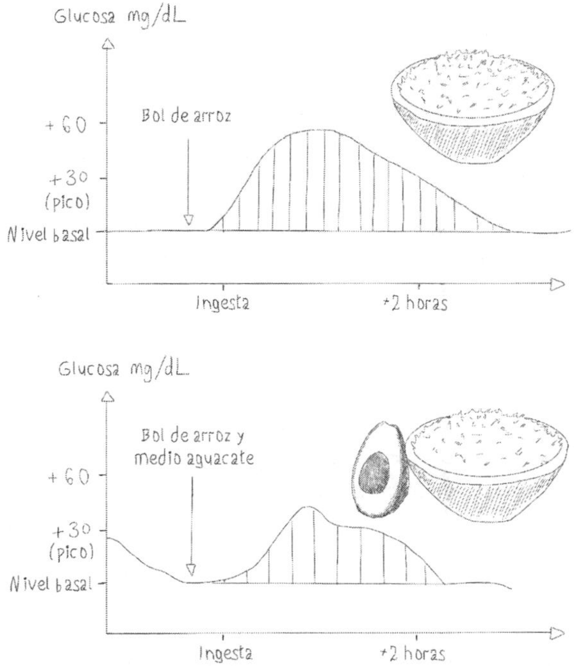

El arroz es mejor para nuestra glucosa cuando está arropado.

tras hormonas del hambre. Y pasamos de sentirnos llenos a sentirnos hambrientos de nuevo muy rápidamente.[5]

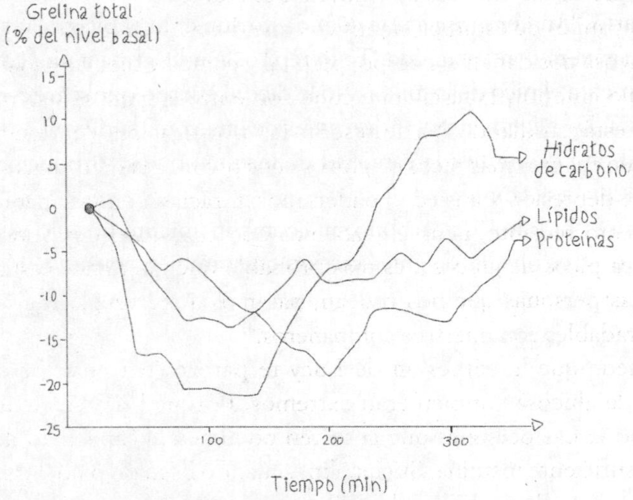

Cuando tomamos hidratos de carbono solos, la grelina, la hormona que nos dice que comamos, fluctúa rápidamente, y luego hace que tengamos más hambre que antes de comer. Los hidratos de carbono hacen que nuestro apetito suba y baje como una montaña rusa, mientras que las grasas y las proteínas no.

Si arropamos los hidratos de carbono, evitamos las punzadas de hambre. Y también evitamos tener irritambre, cuando te pones irritable y de mal humor porque tienes hambre, algo que yo experimenté casi cada día durante mi adolescencia.

Te presento a Lucy y su mal humor

«Estaba preocupada por si destruía todas mis relaciones, una a una.» Esta confesión la verbalizó Lucy, de veinticuatro años, una atleta de heptatlón que vive en el Reino Unido. Lucy gritaba a sus padres y hablaba mal a sus amigos. Su comportamiento estaba provocando que nadie quisiera tenerla cerca. Hasta que descubrió que la culpa no era suya, sino de los hidratos de carbono desnudos.

Hay miles de estudios científicos que demuestran cómo los picos de glucosa nos dañan el cuerpo, pero tal y como he mencionado en el capítulo anterior, la fascinante conexión entre la glucosa y la mente aún se está estudiando. Ya he descrito las investigaciones que demuestran que cuantos más picos de glucosa nos provoca la dieta, más síntomas de depresión y ansiedad padecemos. Gracias a un fascinante experimento reciente, también sabemos que cuando el desayuno nos provoca picos de glucosa, es más probable que queramos castigar a aquellas personas que nos rodean; pasamos a ser vengativos y más desagradables con nuestros compañeros.[6]

Puede que la confesión de Lucy te parezca extrema, pero sus picos de glucosa también eran extremos. Porque Lucy sufre diabetes tipo 1. Las personas que la sufren no tienen la capacidad de generar suficiente insulina. Sin insulina, cuando llega un pico, la glucosa no puede llegar bien a las células. Así que permanece en altas concentraciones durante mucho tiempo en el torrente sanguíneo, mientras las células se mueren de hambre porque no reciben energía. Esto provoca graves problemas: antes de que le dieran el diagnóstico a los quince años, Lucy no tenía fuerzas ni para levantar el tenedor.

En el primer día de su nueva vida como diabética tipo 1, las enfermeras del hospital le dieron un plato de pasta (desnuda) para comer. Luego le enseñaron a inyectarse insulina con una jeringuilla en el abdomen. La insulina se dispersó por todo su cuerpo y ayudó a la glucosa de la pasta a llegar a las células y a hacer bajar el pico que había provocado la pasta.

Las enfermeras le explicaron: «Come hidratos de carbono e inyéctate insulina en cada comida. Cuanto mayor sea el pico de glucosa que provoca lo que te acabas de comer, más insulina tendrás que inyectarte». Esto puede sonar sencillo para una persona que no sufra diabetes, pero acertar con la dosis correcta es toda una ciencia. Tienes que calcular constantemente dónde estarán tus niveles de glucosa al cabo de más o menos una hora, y tienes que planificar con antelación para evitar los altibajos no deseados. Comer, dormir, hacer ejercicio, todo se convierte en un problema matemático. El quid de la cuestión para la mayoría de los diabéticos son los grandes picos y las grandes caídas. Por poner un ejemplo, en cuanto Lucy recibió su diagnóstico y ya utilizaba insulina, su nivel de glucosa subía a trescientos miligramos por decilitro, luego bajaba a setenta, luego volvía a subir a doscientos cincuenta, y bajaba otra vez a setenta. Y así cada día. Te recuerdo que mi mayor pico, sin padecer diabetes, fue de cien a ciento ochenta miligramos por decilitro debido a una rosquilla con el estómago vacío y noté muchísimo los efectos secundarios que provocó.

Lucy experimentaba las consecuencias aún con mayor intensidad. Se despertaba cada mañana como si tuviera resaca. Siempre que sus niveles de glucosa estaban altos, le hablaba mal a su madre. No podía remediarlo y a menudo se echaba a llorar a continuación, porque se arrepentía de su comportamiento. La situación en casa era un problema, hasta que su equipo también empezó a evitarla en la escuela.

A mí, un pico relativamente pequeño (comparado con lo que puede experimentar una persona con diabetes) puede causarme la sensación de tener la mente nublada y despersonalización. A Lucy, los picos le provocaban una rabia incontrolable. Además, se sentía atascada. Pensaba: «Supongo que tendré que convivir con esto».

Empezó a leer detenidamente algunos foros de personas que sufrían diabetes tipo 1 para buscar consejo acerca de cómo abordar sus síntomas. Otros pacientes que la padecían hablaban de aplanar las curvas de glucosa y se referían a mi cuenta de Instagram.

Allí, Lucy encontró algunos consejos que la ayudaron: en primer lugar, vio que una persona sin diabetes, como yo, también puede experimentar picos de glucosa por encima de los ciento ochenta miligramos por decilitro. Esto la dejó boquiabierta. Siempre había pensado que las personas sin diabetes mantenían sus niveles de glucosa estables entre setenta y ochenta miligramos durante todo el día. Saberlo hizo que se sintiera menos sola: a todos nos cuesta aplanar las curvas de glucosa.

En segundo lugar, vio que yo llevaba un monitor de glucosa. Me contó: «Verte llevando uno con orgullo, aunque no lo necesites, me dio la valentía para ponerme yo uno también. Me ayudó a no sentirme avergonzada».

Por último, se dio cuenta de que dependiendo de lo que comamos, realmente podemos aplanar nuestras curvas glucémicas. Lucy comprendió que podía hacer algo para remediar lo mal que se sentía física, mental y espiritualmente.

Visitó a su endocrinóloga y juntas elaboraron un plan (si te inyectas insulina o te tomas algún tipo de medicación, es muy importante hablar con tu médico antes de cambiar tu alimentación para asegurarte de que no estás provocando interacciones que podrían ser peligrosas).

A Lucy siempre le habían dicho que tenía que comer hidratos de carbono en cada comida, especialmente para desayunar. Lo primero que hizo con la supervisión de su endocrinóloga fue aplanar su desayuno: pasó de tomarse un zumo de naranja y cruasanes (que en realidad ni le gustaban) a comer salmón, aguacate y leche de almendra.

Antes solía llegar a un pico de trescientos miligramos por decilitro después del desayuno. Ahora, sus niveles de glucosa permanecían prácticamente estables.

Le resultó fácil cambiar el desayuno, el almuerzo y la cena, pero con los tentempiés no fue pan comido. A Lucy le entra mucha hambre a media mañana porque entrena mucho, y le encanta tomarse un plátano o una chocolatina.

¿Qué aprendió a hacer? A arropar un poco sus hidratos de carbono: añadía crema de frutos secos al plátano y se comía un huevo duro antes de engullir una chocolatina (un consejo de Lucy: prepara los huevos duros en lotes cada semana, y guárdalos en la nevera).

Con estos trucos, el nivel de HbA1c de Lucy (la medida de la variabilidad glucémica) bajó de 7,4 a 5,1 en tres meses; 5,1 es un nivel común entre muchas personas sin diabetes. Ahora se inyecta una décima parte de la insulina que se inyectaba antes. Y es unas diez veces más feliz.

Cuando arropamos los hidratos de carbono, la partida de Tetris que nuestro cuerpo juega con la glucosa pasa del nivel 10 al nivel 1. Hay menos estrés oxidativo, menos radicales libres, menos inflamación. Y menos insulina. Con unas curvas de glucosa más planas nos sentimos mejor y nuestro humor es más estable.

Ahora, en vez de sentir que tiene resaca por la mañana, Lucy se despierta como nueva. Parece algo sencillo, pero a menudo las cosas más pequeñas son las más significativas: baja a la cocina con una sonrisa

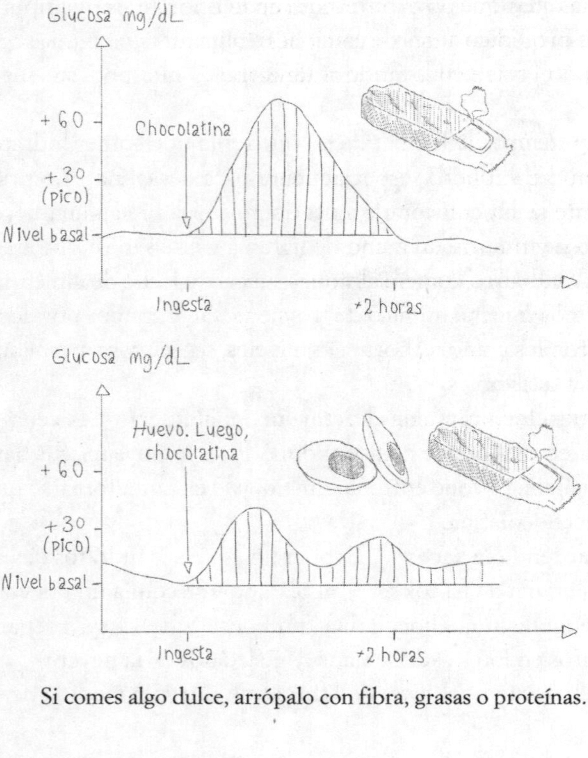

Si comes algo dulce, arrópalo con fibra, grasas o proteínas.

en la cara y, sin malas palabras, le pregunta a su madre si le puede preparar un café. Ya no se enfada. Ya no llora a continuación porque les ha hablado mal a sus padres o a sus compañeros de equipo, porque ahora ya no está constantemente a la que salta.

Ha recuperado unas relaciones sanas. Sus niveles estables de glucosa le permiten «ser la persona que quiere ser, simplemente una buena persona, y esto es lo más importante». He escuchado muchas historias como esta. Las curvas más estables pueden hacer que seamos más pacientes con nuestros hijos, más cariñosos con nuestra pareja y que ofrezcamos más apoyo a nuestros compañeros.

PRUÉBALO. ¿Alguna vez has tenido *irritambre* o te has sentido *irritambriento*? ¿Te has arrepentido de cómo has hablado a las personas a las que quieres? Piensa en lo que comiste justo antes de que se produjeran estas situaciones. Quizá seas capaz de rastrear el origen: los hidratos de carbono desnudos.

¿Y qué hay de la fruta?

Tal y como he explicado en la primera parte, la fruta que comemos actualmente se ha cultivado durante siglos para que ahora contenga más glucosa y fructosa, y menos fibra que antes. Así que aunque comer fruta entera sigue siendo la manera más saludable de tomar azúcar, podemos ir un paso más allá y ayudarnos un poco más si la combinamos con los colegas que aplanan el nivel de glucosa: las grasas, las proteínas y la fibra.

Aquí tienes algunos consejos que te pueden venir bien.

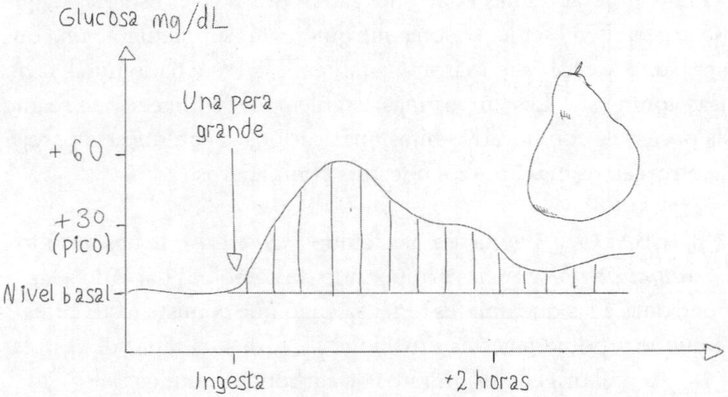

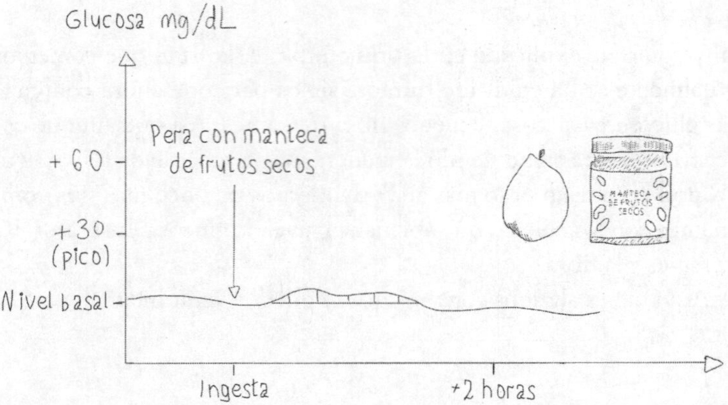

Combina la fruta: los acompañamientos favoritos en la comunidad Glucose Goddess son la crema de frutos secos, los frutos secos, el yogur entero (no desnatado), los huevos y el queso *cheddar*.

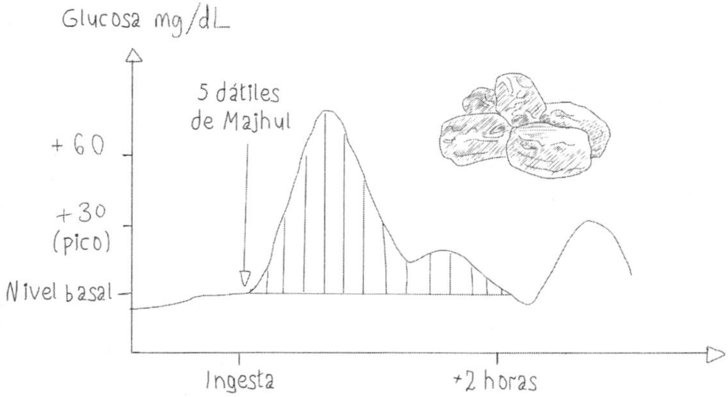

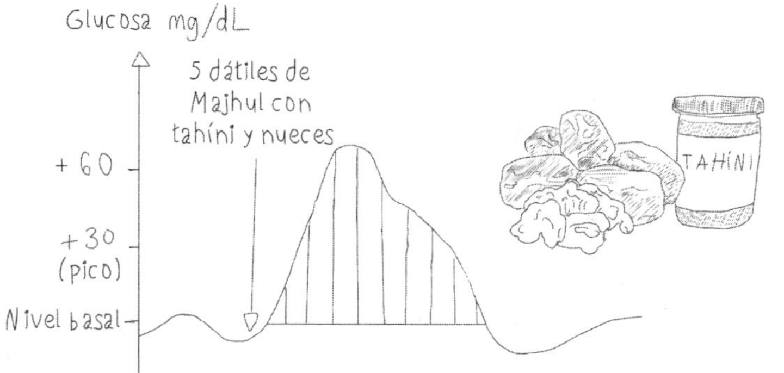

Los dátiles deshidratados son una de las mayores bombas de glucosa del reino de las frutas. Y sin embargo se dice que ayudan a dominar la diabetes. ¡Qué cosa más rara! Ahora en serio, lo mejor es evitarlos o comerlos en pequeñas cantidades.

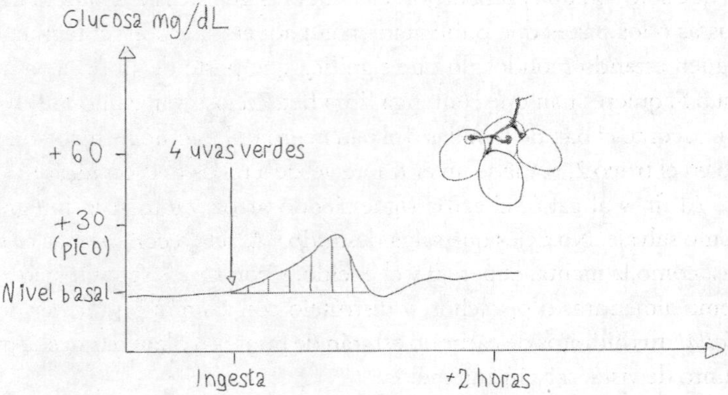

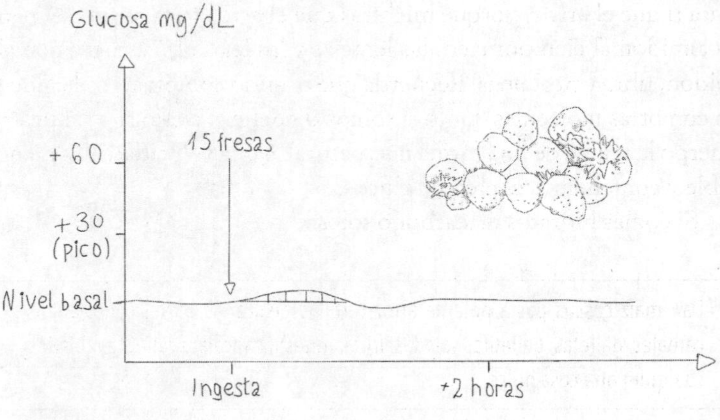

Una última cosa, si puedes elegir entre diferentes frutas, la mejor opción son los frutos rojos. Las frutas tropicales y las uvas se cultivan de forma que contengan grandes cantidades de azúcar, así que si te las comes, que sea de postre o arrópalas.

¿También tenemos que arropar a los cereales integrales?
A menudo pensamos que si los cereales son integrales (arroz integral, pasta integral, etcétera), son mucho mejores para nosotros. La verdad es que solo son una pizca mejor: el almidón sigue siendo almidón. Las pastas o los panes que publicitan en el paquete que son «integrales» siguen estando molidos, lo que significa que parte de su fibra ya no está. Si quieres pan que contenga fibra beneficiosa, elige uno muy oscuro, como el pan de semillas o el pan negro (tal y como he mencionado en el truco 2, «Añade un entrante verde a todas tus comidas»).

Al fin y al cabo, el arroz sigue siendo arroz, tanto si es integral como salvaje. No dejes que salga desnudo. Mézclalo con hierbas frescas, como la menta, el perejil y el eneldo, y con frutos secos tostados, como almendras o pistachos, y disfrútalo con salmón o pollo asado. *Voilà!*, tus hidratos de carbono estarán de punta en blanco y, desde mi punto de vista, sabrán aún mejor.

No obstante, las lentejas y las legumbres son distintas: son mejores para ti que el arroz, porque mientras que el arroz (o la pasta o el pan) es almidón al cien por cien, las lentejas y las legumbres contienen almidón, fibra y proteínas. Recuerda que cuando combinamos la glucosa con otras moléculas, tanto si somos diabéticos como si no, nuestro cuerpo la recibe de una forma más natural, a una velocidad más manejable y contenemos el pico de glucosa.[7]

Si comes hidratos de carbono solos...

Pan, maíz, cuscús, pasta, polenta, arroz, tortillas mexicanas, pastel, chocolatinas, cereales, galletas, galletitas saladas, fruta, muesli, chocolate caliente, helado o cualquier otra cosa dulce...

... combínalos con fibra, grasas o proteínas

Cualquier verdura, aguacate, legumbres, mantequilla, queso, nata, huevos, pescado, yogur griego, carne, frutos secos, semillas.

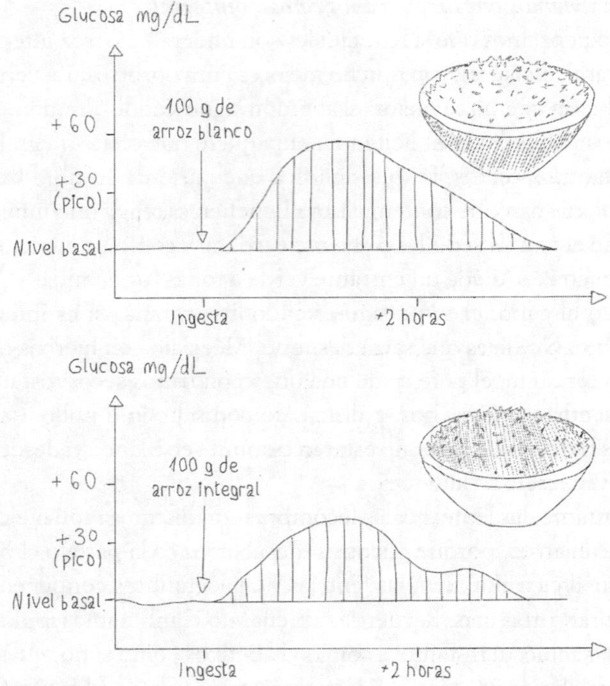

El arroz integral es mejor que el arroz blanco para tu glucosa, pero sigue siendo arroz. Intenta vestirlo un poco para aplanar la curva.

¿Qué grasas debemos añadir?

A diferencia del azúcar (no hay azúcar bueno o azúcar malo, todo el azúcar es lo mismo, independientemente de la planta de la que proceda), algunas grasas son mejores que otras.

Las grasas buenas son las saturadas (grasa animal, mantequilla, ghee y aceite de coco) o monoinsaturadas (de la fruta y los frutos secos, como el aguacate, las nueces de macadamia o las aceitunas). Para cocinar, utiliza grasas saturadas, que es menos probable que se oxiden con el calor. Las grasas monoinsaturadas, como las aceitunas y el aguacate, no soportan tan bien el calor. Una buena regla de oro para distinguirlas: siempre que puedas, cocina con grasas que sean sólidas cuando estén a temperatura ambiente.

Las grasas malas (que nos inflaman, dañan nuestra salud cardiovascular, hacen que ganemos grasa visceral y aumentan nuestra resistencia a la insulina) son las poliinsaturadas y las grasas trans, y las encontramos en los aceites procesados, como el aceite de soja, de maíz, de colza, de cártamo, de salvado de arroz, en alimentos fritos y comida basura (el único aceite de semillas que no es tan malo es el aceite de semillas de lino).

Cuando hay grasas en nuestra dieta, nos sentimos más saciados, pero tenemos que ser conscientes de este baile: si añadimos muchas grasas, contendremos en gran medida nuestros picos de glucosa, pero puede que empecemos a ganar peso. Añade un poco de grasa a tus comidas, una o dos cucharadas, pero no eches la botella entera de aceite de oliva en la pasta.

Por último, siempre que vayas a comprar, no permitas que te tomen el pelo y no pienses que las versiones «desnatadas» o con «menos grasas» son mejores para ti: el yogur griego con un 5 % de materia grasa te ayudará mucho más con tus curvas de glucosa que un yogur desnatado (más información al respecto en «Cómo detectar un pico en un paquete» en la página 247).

¿Cómo añadir la fibra?

Todos, absolutamente todos los vegetales, te proporcionan fibra. Junto con los frutos secos y las semillas, ¡son el mejor abrigo con el que arropar tus hidratos de carbono! Incluso puedes probar suplementos de fibra, como los de cáscara de psyllium.

¿Cómo añadir las proteínas?

Las proteínas se encuentran en los productos animales, como los huevos, la carne, el pescado, los lácteos y el queso, y también en muchos productos de origen vegetal, como los frutos secos, las semillas y las legumbres. También puedes utilizar proteína en polvo. Busca las que solo tengan un ingrediente: la fuente de la proteína. Yo normalmente consumo proteína en polvo de cáñamo o de guisante. Asegúrate de que no lleva ningún edulcorante.

Padezco diabetes tipo 1. ¿Qué debería hacer?
Si vas a cambiar tu manera de comer para aplanar tus curvas de glucosa, habla primero con tu endocrinólogo. Ajustar la dieta sin ajustar la medicación puede provocar altibajos inesperados y las cosas se pueden torcer.

Padezco diabetes tipo 2. ¿Qué debería hacer?
Si actualmente te inyectas insulina o tomas cualquier medicamento, habla con tu médico antes de hacer cualquier cambio en tu dieta. Con el apoyo adecuado, muchas personas pueden revertir la diabetes tipo 2. Muchos miembros de la comunidad Glucose Goddess han compartido conmigo sus historias de cómo lo han hecho. Por ejemplo, Laura, con cincuenta y siete años, empezó a aplanar sus curvas de glucosa cuando pesaba 136 kilos. Tomaba metformina y glimepirida, dos medicamentos usados para tratar la diabetes tipo 2. Después de cambiar su forma de comer gracias a lo que había aprendido en mi cuenta de Instagram y trabajando codo con codo con su médico, perdió veintitrés kilos (y aún sigue bajando), hizo que su nivel de HbA1c pasara de 9 a 5,5 y redujo la dosis de medicación.

Cuando estoy en París, donde resido por temporadas, a menudo salgo a pasear por la mañana. En ese momento del día, cuando paso por delante de una panadería, me muero de ganas de devorar una *baguette*. Cuando tenemos hambre, los hidratos de carbono desnudos nos parecen muy atractivos. Pero recuerdo que cuanto más hambre tengo, más vacío tengo el estómago y más grande será el pico que me provocarán esos hidratos de carbono desnudos (por eso es tan importante aplanar nuestra curva del desayuno). He desarrollado el hábito de arropar esa *baguette*: actualmente, me como unas almendras de la tienda de la esquina antes de dar el primer bocado al pan, y cuando llego a casa, lo unto con un poco de mantequilla.

Los trucos que alberga este libro han marcado una gran diferencia en las vidas de muchos miembros de la comunidad Glucose Goddess. Me alegra mucho que tú también empieces a probarlos. Y cuando lo hagas, recuerda: no pasa nada si no los puedes llevar siempre a la práctica. Solo con incorporarlos un poco a tu vida, cuando te resulte fácil, ya le echarás un cable a tu salud.

CHULETAS

Cómo ser una «diosa de la glucosa» cuando las cosas se complican

Aquí tienes algunos consejos basados en situaciones concretas sobre las que me han pedido opinión: cuando tienes un antojo, cuando estás en un bar y cuando estás en el súper.

Cuando tienes un antojo

A veces, incluso con todos los trucos que te he descrito en estas páginas, puede que te venga un antojo de azúcar. Aquí tienes algunas ideas para vencerlo.

1. Dale veinte minutos al antojo para que se enfríe. Si nos remontamos a la época en la que cazábamos y recolectábamos, las bajadas de los niveles de glucosa indicaban que llevábamos tiempo sin comer. Como respuesta, nuestro cerebro nos decía que eligiéramos alimentos con una gran carga calórica. Actualmente, cuando tenemos una bajada de los niveles de glucosa, se suele deber a que lo último que hemos comido nos ha provocado un pico. Y sin embargo el cerebro nos dice que hagamos lo mismo, que elijamos alimentos con una gran carga calórica aunque no estemos hambrientos (tenemos reservas de energía). Después de una bajada de glucosa, nuestro hígado entra en el

escenario (al cabo de veinte minutos), libera la glucosa que tenía almacenada en las reservas, la vierte en el torrente sanguíneo y restablece los niveles. En ese momento, el antojo se suele desvanecer. Así que la próxima vez que estés a punto de coger una galleta, pon veinte minutos en un temporizador. Si tu antojo se debía a una bajada de glucosa, habrá desaparecido en cuanto suene la alarma.

2. Si ya han pasado los veinte minutos y sigues pensando en esa galleta, resérvala para comértela de postre en tu próxima comida. Mientras tanto, toma conciencia de que estás teniendo un antojo y recuerda que eso ya lo has vivido en otras ocasiones y que se acaba pasando. Luego prueba con alguno de estos mataantojos: té de raíz de regaliz o una cucharada de aceite de coco en el café. También puedes probar con té de menta, jugo de encurtidos, chicle, un gran vaso de agua con una pizca de sal. Lávate los dientes o sal a pasear.
3. Si no te puedes esperar al postre de tu próxima comida y has decidido que vas a comerte sí o sí tu antojo, bébete un gran vaso de agua con una cucharada de vinagre de manzana (o lo que puedas soportar más cercano a una cucharada).
4. Luego, arropa los hidratos de carbono. Cómete un huevo, un puñado de frutos secos, un par de cucharadas de yogur griego con un 5 % de materia grasa o un ramillete de brócoli asado antes de comerte ese capricho.
5. Cómetelo. ¡Disfrútalo!
6. Utiliza los músculos y muévete en la siguiente hora. Sal a pasear o haz sentadillas. Lo que te vaya mejor.

Cuando estás en un bar

Cuando tomes una bebida en un bar, no te pidas, de paso, un pico de glucosa y de fructosa (esto ya sería demasiado para el hígado).

Los alcoholes que mantienen los niveles estables son el vino (tinto,

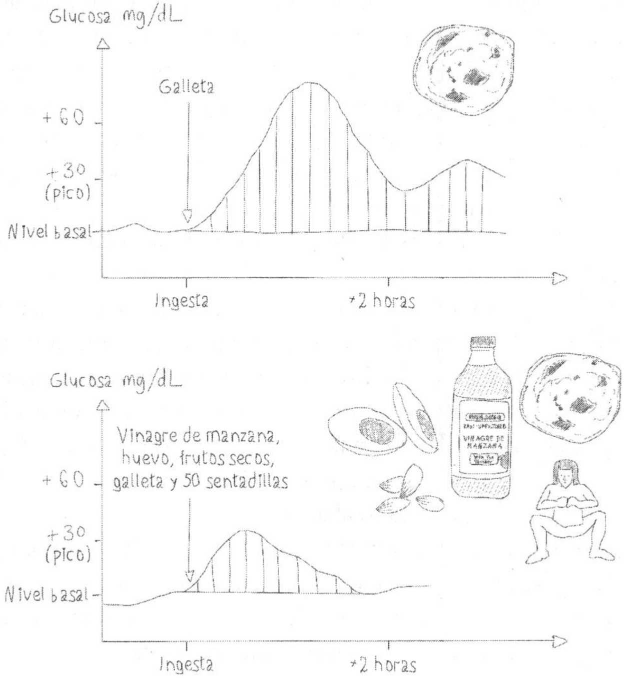

Este es la mejor combinación para afrontar un antojo.

blanco, rosado, espumoso) y las bebidas espirituosas (ginebra, vodka, tequila, *whisky* e incluso ron). Podemos tomarlos con el estómago vacío y no nos provocarán un pico de glucosa. Pero vigila con qué los mezclas: añadirles zumo de fruta, algo dulce o tónica provocará un pico de glucosa. Tómate el alcohol con hielo, con agua con gas o sifón, o con un poco de zumo de lima o limón. En el campo de la cerveza, que provoca picos por su alto contenido de hidratos de carbono, son preferibles las tipo *ale* (de fermentación alta) y *lager* (de fermentación baja) antes que las *stout* (cerveza negra como la Guinness) y las *porter* (cerveza oscura).

Y si estás picoteando, opta por los frutos secos y las aceitunas, ya que estos te ayudarán a equilibrar los niveles de glucosa, e intenta alejarte de las patatas fritas si puedes, ya que te provocarán picos de glucosa.

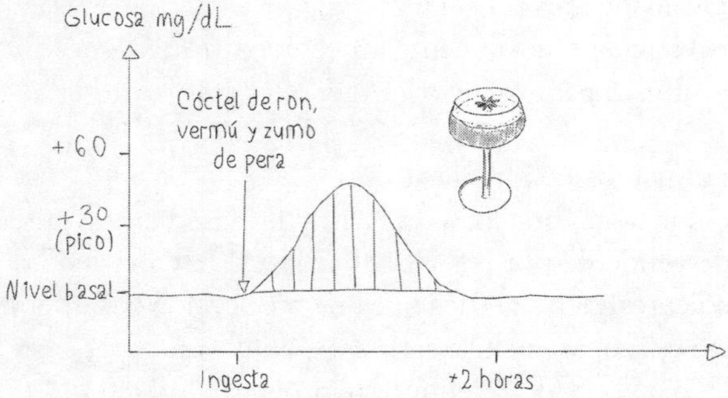

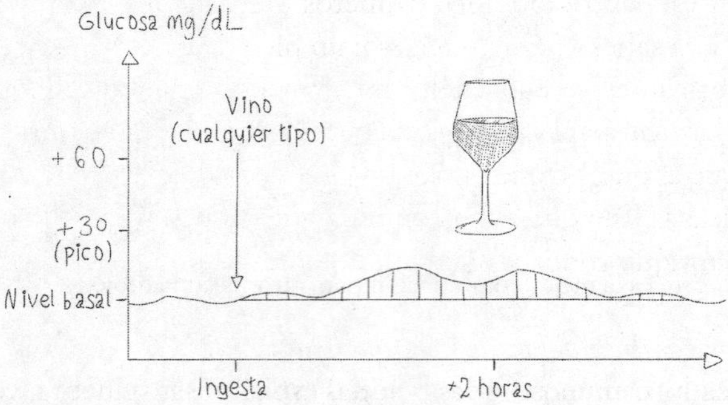

El vino no está mal, y el cava y las bebidas espirituosas tampoco; pero aléjate de los cócteles y de la cerveza.

Cuando estás en el súper

Aplanarás tus curvas de glucosa de forma natural si reduces el consumo de la mayoría de los alimentos procesados, pero para las ocasiones en las que compres alguno, esto es lo que tienes que tener en cuenta.

Los productos que hay en el supermercado no tienen la medalla de la sinceridad precisamente. Nada más lejos de la realidad. Si un alimento procesado te va a provocar un pico de glucosa no te lo dirá de buenas a primeras en el envoltorio. Te lo esconderá como si fuera un secreto, y te distraerá con etiquetas como *light* o «sin azúcares añadidos», lo cual, desgraciadamente, no significa que el alimento sea saludable. Para poder averiguar si un alimento procesado te provocará un pico de glucosa, no mires el paquete por delante. Mira la parte de atrás.

Cómo detectar un pico en un paquete

Lo primero que tienes que mirar es la lista de ingredientes, ordenados de forma descendente por peso. Si el azúcar está entre los primeros cinco ingredientes, esto significa que una proporción considerable de ese producto es azúcar, incluso si no sabe dulce (un panecillo blanco, por ejemplo, o un bote de kétchup) y te provocará un pico de glucosa. Si el azúcar está entre los cinco primeros ingredientes, ese producto será dulce y ya sabes qué significa eso: un pico de fructosa escondido.

Los fabricantes se han vuelto muy buenos poniendo diferentes nombres al azúcar para que a los consumidores nos resulte más difícil descifrar qué es qué. Sé que esto es un poco tedioso, pero te recomiendo que te leas la lista que hay a continuación de pe a pa, por lo menos una vez, para que conozcas qué ingredientes te provocarán un pico.

Los muchos nombres del azúcar en una lista de ingredientes

Localiza los siguientes nombres: néctar o sirope de agave, malta de cebada, azúcar de remolacha, jarabe de arroz integral, azúcar moreno, cristales de zumo de caña, azúcar de caña, caramelo, azúcar de coco, azúcar de repostería, jarabe de maíz, sólidos de jarabe de maíz, azúcar de dátil, fruta triturada, dextrina, dextrosa, zumo de caña evaporado, fructosa, zumo de fruta, zumo de fruta concentrado, concentrado de puré de fruta, galactosa, glucosa, sólidos de jarabe de glucosa, azúcar dorado, jarabe dorado, azúcar de uva, jarabe de maíz alto en fructosa (JMAF), miel, azúcar glas, jarabe de malta, maltodextrina, maltosa, sirope de arce, azúcar mascabado, panela, fruta exprimida, azúcar sin procesar, sirope de arroz, sucanat, sacarosa, azúcar, azúcar turbinado.

Ingredientes:

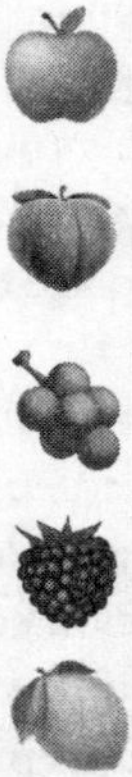

media manzana exprimida

medio melocotón triturado

13 uvas exprimidas

11 moras trituradas

una pizca de zumo de limón

La lista de ingredientes de un inocente batido: azúcar con cuatro nombres distintos (y una pizca de zumo de limón). Sé que parece muy sano, pero recuerda que el zumo de frutas es solo azúcar.

Cabe hacer una mención especial al «zumo de fruta», «zumo de fruta concentrado», «concentrado de puré de fruta» y «fruta exprimida»: estas expresiones aparecen cada vez con más frecuencia en las cajas de cereales, en los yogures y en los envases de muesli. Como ya sabes ahora, tan pronto como se desnaturaliza la fruta, se procesa y se le extrae la fibra, se convierte en un azúcar como cualquier otro. Cuando elijas tomarte un zumo o un batido, valóralo como evaluarías cualquier otro procesado: si los ingredientes principales son azúcar (es uno de los derivados de la «fruta» que acabamos de mencionar), evítalo. Sustitúyelo por un melocotón o una manzana.

Mantente fiel a los hechos

A veces, parece como si todas las partes de un envoltorio intentaran confundirnos. Pero me alegra decirte que hay un paraíso de información objetiva: la información nutricional. Algo que deberíamos tener en mente antes de empezar es que, en los últimos años, los fabricantes

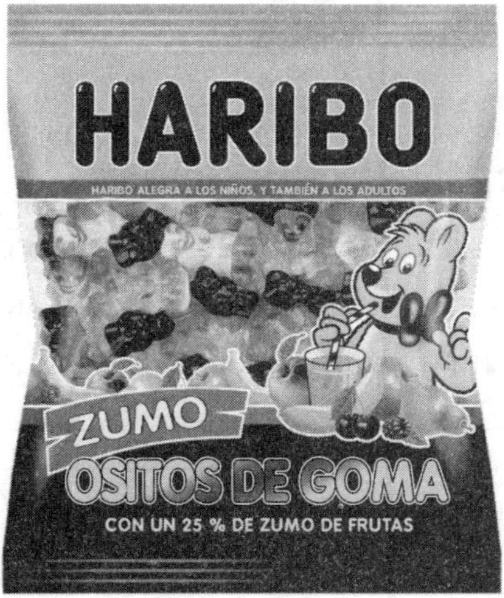

Gominolas alemanas hechas con un 25 % de zumo de frutas (recuerda que el azúcar del zumo de fruta es idéntico al azúcar de remolacha).

han ido reduciendo las porciones recomendadas en sus paquetes para hacer que cuando mires los gramos de azúcar de una porción, no te parezca tan grave. Una porción más pequeña significa menos azúcar por porción. Pero venga ya, ¿quién se come solo dos galletas Oreo? Así que sé consciente de que los números absolutos que ves en un paquete no son lo más importante. La clave está en las proporciones. Te voy a explicar de manera eficaz cómo descifrar las cosas.

En primer lugar, ya te puedes saltar la línea de las calorías. Sí, es la línea con la letra más grande, porque los fabricantes quieren que te fijes en eso. Pero tal y como ya te he explicado, las moléculas son más importantes que las calorías. Y en la información nutricional están detalladas las moléculas de los alimentos para que todo el mundo, si sabe dónde mirar, las vea.

Cuando analices alimentos secos, como las galletas, la pasta, el pan, los cereales, las barritas de cereales, las galletitas saladas y las patatas fritas, ve directo a la parte de los hidratos de carbono. Los gramos al lado de «hidratos de carbono» y de la frase «de los cuales, azúcares», representan las moléculas que provocarán un pico de glu-

INGREDIENTES: HARINA DE TRIGO, AZÚCAR, GLICERINA VEGETAL, FRUCTOSA, DEXTROSA, MALTODEXTRINA, MANTECA VEGETAL Y DE ACEITE DE PALMA MODIFICADO, ACEITE DE PALMISTE O DE PALMA, ALMIDÓN DE MAÍZ MODIFICADO, MANZANA EN POLVO, ACEITE DE PALMA, INGREDIENTES LÁCTEOS MODIFICADOS, CONCENTRADO DE PURÉ DE FRESA, ALMIDÓN DE MAÍZ, LEVADURA EN POLVO, LECITINA DE SOJA, SAL, ÉSTERES ÁCIDOS T ARTÁRICOS ACETILADOS MONO Y DIGLICÉRIDOS, COLORANTE (CONCENTRADO DE ZUMO DE ZANAHORIA), CITRATO DE SODIO, AROMA NATURAL, GEL DE CELULOSA, ÁCIDO CÍTRICO, ÁCIDO MÁLICO, MONO Y DIGLICÉRIDOS, GOMA DE CELULOSA, ALGINATO DE SODIO. CONTIENE INGREDIENTES DERIVADOS DEL TRIGO, LA LECHE Y LA SOJA.

Los ingredientes en las barritas crujientes de fruta Special K. ¿Sabes encontrar los seis nombres diferentes del azúcar que aparecen aquí?

Información nutricional

Tamaño de la porción

Cantidad por porción	
Calorías	**0**
	% ingesta de referencia*
Grasas 0 g	**0 %**
de las cuales, saturadas 0 g	**0 %**
de las cuales, trans 0 g	
Colesterol 0 mg	**0 %**
Sodio 0 mg	**0 %**
Hidratos de carbono 0 g	**0 %**
de los cuales, fibra 0 g	**0 %**
de los cuales, azúcares 0 g	
contiene 0 g de azúcares añadidos	**0 %**
Proteína 0 g	

No es una fuente significativa de vitamina D, calcio, hierro y potasio

* El % de ingesta de referencia (IR) te informa de la cantidad en la que un nutriente en una porción del alimento contribuye a la dieta diaria. Como recomendación nutricional general se utilizan 2.000 calorías al día.

En la etiqueta de la información nutricional de un alimento envasado, es posible que las calorías aparezcan con una letra más grande, pero eso no es lo que te dirá si el alimento te provocará un pico de glucosa o no.

cosa: los almidones y los azúcares. Cuanto más gramos haya, más aumentarán nuestros niveles de glucosa, fructosa e insulina, y se activará una reacción en cadena que hará que se te antojen cosas dulces.

Esta sección también contiene la información sobre la fibra y, tal y como te he descrito en este libro, la fibra es el único hidrato de carbono que nuestro cuerpo no descompone. Cuanta más fibra haya en un alimento, más plana será la curva de glucosa después de comerlo. Así que aquí tienes una recomendación: para los alimentos secos, fíjate en la proporción de fibra e hidratos de carbono.

Elige productos cuyos ingredientes se acerquen al máximo a tener un gramo de fibra por cada 5 gramos de hidratos de carbono. Así es

Información nutricional

15 porciones por caja	
Tamaño de la porción	**30 g**
Cantidad por porción Calorías	**60**
	% ingesta de referencia*
Grasas 1 g	**1 %**
de las cuales, saturadas 0 g	**0 %**
de las cuales, trans 0 g	
Colesterol 0 mg	**0 %**
Sodio 110 mg	**4 %**
Hidratos de carbono 25 g	**8 %**
de los cuales, fibra 14 g	**57 %**
de los cuales, azúcares 0 g	
contiene 0 g de azúcares añadidos	**0 %**
Proteína 2 g	
Vitamina D 2 mcg	10 %
Calcio 260 mg	20 %
Hierro 8 mg	45 %
Potasio 240 mg	6 %

* El % de ingesta de referencia (IR) te informa de la cantidad en la que un nutriente en una porción del alimento contribuye a la dieta diaria. Como recomendación nutricional general se utilizan 2.000 calorías al día.

Información nutricional

15 porciones por caja	
Tamaño de la porción	**29 g**
Cantidad por porción Calorías	**100**
	% ingesta de referenoia*
Grasas 0 g	**0 %**
de las cuales, saturadas 0 g	**0 %**
de las cuales, trans 0 g	
Colesterol 0 mg	**0 %**
Sodio 190 mg	**8 %**
Hidratos de carbono 25 g	**8 %**
de los cuales, fibra 2 g	**8 %**
de los cuales, azúcares 0 g	
contiene 7 g de azúcares añadidos	**0 %**
Proteína 2 g	
Vitamina D	20 %
Calcio	
Hierro	30 %
Potasio	2 %

* El % de ingesta de referencia (IR) te informa de la cantidad en la que un nutriente en una porción del alimento contribuye a la dieta diaria. Como recomendación nutricional general se utilizan 2.000 calorías al día.

Compara estas dos etiquetas de cereales: Fiber One, a la izquierda; Special K, a la derecha. Fiber One tiene una mejor proporción de fibra e hidratos de carbono (14 gramos de fibra por 25 gramos de hidratos de carbono versus 2 gramos de fibra por 25 gramos de hidratos de carbono). Es, por tanto, una mejor opción.

como lo puedes hacer: encuentra el número que esté al lado de los hidratos de carbono y divídelo entre cinco. Intenta encontrar un alimento que tenga esa cantidad de fibra (o la que más se acerque). ¿Por qué cinco? Es un tope arbitrario, pero yo lo utilizo porque es la proporción que encontramos en alimentos como los frutos del bosque. La ciencia no es exacta, pero yo he descubierto que cuanto más se acerca un alimento a esa proporción, más estable es la curva que provoca.

Imagina que tienes que comprar pan. Vas al súper con tu lista y comparas las opciones para encontrar aquellos productos que mantengan los picos de glucosa más bajos. Dejas todos los panes que contienen azúcar entre los cinco primeros ingredientes, y entre el resto, eliges el que tenga más fibra por gramo de hidratos de carbono. *Voilà!*

PRUÉBALO. Coge algo que comas a menudo de tu despensa. Fíjate en la parte trasera del paquete y comprueba si te provoca picos de glucosa. ¿El azúcar está entre los cinco primeros ingredientes? ¿Hay, por lo menos, un gramo de fibra por cada cinco gramos de hidratos de carbono?

¿Puedo combinar estos alimentos con proteínas y fibra de otra fuente?
Claro, por supuesto que sí. Siempre puedes comprar un alimento que te provoque un pico y luego, cuando vayas a comerlo, combinarlo con fibra, proteínas y grasa, como galletas Oreo con yogur griego y frutos secos. Pero te facilitarás la vida si empiezas con ingredientes que te mantengan los niveles de glucosa constantes.

¿Debería dejar de comprar productos que me provoquen picos o que tengan azúcar entre los tres primeros ingredientes?
¡No, no, esto sería draconiano! Lo más importante es que seas consciente de qué te provoca picos y qué no. Cuando me tomo un helado, sé que tiene un montón de azúcar. Está clarísimo que me dará un pico de glucosa. Lo sé. Es una decisión consciente. Lo como de manera ocasional, no cada día. De lo que como cada día, como el yogur, los

cereales y el pan, compro las versiones que sé que mantendrán mis niveles de glucosa más estables.

Ojo con las mentiras

Aquí tienes algunas de las tareas detectivescas más divertidas: solo porque el envoltorio diga algo guay no significa que sea bueno para ti. Los envoltorios sofisticados y los reclamos de *marketing* tienen como objetivo único que compres esos productos. Por ejemplo, los términos *sin gluten, vegano* y *ecológico* no significan que un producto no te vaya a provocar un pico.

PRUÉBALO. Cuando vayas al súper, quédate por los pasillos externos. Si compras por las partes menos céntricas, encontrarás fruta, verdura, lácteos, carne, pescado (alimentos mínimamente procesados). Si te adentras en el corazón del supermercado, asegúrate de que utilizas las técnicas de este capítulo para elegir bien los alimentos procesados. Pronto, tu cerebro se convertirá en un escáner de picos.

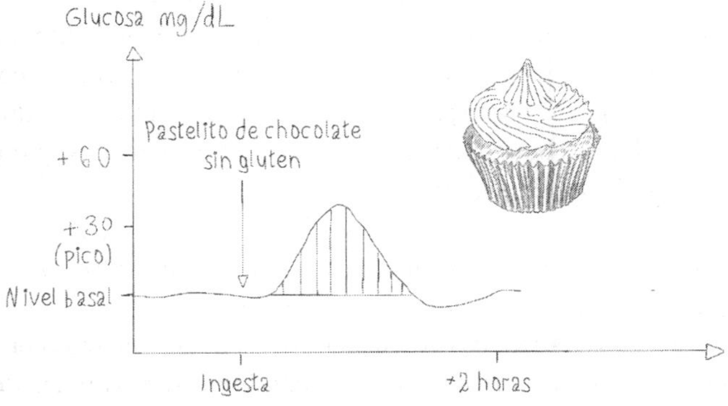

Sin gluten no significa «saludable». Solo significa que no contiene esta glucoproteína. Pero igualmente puede contener otros almidones y montones de azúcar.

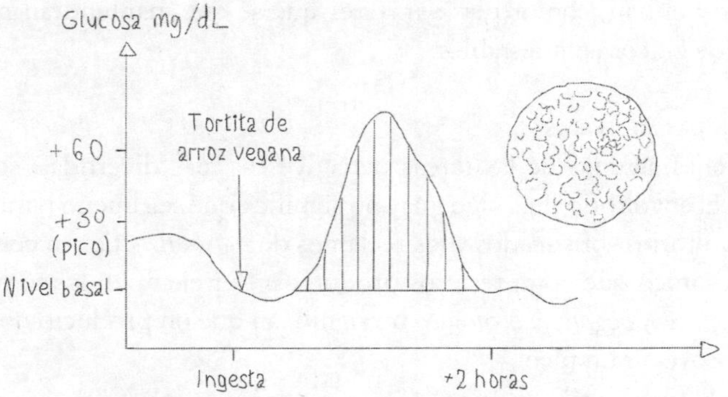

Vegano no significa «saludable». Solo significa que no contiene productos de origen animal. Igual que con los productos sin gluten, puede contener montones de almidones y azúcares.

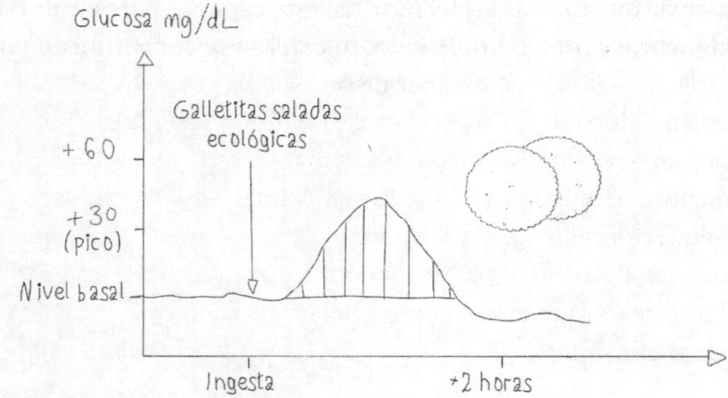

Ecológico no significa «saludable». Igualmente puede contener montones de almidones y azúcares.

Un último consejo: nunca vayas a comprar con el estómago vacío... Te saboteará el cerebro. Cuando yo lo hago, las verduras no me atraen lo más mínimo y parece que todos los productos con chocolate me estén llamando desde los estantes.

Un día en la vida de una diosa de la glucosa

Si utilizas los trucos de este libro, encontrarás muchas maneras de vivir como un dios o una diosa de la glucosa. Aquí tienes un ejemplo tomado de mi propia vida, en el que utilizo los trucos de este libro para aplanar mis curvas de glucosa.

Desayuno. Me tomé un café con un chorrito de leche entera, no desnatada —cuanto más contenido en materia grasa, más estable se mantiene mi glucosa—, dos huevos revueltos en una sartén con mantequilla y sal, servidos con un par de cucharadas de hummus de acompañamiento. Luego, una tostada de pan negro de centeno con mantequilla. Antes de salir de casa, cogí una onza de chocolate negro del 80 % (quería algo dulce, y es mejor consumirlo al final de una comida que a las once de la mañana, como solía hacer antes).

Trucos utilizados:

- Truco 4, «Aplana la curva del desayuno».
- Truco 6, «Opta por postres antes que picar algo dulce».

En el trabajo. Me tomé un té negro (normalmente, tomo té verde, pero no quedaba).

Almuerzo. Metí en el microondas las sobras de la noche anterior: judías verdes, bacalao al horno con tahíni, y arroz salvaje, y me lo comí justo en ese orden.

Trucos utilizados:

- Truco 1, «Come los alimentos en el orden correcto».

Tarde. Salí a pasear y pasé por delante de la galleta con el mejor aspecto del mundo. Así que me saqué una herramienta de mi caja de herramientas: me compré la galleta, pero no me la comí en ese momento. Volví a la oficina, me bebí un vaso de agua con una cucharada de vinagre de manzana, luego cinco almendras y luego me comí la galleta. Al cabo de unos veinte minutos me tocaba utilizar los músculos para ayudar a aplanar la curva. Así que me fui al baño y allí hice treinta sentadillas y diez flexiones apoyándome en el lavabo.

Trucos utilizados:

- Truco 7, «Toma vinagre antes de comer».
- Truco 10, «Arropa a los hidratos de carbono».
- Truco 8, «Después de comer, muévete».

Cena. Unos amigos venían a cenar. Serví vino blanco, que contiene menos glucosa y fructosa que el *gin-tonic,* por ejemplo. Serví *crudités* (zanahorias crudas y palmitos) de aperitivo. En cuanto nos sentamos, saqué mi ensalada de jamón favorita y patatas al horno con romero de guarnición. A estas alturas, mis amigos ya saben que se tienen que comer primero la ensalada y luego las patatas para aplanar las curvas de glucosa.

De postre, comimos fresas con crema inglesa espesa. Veinte minutos después de acabar los postres, nos levantamos todos y salimos a dar un paseo de diez minutos hasta la plaza del barrio. Cuando volvimos, mis invitados tenían tanta energía ¡que querían ayudarme a recoger los platos!

Trucos utilizados:

- Truco 1, «Come los alimentos en el orden correcto».
- Truco 10, «Arropa a los hidratos de carbono».
- Truco 8, «Después de comer, muévete».

Eres especial

Los trucos de este libro funcionan para todo el mundo. Da igual quien seas, comer los hidratos de carbono al final y añadir un entrante verde a tu comida siempre aplanará tu curva de glucosa. Un desayuno salado es la mejor opción. El vinagre y el ejercicio físico te permitirán comerte un pastel y a la vez mantener la salud. Sin embargo, dentro de una categoría concreta de comida, por ejemplo, los postres, la mejor opción para una persona puede que no sea la mejor para otra.

En 2019 ayudé a mi amiga Luna a ponerse en forma con un monitor de glucosa y ella me ayudó con un experimento complejo. Primero, tomamos exactamente el mismo desayuno y el mismo almuerzo, que no nos provocaron picos. Luego, a media tarde, hice galletas, saqué helado del congelador y le pedí que nos lo comiéramos a la vez.

Lo que pasó fue alucinante.

Yo tuve un pico descomunal; ella, apenas. Ninguna de las dos hizo ejercicio en las dos horas anteriores o posteriores a la ingesta, ni tomó vinagre. Puede que te preguntes qué narices está pasando. ¿Por qué la galleta me disparó los niveles de glucosa por las nubes y a ella no?

Esto no fue por casualidad, ni un caso aislado. Desde 2015, equipos de investigación de todo el mundo han llegado a ese mismo resultado tan extraño: la misma comida puede crear diferentes respuestas dependiendo de la persona.[1]

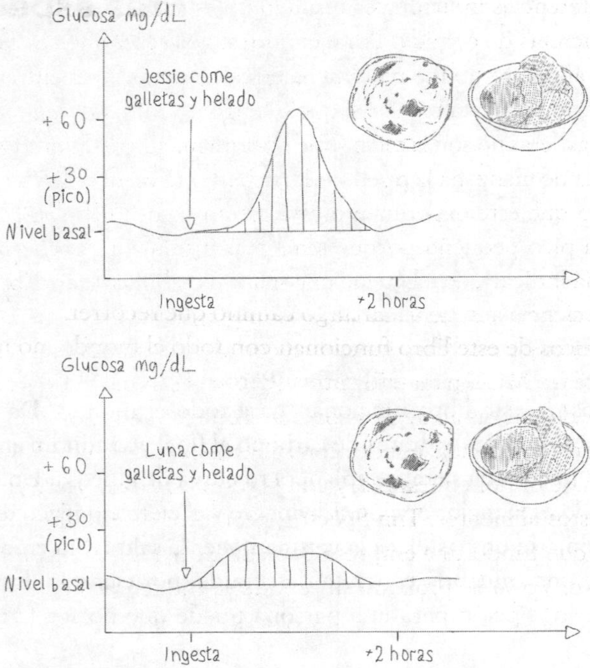

Dos personas pueden tener respuestas glucémicas distintas a la misma comida.

Estas diferencias se deben a muchos factores: la cantidad de insulina basal, nuestra masa muscular, la diferente microbiota intestinal, estar más o menos hidratado, descansado o estresado, haber hecho ejercicio recientemente o no (o hacerlo después de comer), y suma y sigue. Algunos estudios incluso descubrieron que si piensas que estás a punto de comerte algo dulce, esto puede provocar que lo que comas te genere un pico más grande a ti que a otra persona.[2]

Pero aunque los niveles máximos de nuestros picos fueran distintos, se aplica el principio general: si Luna y yo hubiéramos comido frutos secos antes de la galleta, ambos picos hubieran sido proporcionalmente más pequeños.

Las diferencias individuales resultan útiles si nos fijamos en categorías concretas de comida. Por ejemplo, si nos centramos en las galletas, ese alimento no fue una buena elección para mí, mientras que para Luna no estuvo tan mal. Así que si tengo un antojo de algo dulce, sé que las galletas no son la mejor opción para mí, mientras que parece que la tarta de manzana la puedo tolerar bastante bien.

Reitero que este experimento está incompleto. Puede que Luna tuviera un pico pequeño porque tenía más insulina en el cuerpo, lo cual podría indicar que ella tiene una salud metabólica más débil que la mía. La ciencia aún tiene un largo camino que recorrer.

Los trucos de este libro funcionan con todo el mundo, no necesitas ponerte un MCG para utilizarlos. Pero si algún día te pones uno, puede que descubras alimentos concretos que te van mejor a ti.

Si quieres ir más allá, puedes combinar los datos de un MCG con un análisis de tu flora intestinal, y con la respuesta de la grasa en sangre ante estos alimentos. Tim Spector, promotor de este libro, es un científico que fundó una empresa llamada Zoe que se dedica justamente a eso. Yo ya he probado su producto, y lo tengo muy claro: es el futuro.

Fin

Me siento afortunada de recibir vuestros mensajes cada día. En todos ellos se llega a una conclusión rotunda: aplicar estos trucos ha supuesto un antes y un después en vuestras vidas, independientemente de la dieta, el estilo de vida, la edad, el lugar de residencia o los problemas de salud previos. Ahora que estoy acabando este libro y escribo estas palabras desde mi casa en París, quiero daros las gracias por darme la oportunidad de compartir la ciencia.

Sé lo difícil que puede resultar intentar mantenerse en un buen estado. Somos muchos los que hemos estado mal informados, escuchando mensajes contradictorios de aquí y de allá. Durante mucho tiempo yo también estuve así. Efectivamente, hay muchos problemas con las recomendaciones alimentarias que recibimos en la actualidad, y en contadas ocasiones es información completamente imparcial.

Quizá por eso has ido siguiendo una dieta u otra, que no solo no te ha funcionado, sino que además ha empeorado tus problemas. Quizá tu cuerpo se haya sentido como una caja negra. Quizá hace años que te sientes cansado; quizá estás combatiendo antojos o el aumento de peso o una patología crónica. Quizá sufres depresión, tienes problemas de fertilidad o cada día te acercas más a la diabetes tipo 2. Quizá te sientas perdido a la hora de abordar tu diabetes tipo 1 o tu diabetes gestacional. Quizá te mediques por un problema que te han dicho que no tiene remedio. Espero que leyendo este libro hayas aprendido que los síntomas que experimentas son en realidad poderosos mensajes. Tu cuerpo te está hablando.

Mi objetivo ha sido llevar ciencia objetiva y actualizada al terreno de la acción, para convertir investigaciones imparciales en herramientas realistas que te proporcionen conocimiento sobre el funcionamiento de tu cuerpo y que te ayuden a sentirte genial.

¿Qué harás? ¿Escucharás a tu cuerpo, entenderás cómo funciona la palanca de la glucosa en la cabina del piloto y reflotarás a la altitud de crucero? Espero que sí. Cuando lo hagas, recuerda la importancia de ser amable contigo en el proceso. Espero que luego ayudes a tus padres, hermanos, hijos, amigos y conocidos a hacer lo mismo. Juntos podemos ayudar a todo el mundo a reconectar con sus cuerpos, persona a persona. Espero que me comentes cómo va. Me encantaría oír tu experiencia. Escríbeme en Instagram, a @glucosegoddess.

AGRADECIMIENTOS

Se necesitó un esfuerzo colectivo para crear este libro. ¡Y qué colectivo! Me gustaría dar las gracias a las personas que forman parte de la comunidad Glucose Goddess, que con sus informaciones, sus historias y su pasión han contribuido a esta obra. Este libro nació del movimiento que estamos construyendo juntos.

Me gustaría dar las gracias a Susanna Lea, la agente de mis sueños, por aportarme su experiencia, humor y sabiduría. Gracias a Mark Kessler y a todo el mundo en SLA por recibirme con los brazos abiertos. Gracias al equipo de Simon & Schuster y a Emily Graff por el entusiasmo y el compromiso. A Short Books, Rebecca Nicolson y Aurea Carpenter, por su fuerza y dedicación. A Evie Dunne, por sus brillantes ilustraciones.

Gracias a Robert Lustig por sus comentarios, que necesitaba como agua de mayo. A Elissa Burnside, mi primera amiga y mi primera lectora, por su forma de ser y su amor. A Franklin Servan-Schreiber por canalizar el universo por mí. A David Servan-Schreiber por allanar el camino.

A mis amigos, gracias por ser los mejores y por compartir esta aventura conmigo. A Dario, por su amor incondicional. A Sefora, por ayudarme a ir por la vida. Gracias a Alice, Paul, Ines, Mathieu, Arthur, Jasmyn y a toda mi familia. Gracias, papá, por tu bondad. Gracias, mamá, por ser mi diosa.

Gracias a Anne Wojcicki, Kevin Ryan y Thomas Sherman por creer en mí e iluminar mi camino.

Gracias a todos los científicos que han hecho estudios por todo el mundo, y a los que les precedieron, sobre cuyos hombros descansa este trabajo. Gracias a Axel Esselmann y Lauren Kohatsu por creer desde el principio en esta obra. Gracias a todos los que, en 23andMe, moldearon mis conocimientos sobre cómo podemos hacer que la ciencia sea accesible. Gracias a Bo, por su ayuda haciendo que esta locura de proyecto despegara.

Para concluir, también quiero darme las gracias a mí misma. Por confiar en aquello que ilumina el alma y seguirlo. Por despertar e ir a por ello. Aunque no fuera un trayecto fácil, me alegro de que esa idea me escogiera a mí y espero haber podido hacerle justicia.

ACERCA DE LA AUTORA

Jessie tiene la misión de traducir la ciencia más innovadora en consejos fáciles para ayudar a la gente a mejorar su salud física y mental. Es la fundadora de la famosa cuenta de Instagram @glucosegoddess, donde enseña hábitos alimentarios saludables a decenas de miles de personas. Estudió la carrera de Matemáticas en el Kings' College, en Londres, y un máster de Bioquímica en la Universidad de Georgetown. Su labor en una empresa emergente de análisis genético en Silicon Valley hizo que se diera cuenta de que para disfrutar de una buena salud, los hábitos alimentarios son más importantes que la genética. En este libro, Jessie relata sus sorprendentes descubrimientos sobre el papel crucial del azúcar en sangre en todos los aspectos de nuestras vidas, desde los antojos a la infertilidad, y también comparte los sorprendentes trucos que te ayudarán a optimizar los niveles de azúcar sin tener que renunciar a lo que te gusta.

NOTAS

Querido lector

1. Ron Sender *et al.*, «Revised estimates for the number of human and bacteria cells in the body», *PLoS Biology*, 14, n.° 8, 2016, e1002533.

2. Rudd Center for Food Policy and Obesity, «Increasing disparities in unhealthy food advertising targeted to Hispanic and Black youth», enero de 2019, recuperado el 30 de agosto de 2021, disponible en <https://media.ruddcenter.uconn.edu/PDFs/TargetedMarketingReport2019.pdf>.

3. Robert Lustig, *Metabolical: The Lure and the Lies of Processed Food, Nutrition, and Modern Medicine*, Nueva York, Harper Wave, 2021.

4. Lustig, *Metabolical, op. cit.*

5. Joana Araújo *et al.*, «Prevalence of optimal metabolic health in American adults: National Health and Nutrition Examination Survey 2009-2016», *Metabolic Syndrome and Related Disorders*, 17, n.° 1, 2019, págs. 46-52.

6. Benjamin Bikman, *Why We Get Sick: The Hidden Epidemic at the Root of Most Chronic Disease and How to Fight It*, Nueva York, BenBella, 2020 (trad. cast.: *¿Por qué enfermamos? Descubre y aprende a combatir la epidemia oculta tras las enfermedades crónicas*, Madrid, Edaf, 2021).

7. Lustig, *Metabolical, op. cit.*

¿Cómo he llegado hasta aquí?

1. Michael Multhaup *et al.*, «The science behind 23andMe's Type 2 Diabetes report»), 2019, recuperado el 30 de agosto de 2021, disponible en <https://permalinks.23andme.com/pdf/23_19-Type2Diabetes_March2019.pdf>.

2. Mark Hearris *et al.*, «Regulation of muscle glycogen metabolism during exercise: implications for endurance performance and training adaptations», *Nutrients*, 10, n.º 3, 2018, pág. 298.

3. Heather Hall *et al.*, «Glucotypes reveal new patterns of glucose dysregulation», *PLoS Biology,* 16, n.º 7, 2018, e2005143, disponible en <https://pubmed.ncbi.nlm.nih.gov/30040822/>.

1. Entremos en la cabina del piloto: por qué es tan importante la glucosa

1. Araújo *et al.*, «Prevalence of optimal metabolic health», art. cit.

2. Division of Nutrition, Physical Activity, and Obesity, National Center for Chronic Disease Prevention and Health Promotion, «Assessing your Weight», CDC, 17 de septiembre de 2020, recuperado el 30 de agosto de 2021, <https://www.cdc.gov/healthyweight/assessing/index.html>.

2. Conoce a Jerry: cómo crean glucosa las plantas

1. Gregory MacNeill *et al.*, «Starch as a source, starch as a sink: the bifunctional role of starch in carbon allocation», *Journal of Experimental Botany*, 68, n.º 16, 2017, págs. 4433-4453, disponible en <https://pubmed.ncbi.nlm.nih.gov/28981786/>.

2. M. D. Oesten *et al.*, Castellion, «Sweetness relative to sucrose (table)», en *The World of Chemistry: Essentials* (4.ª ed.), Belmont, Thomson Brooks/Cole, 2007.

3. Un asunto familiar: cómo llega la glucosa al torrente sanguíneo

1. «El cuerpo utiliza doscientos gramos de glucosa a diario. La glucosa tiene una masa molar de ciento ochenta gramos por mol. Cada día, el cuerpo utiliza 0,1111 moles de glucosa. Un mol tiene 6,02214076 × 1023 moléculas en su interior. Así que el cuerpo utiliza 6.6912675e + 23 moléculas de glucosa cada día. Un día tiene 86.400 segundos; 7,7445226e + 18 moléculas por segundo», Jeremy M. Berg, *Biochemistry* (5.ª ed.), Nueva York, W. H. Freeman, 2002, sección 30.2.

2. Unos 5.000 trillones (5 × 1021 granitos de arena en el mundo. Jason Marshall, «How many grains of sand are on earth's beaches?», Quick and Dirty Tips, 2016, recuperado el 30 de agosto de 2021, <https://www.quickanddirtytips.com/education/math/how-many-grains-of-sand-are-on-earth-s-beaches?page=all>.

3. Liangliang Ju *et al.*, «New insights into the origin and evolution of α-amylase genes in green plants», *Scientific Reports*, 9, n.° 1, 2019, págs. 1-12, disponible en <https://pubmed.ncbi.nlm.nih.gov/30894656/>.

4. Cholsoon Jang *et al.*, «The small intestine converts dietary fructose into glucose and organic acids», *Cell Metabolism*, 27, n.° 2, 2018, págs. 351-361, <https://www.ncbi.nlm.nih.gov/pmc/articles/PMC6032988/#SD1>.

5. IUPAC, Comm, y IUPAC-IUB Comm, «Tentative rules for carbohydrate nomenclature, part 1, 1969», *Biochemistry*, 10, n.° 21, 1971, págs. 3983-4004, disponible en <https://pubs.acs.org/doi/abs/10.1021/bi00797a028>.

6. Mindy Weisberger, «Unknown Group of Ancient Humans Once Lived in Siberia, New Evidence Reveals», Live Science, 2019, recuperado el 30 de agosto de 2021, <https://www.livescience.com/65654-dna-ice-age-teeth-siberia.html>.

7. Marion Nestle, «Paleolithic diets: a sceptical view», *Nutrition Bulletin*, 25, n.° 1, 2000, págs. 43-47, disponible en <https://onlinelibrary.wiley.com/doi/abs/10.1046/j.1467-3010.2000.00019.x>.

8. Peter Ungar, *Evolution's Bite: A Story of Teeth, Diet, and Human Origins*, Princeton, Princeton University Press, 2017.

4. Buscar el placer: por qué comemos más glucosa que antes

1. Nora Volkow *et al.*, «The brain on drugs: from reward to addiction», *Cell*, 162, n.° 4, 2015, págs. 712-725, disponible en <https://pubmed.ncbi.nlm.nih.gov/26276628/>.

2. Vincent Pascoli *et al.*, «Sufficiency of mesolimbic dopamine neuron stimulation for the progression to addiction», *Neuron*, 88, n.° 5, 2015, págs. 1054-1066, disponible en <http://www.addictionscience.unige.ch/files/8214/6037/1136/NeuronVP2015.pdf>.

3. Lustig, *Metabolical, op. cit.*

4. Kevin Hall *et al.*, «Ultra-processed diets cause excess calorie intake and weight gain: an inpatient randomized controlled trial of ad libitum food intake», *Cell Metabolism*, 30, n.° 1, 2019, págs. 67-77, <https://www.cell.com/action/showPdf?pii=S1550-4131(19)30248-7>.

5. Robert Lustig, *The Hacking of the American Mind: The Science behind the Corporate Takeover of our Bodies and Brains*, Nueva York, Penguin, 2017.

5. Por debajo de la piel: descubrir los picos de glucosa

1. ADA, «Understanding A1C: Diagnosis», Diabetes, recuperado el 30 de agosto de 2019, <https://www.diabetes.org/a1c/diagnosis>.

2. Jørgen Bjørnholt *et al.*, «Fasting blood glucose: an underestimated risk factor for cardiovascular death. Results from a 22-year follow-up of healthy non-diabetic men», *Diabetes Care*, 22, n.º 1, 1999, págs. 45-49, disponible en <https://care.diabetesjournals.org/content/22/1/45>; Chanshin Park *et al.*, «Fasting glucose level and the risk of incident atherosclerotic cardiovascular diseases», *Diabetes Care*, 36, n.º 7, 2013, págs. 1988-1993, disponible en <https://care.diabetesjournals.org/content/36/7/1988>; Quoc Manh Nguyen *et al.*, «Fasting plasma glucose levels within the normoglycemic range in childhood as a predictor of prediabetes and type 2 diabetes in adulthood: the Bogalusa Heart Study», *Archives of Pediatrics & Adolescent Medicine*, 164, n.º 2, 2010, págs. 124-128, disponible en <https://jamanetwork.com/journals/jamapediatrics/fullarticle/382778>.

3. Guido Freckmann *et al.*, «Continuous glucose profiles in healthy subjects under everyday life conditions and after different meals», *Journal of Diabetes Science and Technology*, 1, n.º 5, 2007, págs. 695-703, disponible en <https://www.ncbi.nlm.nih.gov/pmc/articles/PMC2769652/>.

4. Antonio Ceriello *et al.*, «Oscillating glucose is more deleterious to endothelial function and oxidative stress than mean glucose in normal and type 2 diabetic patients», Diabetes, 57, n.º 5, 2008, págs. 1349-1354, disponible en <https://diabetes.diabetesjournals.org/content/57/5/1349.short>; Louis Monnier *et al.*, «Activation of oxidative stress by acute glucose fluctuations compared with sustained chronic hyperglycemia in patients with type 2 diabetes», Jama, 295, n.º 14, 2006, págs. 1681-1687, disponible en <https://jamanetwork.com/journals/jama/article-abstract/202670>; Giada Acciaroli *et al.*, «Diabetes and prediabetes classification using glycemic variability indices from continuous glucose monitoring data», *Journal of Diabetes Science and Technology*, 12, n.º 1, 2018, págs. 105-113, disponible en <https://www.ncbi.nlm.nih.gov/pmc/articles/PMC5761967/>.

5. Zheng Zhou *et al.*, «Glycemic variability: adverse clinical outcomes and how to improve it?», *Cardiovascular Diabetology*, 19, n.º 1, 2020, págs. 1-14, disponible en <https://link.springer.com/article/10.1186/s12933-020-01085-6>.

6. Trenes, tostadas y Tetris: las tres cosas que le pasan al cuerpo cuando tenemos un pico

1. Sender *et al.*, «Revised estimates for the number», art. cit.

2. Martin Picard *et al.*, «Mitochondrial allostatic load puts the "gluc" back in glucocorticoids», *Nature Reviews Endocrinology*, 10, n.° 5, 2014, págs. 303-310, disponible en <https://www.uclahealth.org/reversibility-network/workfiles/resources/publications/picard-endocrinol.pdf>.

3. Biplab Giri *et al.*, «Chronic hyperglycemia mediated physiological alteration and metabolic distortion leads to organ dysfunction, infection, cancer progression and other pathophysiological consequences: an update on glucose toxicity», *Biomedicine & Pharmacotherapy*, n.° 107, 2018, págs. 306-328, disponible en <https://www.sciencedirect.com/science/article/pii/S0753332218322406#fig0005>.

4. Picard *et al.*, «Mitochondrial allostatic», art. cit.

5. Robert H. Lustig, «Fructose: it's "alcohol without the buzz"», *Advances in Nutrition*, 4, n.° 2, 2013, págs. 226-235, disponible en <https://www.ncbi.nlm.nih.gov/pmc/articles/PMC3649103/>.

6. Joseph Evans *et al.*, «Are oxidative stress activated signaling pathways mediators of insulin resistance and beta-cell dysfunction?», *Diabetes*, 52, n.° 1, 2003, págs. 1-8, disponible en <https://diabetes.diabetesjournals.org/content/52/1/1.short>.

7. Jaime Uribarri *et al.*, «Advanced glycation end products in foods and a practical guide to their reduction in the diet», *Journal of the American Dietetic Association*, 100, n.° 6, 2010, págs. 911-916, disponible en <https://www.ncbi.nlm.nih.gov/pmc/articles/PMC3704564/>.

8. D. G. Dyer *et al.*, «The Maillard reaction in vivo», *Zeitschrift für Ernährungswissenschaft*, 30, n.° 1, 1991, págs. 29-45, disponible en <https://www.researchgate.net/publication/21298410_The_Maillard_reaction_in_vivo>.

9. Chan-Sik Kim *et al.*, «The role of glycation in the pathogenesis of aging and its prevention through herbal products and physical exercise», *Journal of Exercise Nutrition & Biochemistry*, 21, n.° 3, 2017, pág. 55, disponible en <https://www.ncbi.nlm.nih.gov/pmc/articles/PMC5643203>.

10. Masamitsu Ichihashi *et al.*, «Glycation stress and photo-aging in skin», *Anti-Aging Medicine*, 8, n.° 3, 2011, págs. 23-29, disponible en <https://www.jstage.jst.go.jp/article/jaam/8/3/8_3_23/_article/-char/ja/>; Ashok Katta *et al.*, «Glycation of lens crystalline protein in the pathogenesis of various forms of cataract», *Biomedical Research*, 20, n.° 2, 2009, págs. 119-121, disponible en <https://www.researchgate.net/profile/Ashok-Katta-3/publication/233419577_Glycation_of_lens_crystalline_protein_in_the_pathogenesis_of_various_

forms_of_cataract/links/02e7e531342066c955000000/Glycation-of-lens-crystal line-protein-in-the-pathogenesis-of-various-forms-of-cataract.pdf>.

11. Georgia Soldatos *et al.*, «Advanced glycation end products and vascular structure and function», *Current Hypertension Reports*, 8, n.º 6, 2006, págs. 472-478, disponible en <https://pubmed.ncbi.nlm.nih.gov/17087858/>; Masayoshi Takeuchi *et al.*, «Involvement of advanced glycation end-products (AGEs) in Alzheimer's disease», *Current Alzheimer Research*, 1, n.º 1, 2004, págs. 39-46, disponible en <https://www.ingentaconnect.com/content/ben/car/2004/0000 0001/00000001/art00006>.

12. Chan-Sik Kim *et al.*, «The role of glycation», art. cit.

13. Alejandro Gugliucci, «Formation of fructose-mediated advanced glycation end products and their roles in metabolic and inflammatory diseases», *Advances in Nutrition*, 8, n.º 1, 2017, págs. 54-62, disponible en <https://www.ncbi.nlm.nih.gov/pmc/articles/PMC5227984/>.

14. Roma Pahwa *et al.*, «Chronic inflammation», StatPearls, 2018, disponible en <https://www.ncbi.nlm.nih.gov/books/NBK493173/>.

15. *Ibidem.*

16. Berg, Jeremy M., «The bonds are also alpha-1,4-glycosidic bond», en *Biochemistry* (5.ª ed.), Nueva York, W. H. Freeman and Co., 1995.

17. David H Wasserman, «Four grams of glucose», *American Journal of Physiology-Endocrinology and Metabolism*, 296, n.º 1, 2009, E11-E21, disponible en <https://www.ncbi.nlm.nih.gov/pmc/articles/PMC2636990/>.

18. *Biochemistry*, *op. cit.*, sección 30.2, disponible en <https://www.ncbi.nlm.nih.gov/books/NBK22436/#:~:text=The%20brain%20lacks%20fuel%20stores,body%20in%20the%20resting%20state>.

19. Wasserman, «Four grams of glucose», art. cit.

20. Stryer, «Fatty acid metabolism», en *Biochemistry*, *op. cit.*, págs. 603-628.

21. Samir Softic *et al.*, «Role of dietary fructose and hepatic de novo lipogenesis in fatty liver disease», *Digestive Diseases and Sciences*, 61, n.º 5, 2016, págs. 1282-1293, disponible en <https://www.ncbi.nlm.nih.gov/pmc/articles/PMC4838515/>.

22. Bettina Geidl-Flueck *et al.*, «Fructose-and sucrose-but not glucose-sweetened beverages promote hepatic de novo lipogenesis: A randomized controlled trial», *Journal of Hepatology*, 75, n.º 1, 2021, págs. 46-54, disponible en <https://www.journal-of-hepatology.eu/article/S0168-8278(21)00161-6/fulltext#%20>.

23. João Silva *et al.*, «Determining contributions of exogenous glucose and fructose to de novo fatty acid and glycerol synthesis in liver and adipose tissue», *Metabolic Engineering*, n.º 56, 2019, págs. 69-76, disponible en <https://www.sciencedirect.com/science/article/pii/S109671761930196X#fig5>.

24. Bikman, *Why We Get Sick*, *op. cit.*

25. Stryer, en *Biochemistry*, *op. cit.*, págs. 773-774.

26. Natasha Wiebe *et al.*, «Temporal associations among body mass index, fasting insulin, and systemic inflammation: a systematic review and meta-analysis», *JAMA Network Open*, 4, n.° 3, 2021, págs. e211263-e211263, disponible en <https://jamanetwork.com/journals/jamanetworkopen/fullarticle/2777423>.

7. De los pies a la cabeza: por qué nos hacen enfermar los picos

1. Picard *et al.*, «Mitochondrial allostatic», art. cit.

2. Paula Chandler-Laney *et al.*, «Return of hunger following a relatively high carbohydrate breakfast is associated with earlier recorded glucose peak and nadir», *Appetite*, n.° 80, 2014, págs. 236-241, disponible en <https://www.sciencedirect.com/science/article/abs/pii/S0195666314002049>.

3. Bikman, *Why We Get Sick*, *op. cit.*

4. Kathleen Page *et al.*, «Circulating glucose levels modulate neural control of desire for high-calorie foods in humans», *Journal of Clinical Investigation*, 121, n.° 10, 2011, págs. 4161-4169, disponible en <https://www.jci.org/articles/view/57873>.

5. Tanja Taivassalo *et al.*, «The spectrum of exercise tolerance in mitochondrial myopathies: a study of 40 patients», *Brain*, 126, n.° 2, 2003, págs. 413-423, disponible en <https://pubmed.ncbi.nlm.nih.gov/12538407/>.

6. Picard *et al.*, «Mitochondrial allostatic», art. cit.

7. *Ibidem.*

8. Kara L. Breymeyer *et al.*, «Subjective mood and energy levels of healthy weight and overweight/obese healthy adults on high-and low-glycemic load experimental diets», *Appetite*, n.° 107, 2016, págs. 253-259, disponible en <https://pubmed.ncbi.nlm.nih.gov/27507131/>.

9. James Gangwisch *et al.*, «High glycemic index and glycemic load diets as risk factors for insomnia: analyses from the Women's Health Initiative», *American Journal of Clinical Nutrition*, 111, n.° 2, 2020, págs. 429-439, disponible en <https://pubmed.ncbi.nlm.nih.gov/31828298/>; R. N. Aurora *et al.*, «Obstructive sleep apnea and postprandial glucose differences in type 2 diabetes mellitus», *A97. SRN: New Insights into the Cardiometabolic Consequences of Insufficient Sleep*, American Thoracic Society, 2020, págs.A2525-A2525, disponible en <https://www.atsjournals.org/doi/abs/10.1164/ajrccm-conference.2020.201.1_MeetingAbstracts.A2525>.

10. Nagham Jafar *et al.*, «The effect of short-term hyperglycemia on the innate immune system», *American Journal of the Medical Sciences*, 351, n.° 2, 2016,

págs. 201-211, disponible en <https://www.amjmedsci.org/article/S0002-9629(15)00027-0/fulltext>

11. Janan Kiselar *et al.*, «Modification of β-Defensin-2 by dicarbonyls methylglyoxal and glyoxal inhibits antibacterial and chemotactic function in vitro», *PLoS One*, 10, n.° 8, 2015, e0130533, disponible en <https://journals.plos.org/plosone/article?id=10.1371/journal.pone.0130533>.

12. Jiaoyue Zhang *et al.*, «Impaired fasting glucose and diabetes are related to higher risks of complications and mortality among patients with coronavirus disease 2019», *Frontiers in Endocrinology*, 11, 2020, pág. 525, disponible en <https://www.frontiersin.org/articles/10.3389/fendo.2020.00525/full?report=reader>.

13. Emmanuelle Logette *et al.*, «A Machine-generated view of the role of blood glucose levels in the severity of COVID-19», *Frontiers in Public Health*, 28 de julio de 2021, pág. 1068, disponible en <https://www.frontiersin.org/articles/10.3389/fpubh.2021.695139/full?fbclid=IwAR0RS9OVCuL9q-fbW4gF7McCYfgRgNDQIVI4JjZE-59Sm1E7l1MFZ0ZGyoI>.

14. Francisco Carrasco-Sánchez *et al.*, «Admission hyperglycaemia as a predictor of mortality in patients hospitalized with COVID-19 regardless of diabetes status: data from the Spanish SEMI-COVID-19 Registry», *Annals of Medicine*, 53, n.° 1, 2021, págs. 103-116, disponible en <https://www.tandfonline.com/doi/full/10.1080/07853890.2020.1836566>.

15. Ursula Hiden *et al.*, «Insulin and the IGF system in the human placenta of normal and diabetic pregnancies», *Journal of Anatomy*, 215, n.° 1, 2009, págs. 60-68, disponible en <https://onlinelibrary.wiley.com/doi/full/10.1111/j.1469-7580.2008.01035.x>; Chiara Berlato *et al.*, «Selective response to insulin versus insulin-like growth factor-I and-II and up-regulation of insulin receptor splice variant B in the differentiated mouse mammary epithelium», *Endocrinology*, 150, n.° 6, 2009, págs. 2924-2933, disponible en <https://academic.oup.com/endo/article/150/6/2924/2456369?login=true>.

16. Carol Major *et al.*, «The effects of carbohydrate restriction in patients with diet-controlled gestational diabetes», *Obstetrics & Gynecology*, 91, n.° 4, 1998, págs. 600-604, disponible en <https://www.sciencedirect.com/science/article/abs/pii/S0029784498000039>; Robert Moses *et al.*, «Effect of a low-glycemic-index diet during pregnancy on obstetric outcomes», *American Journal of Clinical Nutrition*, 84, n.° 4, 2006, págs. 807-812, disponible en <https://academic.oup.com/ajcn/article/84/4/807/4633214.

17. James F Clapp III *et al.*, «Maternal carbohydrate intake and pregnancy outcome», *Proceedings of the Nutrition Society*, 61, n.° 1, 2002, págs. 45-50, disponible en <https://www.cambridge.org/core/journals/proceedings-of-the-nutrition-society/article/maternal-carbohydrate-intake-and-pregnancy-outcome/28F8E1C5E1460E67F2F1CE0C1D06EE81>.

18. Rebecca Thurston *et al.*, «Vasomotor symptoms and insulin resistance in the study of women's health across the nation», *Journal of Clinical Endocrinology & Metabolism*, 97, n.° 10, 2012, págs. 3487-3494, disponible en <https://pubmed.ncbi.nlm.nih.gov/22851488/>.

19. Gangwisch *et al.*, «High glycemic index», art. cit.

20. A. Fava *et al.*, «Chronic migraine in women is associated with insulin resistance: a cross-sectional study», *European Journal of Neurology*, 21, n.° 2, 2014, págs. 267-272, disponible en <https://onlinelibrary.wiley.com/doi/abs/10.1111/ene.12289>.

21. *Ibidem.*

22. Rachel Ginieis *et al.*, «The "sweet" effect: comparative assessments of dietary sugars on cognitive performance», *Physiology & Behavior*, 184, 2018, págs. 242-247, disponible en <https://pubmed.ncbi.nlm.nih.gov/29225094/>.

23. *Ibidem.*

24. Hyuck Hoon Kwon *et al.*, «Clinical and histological effect of a low glycaemic load diet in treatment of acne vulgaris in Korean patients: a randomized, controlled trial», *Acta Dermato-Venereologica*, 92, n.° 3, 2012, págs. 241-246, disponible en <https://pubmed.ncbi.nlm.nih.gov/22678562/>.

25. Robyn N Smith *et al.*, «A low-glycemic-load diet improves symptoms in acne vulgaris patients: a randomized controlled trial», *American Journal of Clinical Nutrition*, 86, n.° 1, 2007, págs. 107-115, disponible en <https://pubmed.ncbi.nlm.nih.gov/17616769/>.

26. George Suji *et al.*, «Glucose, glycation and aging», *Biogerontology*, 5, n.° 6, 2004, págs. 365-373, disponible en <https://link.springer.com/article/10.1007/s10522-004-3189-0>.

27. Pahwa *et al.*, «Chronic inflammation», art. cit.

28. *Ibidem.*

29. RRobert A Greenwald *et al.*, «Inhibition of collagen gelation by action of the superoxide radical», *Arthritis & Rheumatism: Official Journal of the American College of Rheumatology*, 22, n.° 3, 1979, págs. 251-259, disponible en <https://pubmed.ncbi.nlm.nih.gov/217393/>.

30. Giri *et al.*, «Chronic hyperglycemia», art. cit.

31. John Tower, «Programmed cell death in aging», *Ageing Research Reviews*, 23, 2015, págs. 90-100, disponible en <https://www.ncbi.nlm.nih.gov/pmc/articles/PMC4480161/>.

32. Charles Watt *et al.*, «Glycemic variability and CNS inflammation: Reviewing the connection», *Nutrients*, 12, n.° 12, 2020, pág. 3906, disponible en <https://pubmed.ncbi.nlm.nih.gov/33371247/>.

33. Pahwa *et al.*, «Chronic inflammation», art. cit.

34. Suzanne M. De la Monte *et al.*, «Alzheimer's disease is type 3 diabetes

— Evidence reviewed», *Journal of Diabetes Science and Technology*, 2, n.º 6, 2008, págs. 1101-1113, disponible en <https://journals.sagepub.com/doi/abs/10.1177/193229680800200619>.

35. Lustig, *Metabolical*, *op. cit.*

36. Jiyin Zhou *et al.*, «Diabetic cognitive dysfunction: from bench to clinic», *Current Medicinal Chemistry*, 27, n.º 19, 2020, págs. 3151-3167, disponible en <https://pubmed.ncbi.nlm.nih.gov/30727866/>; Auriel A. Willette *et al.*, «Association of insulin resistance with cerebral glucose uptake in late middle-aged adults at risk for Alzheimer disease», *JAMA Neurology*, 72, n.º 9, 2015, págs. 1013-1020, disponible en <https://pubmed.ncbi.nlm.nih.gov/26214150/>; Christine M. Burns *et al.*, «Higher serum glucose levels are associated with cerebral hypometabolism in Alzheimer regions», *Neurology*, 80, n.º 17, 2013, págs. 1557-1564, disponible en <https://www.ncbi.nlm.nih.gov/pmc/articles/PMC3662330/>.

37. Mark A Reger *et al.*, «Effects of β-hydroxybutyrate on cognition in memory-impaired adults», *Neurobiology of Aging*, 25, n.º 3, 2004, págs. 311-314, disponible en <https://www.sciencedirect.com/science/article/abs/pii/S0197458003000873>.

38. Dale E. Bredesen, *et al.*, «Reversal of cognitive decline: a novel therapeutic program», *Aging (Albany NY)*, 6, n.º 9, 2014, pág. 707, disponible en <https://www.ncbi.nlm.nih.gov/pmc/articles/PMC4221920/>.

39. *Ibidem.*

40. Amar S. Ahmad *et al.*, «Trends in the lifetime risk of developing cancer in Great Britain: comparison of risk for those born from 1930 to 1960», *British Journal of Cancer*, 112, n.º 5, 2015, págs. 943-947, disponible en <https://www.nature.com/articles/bjc2014606>.

41. Lustig, *Metabolical*, *op. cit.*

42. Florian R. Greten *et al.*, «Inflammation and cancer: triggers, mechanisms, and consequences», *Immunity*, 51, n.º 1, 2019, págs. 27-41, disponible en <https://www.sciencedirect.com/science/article/pii/S107476131930295X>.

43. Rachel J. Perry *et al.*, «Mechanistic links between obesity, insulin, and cancer», *Trends in Cancer*, 6, n.º 2, 2020, págs. 75-78, disponible en <https://www.sciencedirect.com/science/article/abs/pii/S2405803319302614>.

44. Tetsuro Tsujimoto *et al.*, «Association between hyperinsulinemia and increased risk of cancer death in nonobese and obese people: A population-based observational study», *International Journal of Cancer*, 141, n.º 1, 2017, págs. 102-111, disponible en <https://onlinelibrary.wiley.com/doi/full/10.1002/ijc.30729>.

45. Breymeyer *et al.*, «Subjective mood and energy levels», art. cit.; Rachel A. Cheatham *et al.*, «Long-term effects of provided low and high glycemic load

low energy diets on mood and cognition», *Physiology & Behavior*, 98, n.° 3, 2009, págs. 374-379, disponible en <https://pubmed.ncbi.nlm.nih.gov/19576915/>; Sue Penckofer *et al.*, «Does glycemic variability impact mood and quality of life?», *Diabetes Technology & Therapeutics*, 14, n.° 4, 2012, págs. 303-310, disponible en <https://www.ncbi.nlm.nih.gov/pmc/articles/PMC3317401/>.

46. Gangwisch *et al.*, «High glycemic index», art. cit.

47. Fernando F Anhê *et al.*, «Glucose alters the symbiotic relationships between gut microbiota and host physiology», *American Journal of Physiology-Endocrinology and Metabolism*, 318, n.° 2, 2020, págs. E111-E116, disponible en <https://pubmed.ncbi.nlm.nih.gov/31794261/>.

48. Lustig, *Metabolical*, *op. cit.*

49. William S. Yancy *et al.*, «Improvements of gastroesophageal reflux disease after initiation of a low-carbohydrate diet: Five brief case reports», *Alternative Therapies in Health and Medicine*, 7, n.° 6, 2001, pág. 120, disponible en <https://search.proquest.com/openview/1c418d7f0548f58a5c647b1204d3f6a7/1?pq-origsite=gscholar&cbl=32528>.

50. Jessica M. Yano *et al.*, «Indigenous bacteria from the gut microbiota regulate host serotonin biosynthesis», *Cell*, 161, n.° 2, 2015, págs. 264-276, disponible en <https://www.ncbi.nlm.nih.gov/pmc/articles/PMC4393509/>; Roberto Mazzoli *et al.*, «The neuro-endocrinological role of microbial glutamate and GABA signaling», *Frontiers in Microbiology*, 7, 2016, pág. 1934, disponible en <https://www.ncbi.nlm.nih.gov/pmc/articles/PMC5127831/>.

51. Emeran A. Mayer, «Gut feelings: the emerging biology of gut-brain communication», *Nature Reviews Neuroscience,* 12, n.° 8, 2011, págs. 453-466, disponible en <https://www.ncbi.nlm.nih.gov/pmc/articles/PMC3845678/>.

52. Sigrid Breit *et al.*, «Vagus nerve as modulator of the brain-gut axis in psychiatric and inflammatory disorders», *Frontiers in Psychiatry*, n.° 9, 2018, pág. 44, disponible en <https://www.ncbi.nlm.nih.gov/pubmed/29593576>; Bruno Bonaz *et al.*, «The vagus nerve at the interface of the microbiota-gut-brain axis», *Frontiers in Neuroscience*, n.° 12, 2018, pág. 49, disponible en <https://www.ncbi.nlm.nih.gov/pubmed/29467611>.

53. Michael D. Miedema *et al.*, «Statin eligibility and outpatient care prior to ST-segment elevation myocardial infarction», *Journal of the American Heart Association*, 6, n.° 4, 2017, e005333, disponible en <https://www.ahajournals.org/doi/10.1161/JAHA.116.005333>.

54. Bikman, *Why We Get Sick*, *op. cit.*

55. *Ibidem.*

56. Koichi Node *et al.*, «Postprandial hyperglycemia as an etiological factor in vascular failure», *Cardiovascular Diabetology*, 8, n.° 1, 2009, págs. 1-10, disponible en <https://pubmed.ncbi.nlm.nih.gov/19402896/>; Antonio Ceriello *et*

al., «Oscillating glucose is more deleterious to endothelial function and oxidative stress than mean glucose in normal and type 2 diabetic patients», *Diabetes*, 57, n.º 5, 2008, págs. 1349-1354, disponible en <https://pubmed.ncbi.nlm.nih.gov/18299315/>; Michelle Flynn *et al.*, «Transient intermittent hyperglycemia accelerates atherosclerosis by promoting myelopoiesis», *Circulation Research*, 127, n.º 7, 2020, págs. 877-892, disponible en <https://www.ahajournals.org/doi/full/10.1161/CIRCRESAHA.120.316653>; E. Succurro *et al.*, «Elevated one-hour post-load plasma glucose levels identifies subjects with normal glucose tolerance but early carotid atherosclerosis», *Atherosclerosis*, 207, n.º 1, 2009, págs. 245-249, disponible en <https://www.sciencedirect.com/science/article/abs/pii/S0021915009002718>.

57. Bikman, *Why We Get Sick*, *op. cit.*

58. Lustig, *Metabolical*, *op. cit.*

59. Bikman, *Why We Get Sick*, *op. cit.*

60. Paul M. Ridker *et al.*, «Comparison of C-reactive protein and low-density lipoprotein cholesterol levels in the prediction of first cardiovascular events», *New England Journal of Medicine*, 347, n.º 20, 2002, págs. 1557-1565, disponible en <https://www.nejm.org/doi/full/10.1056/NEJMoa021993>.

61. Tetsurou Sakumoto *et al.*, «Insulin resistance/hyperinsulinemia and reproductive disorders in infertile women», *Reproductive Medicine and Biology*, 9, n.º 4, 2010, págs. 185-190, disponible en <https://www.ncbi.nlm.nih.gov/pmc/articles/PMC5904600/>; LaTasha B. Craig *et al.*, «Increased prevalence of insulin resistance in women with a history of recurrent pregnancy loss», *Fertility and Sterility*, 78, n.º 3, 2002, págs. 487-490, disponible en <https://www.sciencedirect.com/science/article/abs/pii/S0015028202032478>; Nelly Pitteloud *et al.*, «Increasing insulin resistance is associated with a decrease in Leydig cell testosterone secretion in men», *Journal of Clinical Endocrinology & Metabolism*, 90, n.º 5, 2005, págs. 2636-2641, disponible en <https://academic.oup.com/jcem/article/90/5/2636/2836773>.

62. Jorge E. Chavarro *et al.*, «A prospective study of dietary carbohydrate quantity and quality in relation to risk of ovulatory infertility», *European Journal of Clinical Nutrition*, 63, n.º 1, 2009, págs. 78-86, disponible en <https://www.ncbi.nlm.nih.gov/pmc/articles/PMC3066074/>.

63. Centers for Disease Control and Prevention, «PCOS (Polycystic Ovary Syndrome) and diabetes», CDC, recuperado el 30 de agosto de 2021, disponible en <https://www.cdc.gov/diabetes/basics/pcos.html>.

64. John E. Nestler *et al.*, «Insulin stimulates testosterone biosynthesis by human thecal cells from women with polycystic ovary syndrome by activating its own receptor and using inositolglycan mediators as the signal transduction system», *Journal of Clinical Endocrinology & Metabolism*, 83, n.º 6, 1998, págs. 2001-

2005, disponible en <https://academic.oup.com/jcem/article/83/6/2001/2865383?login=true>.

65. Bikman, *Why We Get Sick*, *op. cit.*

66. Centers for Disease Control and Prevention, «PCOS», art. cit.

67. John C. Mavropoulos *et al.*, «The effects of a low-carbohydrate, ketogenic diet on the polycystic ovary syndrome: a pilot study», *Nutrition & Metabolism*, 2, n.° 1, 2005, págs. 1-5, disponible en <https://www.ncbi.nlm.nih.gov/pmc/articles/PMC1334192/>.

68. Zeeeshan Anwar *et al.*, «Erectile dysfunction: An underestimated presentation in patients with diabetes mellitus», *Indian Journal of Psychological Medicine*, 39, n.° 5, 2017, págs. 600-604, disponible en <https://www.ncbi.nlm.nih.gov/pmc/articles/PMC5688886/>.

69. Fengjuan Yao *et al.*, «Erectile dysfunction may be the first clinical sign of insulin resistance and endothelial dysfunction in young men», *Clinical Research in Cardiology*, 102, n.° 9, 2013, págs. 645-651, disponible en <https://link.springer.com/article/10.1007/s00392-013-0577-y>.

70. Sudesna Chatterjee *et al.*, «Type 2 diabetes», *Lancet*, 389, n.° 10085, 2017, págs. 2239-2251, disponible en <https://www.sciencedirect.com/science/article/abs/pii/S0140673617300582>.

71. Marc Y. Donath *et al.*, «Type 2 diabetes as an inflammatory disease», *Nature Reviews Immunology*, 11, n.° 2, 2011, págs. 98-107, disponible en <https://pubmed.ncbi.nlm.nih.gov/21233852/>.

72. Joshua Z. Goldenberg *et al.*, «Efficacy and safety of low and very low carbohydrate diets for type 2 diabetes remission: systematic review and meta-analysis of published and unpublished randomized trial data», *BMJ*, n.° 372, 2021, disponible en <https://www.bmj.com/content/372/bmj.m4743>.

73. William S. Yancy *et al.*, «A low-carbohydrate, ketogenic diet to treat type 2 diabetes», *Nutrition & Metabolism*, 2, n.° 1, 2005, págs. 1-7, disponible en <https://link.springer.com/article/10.1186/1743-7075-2-34>.

74. Alison B. Evert *et al.*, «Nutrition therapy for adults with diabetes or prediabetes: a consensus report», *Diabetes Care*, 42, n.° 5, 2019, págs. 731-754, disponible en <https://care.diabetesjournals.org/content/diacare/early/2019/04/10/dci19-0014.full.pdf>.

75. Lustig, «Fructose: it's "alcohol without the buzz"», art. cit.

76. Zobair M. Younossi *et al.*, «Global epidemiology of nonalcoholic fatty liver disease — Meta-analytic assessment of prevalence, incidence, and outcomes», *Hepatology*, 64, n.° 1, 2016, págs. 73-84, disponible en <https://aasldpubs.onlinelibrary.wiley.com/doi/full/10.1002/hep.28431>.

77. Ruth C. R. Meex *et al.*, «Hepatokines: linking nonalcoholic fatty liver disease and insulin resistance», *Nature Reviews Endocrinology*, 13, n.° 9, 2017,

págs. 509-520, disponible en <https://www.nature.com/articles/nrendo.2017.56>.

78. F. William Danby, «Nutrition and aging skin: sugar and glycation», *Clinics in Dermatology*, 28, n.º 4, 2010, págs. 409-411, disponible en <https://www.sciencedirect.com/science/article/abs/pii/S0738081X10000428>.

79. Paraskevi Gkogkolou *et al.*, «Advanced glycation end products: key players in skin aging?», *Dermato-endocrinology*, 4, n.º 3, 2012, págs. 259-270, disponible en <https://www.ncbi.nlm.nih.gov/pmc/articles/PMC3583887/>.

80. Ashok V. Katta *et al.*, «Glycation of lens crystalline protein in the pathogenesis of various forms of cataract», *Biomedical Research*, 20, n.º 2, 2009, págs. 119-121, disponible en <https://www.researchgate.net/profile/Ashok-Katta-3/publication/233419577_Glycation_of_lens_crystalline_protein_in_the_pathogenesis_of_various_forms_of_cataract/links/02e7e531342066c955000000/Glycation-of-lens-crystalline-protein-in-the-pathogenesis-of-various-forms-of-cataract.pdf>.

81. Araújo *et al.*, «Prevalence of optimal metabolic health», art. cit.

Truco 1. Come los alimentos en el orden correcto

1. Alpana P. Shukla *et al.*, «Food order has a significant impact on postprandial glucose and insulin levels», *Diabetes Care*, 38, n.º 7, 2015, págs. 98-99, disponible en <https://care.diabetesjournals.org/content/38/7/e98>.

2. Kimiko Nishino *et al.*, «Consuming carbohydrates after meat or vegetables lowers postprandial excursions of glucose and insulin in nondiabetic subjects», *Journal of Nutritional Science and Vitaminology*, 64, n.º 5, 2018, págs. 316-320, disponible en <https://www.researchgate.net/publication/328640463_Consuming_Carbohydrates_after_Meat_or_Vegetables_Lowers_Postprandial_Excursions_of_Glucose_and_Insulin_in_Nondiabetic_Subjects>.

3. Shukla *et al.*, «Food order has a significant impact», art. cit.

4. Domenico Tricò *et al.*, «Manipulating the sequence of food ingestion improves glycemic control in type 2 diabetic patients under free-living conditions», *Nutrition & Diabetes*, 6, n.º 8, 2016, págs. e226-e226, disponible en <https://www.nature.com/articles/nutd201633/>.

5. Diana Gentilcore *et al.*, «Effects of fat on gastric emptying of and the glycemic, insulin, and incretin responses to a carbohydrate meal in type 2 diabetes», *Journal of Clinical Endocrinology & Metabolism*, 91, n.º 6, 2006, págs. 2062-2067, disponible en <https://academic.oup.com/jcem/article/91/6/2062/2843371?login=true>.

6. J. R. Perry *et al.*, «A review of physiological effects of soluble and insoluble

dietary fibers», *J Nutr Food Sci*, 6, n.° 2, 2016, pág. 476, disponible en <https://www.longdom.org/open-access/a-review-of-physiological-effects-of-soluble-and-insoluble-dietary-fibers-2155-9600-1000476.pdf>.

7. Gentilcore *et al.*, «Effects of fat on gastric emptying», art. cit.

8. Shukla *et al.*, «Food order has a significant impact», art. cit.; Nishino *et al.*, «Consuming carbohydrates», art. cit.

9. P. Shukla *et al.*, «Effect of food order on ghrelin suppression», *Diabetes Care*, 41, n.° 5, 2018, págs. e76-e77, disponible en <https://care.diabetesjournals.org/content/41/5/e76>.

10. Gangwisch *et al.*, «High glycemic index», art. cit.

11. David Gentilcore, *Food and Health in Early Modern Europe: Diet, Medicine and Society*, Nueva York, Bloomsbury Publishing, 2015.

12. R. H. Hunt *et al.*, «The stomach in health and disease», *Gut*, 64, n.° 10, 2015, págs. 1650-1668, disponible en <https://www.ncbi.nlm.nih.gov/pmc/articles/PMC4835810/>.

13. *Ibidem.*

14. Patrick Faas, *Around the Roman Table: Food and Feasting in Ancient Rome*, Chicago, University of Chicago Press, 2005.

Truco 2. Añade un entrante verde a todas tus comidas

1. Diane Quagliani *et al.*, «Closing America's fiber intake gap: communication strategies from a food and fiber summit», *American Journal of Lifestyle Medicine*, 11, n.° 1, 2017, págs. 80-85, disponible en <https://www.ncbi.nlm.nih.gov/pmc/articles/PMC6124841/>.

2. United States Dietary Guidelines Advisory Committee, *Dietary guidelines for Americans*, DGA, 2010.

3. Thomas M. Barber *et al.*, «The health benefits of dietary fibre», *Nutrients*, 12, n.° 10, 2020, pág. 3209, disponible en <https://www.mdpi.com/2072-6643/12/10/3209/pdf>.

4. Martin O. Weickert *et al.*, «Metabolic effects of dietary fiber consumption and prevention of diabetes», *Journal of Nutrition*, 138, n.° 3, 2008, págs. 439-442, disponible en <https://academic.oup.com/jn/article/138/3/439/4670214>.

5. Jannie Yi Fang Yang *et al.*, «The effects of functional fiber on postprandial glycemia, energy intake, satiety, palatability and gastrointestinal wellbeing: a randomized crossover trial», *Nutrition Journal*, 13, n.° 1, 2014, págs. 1-9, disponible en <https://nutritionj.biomedcentral.com/articles/10.1186/1475-2891-13-76>.

6. Chandler-Laney *et al.*, «Return of hunger following», art. cit.; Patrick

Wyatt *et al.*, «Postprandial glycaemic dips predict appetite and energy intake in healthy individuals», *Nature Metabolism*, 3, n.º 4, 2021, págs. 523-529, disponible en <https://www.nature.com/articles/s42255-021-00383-x>.

7. Lorenzo Nesti *et al.*, «Impact of nutrient type and sequence on glucose tolerance: Physiological insights and therapeutic implications», *Frontiers in Endocrinology*, 10, 2019, pág. 144, disponible en <https://www.frontiersin.org/articles/10.3389/fendo.2019.00144/full#B58>.

8. Multhaup *et al.,* «The science behind 23andMe's», art. cit.

9. Michael E. J. Lean *et al.*, «Primary care-led weight management for remission of type 2 diabetes (DiRECT): An open-label, cluster-randomised trial», *Lancet*, 391, n.º 10120, 2018, págs. 541-551, disponible en <https://pubmed.ncbi.nlm.nih.gov/29221645/>.

Truco 3. Deja de contar calorías

1. Robert H. Lustig *et al.*, «Isocaloric fructose restriction and metabolic improvement in children with obesity and metabolic syndrome», *Obesity*, 24, n.º 2, 2016, págs. 453-460, disponible en <https://onlinelibrary.wiley.com/doi/full/10.1002/oby.21371>.

2. Laura R. Saslow *et al.*, «Twelve-month outcomes of a randomized trial of a moderate-carbohydrate versus very low-carbohydrate diet in overweight adults with type 2 diabetes mellitus or prediabetes», *Nutrition & Diabetes*, 7, n.º 12, 2017, págs. 1-6, disponible en <https://www.nature.com/articles/s41387-017-0006-9>.

3. *Ibidem.*

4. Wiebe *et al.*, «Temporal associations among body mass index», art. cit.

5. Tian Hu *et al.*, «Adherence to low-carbohydrate and low-fat diets in relation to weight loss and cardiovascular risk factors», *Obesity Science & Practice*, 2, n.º 1, 2016, págs. 24-31, disponible en <https://onlinelibrary.wiley.com/doi/full/10.1002/osp4.23>.

6. Hanne Mumm *et al.*, «Prevalence and possible mechanisms of reactive hypoglycemia in polycystic ovary syndrome», *Human Reproduction*, 31, n.º 5, 2016, págs. 1105-1112, disponible en <https://pubmed.ncbi.nlm.nih.gov/27008892/>.

7. Gita Shafiee *et al.*, «The importance of hypoglycemia in diabetic patients», *Journal of Diabetes & Metabolic Disorders*, 11, n.º 1, 2012, págs. 1-7, disponible en <https://link.springer.com/article/10.1186/2251-6581-11-17>.

8. Patrick Wyatt *et al.*, «Postprandial glycaemic dips predict appetite and energy intake in healthy individuals», *Nature Metabolism*, 3, n.º 4, 2021, págs. 523-529, disponible en <https://www.nature.com/articles/s42255-021-00383-x>.

Truco 4. Aplana la curva del desayuno

1. Hall *et al.*, «Glucotypes reveal new patterns», art. cit.

2. Informe estadístico basado en datos censales de Estados Unidos y la Simmons National Consumer Survey.

3. Nutritionix Grocery Database, «Honey Nut Cheerios, cereal», recuperado el 30 de agosto de 2021, disponible en <https://www.nutritionix.com/i/general-mills/honey-nut-cheerios-cereal/51d2fb6dcc9bff111580dc91>.

4. Informe estadístico basado en datos censales de Estados Unidos y la Simmons National Consumer Survey.

5. Kim J. Shimy *et al.*, «Effects of dietary carbohydrate content on circulating metabolic fuel availability in the postprandial state», *Journal of the Endocrine Society*, 4, n.º 7, 2020, bvaa062, disponible en <https://academic.oup.com/jes/article/4/7/bvaa062/5846215>.

6. Chandler-Laney *et al.*, «Return of hunger following», art. cit.

7. Courtney R. Chang *et al.*, «Restricting carbohydrates at breakfast is sufficient to reduce 24-hour exposure to postprandial hyperglycemia and improve glycemic variability», *American Journal of Clinical Nutrition*, 109, n.º 5, 2019, págs. 1302-1309, disponible en <https://academic.oup.com/ajcn/article/109/5/1302/5435774?login=true>.

8. *Ibidem.*

9. Adee Braun, «Misunderstanding orange juice as a health drink», *Atlantic*, 6 de febrero de 2014, disponible en <https://www.theatlantic.com/health/archive/2014/02/misunderstanding-orange-juice-as-a-health-drink/283579/>.

10. KeXue Zhu *et al.*, «Effect of ultrafine grinding on hydration and antioxidant properties of wheat bran dietary fiber», *Food Research International*, 43, n.º 4, 2010, págs. 943-948, disponible en <https://www.sciencedirect.com/science/article/abs/pii/S0963996910000232>.

11. U.S. Department of Agriculture, «Tropicana pure premium antioxidant advantage no pulp orange juice 59 fluid ounce plastic bottle», FoodData Central, 2019, recuperado el 30 de agosto de 2019, disponible en <https://fdc.nal.usda.gov/fdc-app.html#/food-details/762958/nutrients>.

12. U.S. Department of Agriculture, «Oranges, raw, navels», FoodData Central, 2019, recuperado el 30 de agosto de 2019, disponible en <https://fdc.nal.usda.gov/fdc-app.html#/food-details/746771/nutrients>.

13. U.S. Department of Agriculture, «Coca-Cola Life can, 12 fl oz», FoodData Central, 2019, recuperado el 30 de agosto de 2019, disponible en <https://fdc.nal.usda.gov/fdc-app.html#/food-details/771674/nutrients>.

14. American Heart Association, «Added sugars», Heart, recuperado el

30 de agosto de 2019, disponible en <https://www.heart.org/en/healthy-living/healthy-eating/eat-smart/sugar/added-sugars>.

15. Rachel Galioto *et al.*, «The effects of breakfast and breakfast composition on cognition in adults», *Advances in Nutrition*, 7, n.° 3, 2016, págs. 576S-589S, disponible en <https://academic.oup.com/advances/article/7/3/576S/4558060>.

16. Martha Nydia Ballesteros *et al.*, «One egg per day improves inflammation when compared to an oatmeal-based breakfast without increasing other cardiometabolic risk factors in diabetic patients», *Nutrients*, 7, n.° 5, 2015, págs. 3449-3463, disponible en <https://www.mdpi.com/2072-6643/7/5/3449>.

Truco 5. Consume el tipo de azúcar que quieras, son todos iguales

1. Republic of the Philippines Department of Science and Technology, «Glycemic index of coco sugar», Internet Archive, recuperado el 30 de agosto de 2019, disponible en <https://web.archive.org/web/20131208042347/http://www.pca.da.gov.ph/pdf/glycemic.pdf>.

2. University of Sydney, «Glycemic index of coconut sugar», Glycemic Index, recuperado el 30 de agosto de 2021, disponible en <https://glycemicindex.com/foodSearch.php?num=2659&ak=detail>.

3. Lustig, «Fructose: it's "alcohol without the buzz"», art. cit.

4. Hay 5,15 miligramos por kilo de antioxidantes flavonoides en la miel multiflores. Una cucharadita equivale a cuatro gramos. Eso da 0,02 miligramos de flavonoides por cucharadita de miel. Goran Šarić *et al.*, «The changes of flavonoids in honey during storage», *Processes*, 8, n.° 8, 2020, pág. 943, disponible en <https://www.mdpi.com/2227-9717/8/8/943/pdf>. Cien gramos de arándanos contienen una media de cuatro miligramos de flavonoides. Un arándano es aproximadamente un gramo, es decir, 0,04 miligramos por arándano. De Pascual-Teresa *et al.*, «Flavanols and anthocyanins in cardiovascular health: a review of current evidence», *International Journal of Molecular Sciences*, 11, n.° 4, 2010, págs. 1679-1703, disponible en <https://www.researchgate.net/publication/44609005_Flavanols_and_Anthocyanins_in_Cardiovascular_Health_A_Review_of_Current_Evidence>.

5. A. Madjd *et al.*, «Effects of replacing diet beverages with water on weight loss and weight maintenance: 18-month follow-up, randomized clinical trial», *International Journal of Obesity*, 42, n.° 4, 2018, págs. 835-840, disponible en <https://www.nature.com/articles/ijo2017306>.

6. J. E. Blundell *et al.*, «Paradoxical effects of an intense sweetener (aspartame) on appetite», *Lancet*, 1, n.° 8.489, págs. 1092-1093, 1986, disponible en <https://agris.fao.org/agris-search/search.do?recordID=US8731275>.

7. Susan E. Swithers *et al.*, «A role for sweet taste: calorie predictive relations in energy regulation by rats», *Behavioral Neuroscience*, 122, n.º 1, 2008, pág.161, disponible en <https://psycnet.apa.org/doiLanding?doi=10.1037%2F0735-7044.122.1.161>.

8. Francisco Javier Ruiz-Ojeda *et al.*, «Effects of sweeteners on the gut microbiota: a review of experimental studies and clinical trials», *Advances in Nutrition*, 10, Sup. 1, 2019, págs. S31-S48, disponible en <https://www.ncbi.nlm.nih.gov/pmc/articles/PMC6363527/>.

9. Stephen D. Anton *et al.*, «Effects of stevia, aspartame, and sucrose on food intake, satiety, and postprandial glucose and insulin levels», *Appetite*, 55, n.º 1, 2010, págs. 37-43, disponible en <https://www.sciencedirect.com/science/article/abs/pii/S0195666310000826>.

Truco 6. Opta por postres antes que picar algo dulce

1. Louis Monnier *et al.*, «Target for glycemic control: concentrating on glucose», *Diabetes Care*, 32, Sup. 2, 2009, págs. S199-S204, disponible en <https://www.ncbi.nlm.nih.gov/pmc/articles/PMC2811454/>.

2. Maarten R. Soeters, «Food intake sequence modulates postprandial glycemia», *Clinical Nutrition*, 39, n.º 8, 2020, págs. 2335-2336, disponible en <https://www.clinicalnutritionjournal.com/article/S0261-5614(20)30299-5/abstract>.

3. Jafar *et al.*, «The effect of short-term hyperglycemia», art. cit.

4. Amber M. Milan *et al.*, «Comparisons of the postprandial inflammatory and endotoxaemic responses to mixed meals in young and older individuals: a randomised trial», *Nutrients*, 9, n.º 4, 2017, pág. 354, disponible en <https://www.ncbi.nlm.nih.gov/pmc/articles/PMC5409693/>.

5. Barry M. Popkin *et al.*, «Does hunger and satiety drive eating anymore? Increasing eating occasions and decreasing time between eating occasions in the United States», *American Journal of Clinical Nutrition*, 91, n.º 5, 2010, págs. 1342-1347, disponible en <https://academic.oup.com/ajcn/article/91/5/1342/4597335?login=true>.

6. Popkin *et al.*, «Does hunger and satiety drive», art. cit.

7. M. Ribeiro *et al.*, «Insulin decreases autophagy and leads to cartilage degradation», *Osteoarthritis and Cartilage*, 24, n.º 4, 2016, págs. 731-739, disponible en <https://www.sciencedirect.com/science/article/pii/S1063458415013709#>.

8. Giulia Enders, *Gut: The Inside Story of Our Body's Most Underrated Organ,* Vancouver, Greystone Books Ltd, 2018 (trad. cast.: *La digestión es la cuestión,* Barcelona, Urano, 2021).

9. Hana Kahleova *et al.*, «Eating two larger meals a day (breakfast and lunch)

is more effective than six smaller meals in a reduced-energy regimen for patients with type 2 diabetes: a randomised crossover study», *Diabetologia*, 57, n.º 8, 2014, págs.1552-1560, disponible en <https://link.springer.com/article/10.1007/s00125-014-3253-5>.

10. Leonie K. Heilbronn *et al.*, «Glucose tolerance and skeletal muscle gene expression in response to alternate day fasting», *Obesity Research*, 13, n.º 3, 2005, págs. 574-581, disponible en <https://pubmed.ncbi.nlm.nih.gov/15833943/>.

11. Rima Solianik *et al.*, «Two-day fasting evokes stress, but does not affect mood, brain activity, cognitive, psychomotor, and motor performance in overweight women», *Behavioural Brain Research*, 338, 2018, págs.166-172, disponible en <https://pubmed.ncbi.nlm.nih.gov/29097329/>.

Truco 7. Toma vinagre antes de comer

1. Kondo *et al.*, «Vinegar intake reduces body weight, body fat mass, and serum triglyceride levels in obese Japanese subjects», *Bioscience, Biotechnology, and Biochemistry*, 73, n.º 8, 2009, págs. 1837-1843, disponible en <https://www.tandfonline.com/doi/pdf/10.1271/bbb.90231>; Heitor O. Santos *et al.*, «Vinegar (acetic acid) intake on glucose metabolism: A narrative review», *Clinical Nutrition ESPEN*, n.º 32, 2019, págs. 1-7, disponible en <https://www.researchgate.net/publication/333526775_Vinegar_acetic_acid_intake_on_glucose_metabo lism_A_narrative_review>.

2. Solaleh Sadat Khezri *et al.*, «Beneficial effects of Apple Cider Vinegar on weight management, Visceral Adiposity Index and lipid profile in overweight or obese subjects receiving restricted calorie diet: A randomized clinical trial», *Journal of Functional Foods*, 43, 2018, págs. 95-102, disponible en <https://www.sciencedirect.com/science/article/abs/pii/S1756464618300483>.

3. Heitor O. Santos *et al.*, «Vinegar (acetic acid) intake on glucose metabolism: A narrative review», *Clinical Nutrition ESPEN*, 32, 2019, págs. 1-7, disponible en <https://www.researchgate.net/publication/333526775_Vinegar_acetic_acid_intake_on_glucose_metabolism_A_narrative_review>.

4. Farideh Shishehbor *et al.*, «Vinegar consumption can attenuate postprandial glucose and insulin responses; a systematic review and meta-analysis of clinical trials», *Diabetes Research and Clinical Practice*, 127, 2017, págs. 1-9, disponible en <https://www.researchgate.net/publication/314200733_Vinegar_consump tion_can_attenuate_postprandial_glucose_and_insulin_responses_a_systema tic_review_and_meta-analysis_of_clinical_trials>; Santos *et al.*, «Vinegar (acetic acid)», art. cit.

5. Di Wu *et al.*, «Intake of vinegar beverage is associated with restoration of

ovulatory function in women with polycystic ovary syndrome», *Tohoku Journal of Experimental Medicine*, 230, n.° 1, 2013, págs. 17-23, disponible en <https://www.jstage.jst.go.jp/article/tjem/230/1/230_17/_article/-char/ja/>.

6. Panayota Mitrou *et al.*, «Vinegar consumption increases insulin-stimulated glucose uptake by the forearm muscle in humans with type 2 diabetes», *Journal of Diabetes Research*, 6 de mayo de 2015, disponible en <https://www.hindawi.com/journals/jdr/2015/175204/>.

7. Santos *et al.*, «Vinegar (acetic acid)», art. cit.

8. *Ibidem.*

9. *Ibid.*

10. Elin Östman *et al.*, «Vinegar supplementation lowers glucose and insulin responses and increases satiety after a bread meal in healthy subjects», *European Journal of Clinical Nutrition*, 59, n.° 9, 2005, págs. 983-988, disponible en <https://www.nature.com/articles/1602197/>.

11. F. Brighenti *et al.*, «Effect of neutralized and native vinegar on blood glucose and acetate responses to a mixed meal in healthy subjects», *European Journal of Clinical Nutrition*, 49, n.° 4, 1995, págs. 242-247, disponible en <https://pubmed.ncbi.nlm.nih.gov/7796781/>.

12. Stavros Liatis *et al.*, «Vinegar reduces postprandial hyperglycaemia in patients with type II diabetes when added to a high, but not to a low, glycaemic index meal», *European Journal of Clinical Nutrition*, 64, n.° 7, 2010, págs. 727-732, disponible en <https://www.nature.com/articles/ejcn201089>.

13. Santos *et al.*, «Vinegar (acetic acid)», art. cit.

14. *Ibidem.*

15. *Ibid.*

16. Kondo *et al.*, «Vinegar intake reduces body weight», art. cit.

17. Carol S. Johnston *et al.*, «Examination of the antiglycemic properties of vinegar in healthy adults», *Annals of Nutrition and Metabolism,* 56, n.° 1, 2010, págs. 74-79, disponible en <https://www.karger.com/Article/Abstract/272133>; Carol S Johnston *et al.*, «Preliminary evidence that regular vinegar ingestion favorably influences hemoglobin A1c values in individuals with type 2 diabetes mellitus», *Diabetes Research and Clinical Practice*, 84, n.° 2, 2009, págs. e15-e17, disponible en <https://www.sciencedirect.com/science/article/abs/pii/S0168822709000813>.

Truco 8. Después de comer, muévete

1. Erik A. Richter *et al.*, «Exercise, GLUT4, and skeletal muscle glucose uptake», *Physiological Reviews*, 93, n.° 3, págs. 993-1017, 2013, disponible en

<https://journals.physiology.org/doi/full/10.1152/physrev.00038.2012?view=long&pmid=23899560>.

2. Julien S. Baker *et al.*, «Interaction among skeletal muscle metabolic energy systems during intense exercise», *Journal of Nutrition and Metabolism*, 905612, 2010, disponible en <https://www.hindawi.com/journals/jnme/2010/905612/>.

3. Andrew Borror *et al.*, «The effects of postprandial exercise on glucose control in individuals with type 2 diabetes: a systematic review», *Sports Medicine*, 48, n.º 6, 2018, págs. 1479-1491, disponible en <https://link.springer.com/article/10.1007/s40279-018-0864-x>.

4. G. Messina *et al.*, «Exercise causes muscle GLUT4 translocation in an insulin-independent Manner», *Biol Med*, n.º 1, 2015, págs. 1-4, disponible en <https://www.researchgate.net/profile/Fiorenzo_Moscatelli/publication/281774994_Exercise_Causes_Muscle_GLUT4_Translocation_in_an_Insulin-Independent_Manner/links/55f7e0ee08aec948c474b805/Exercise-Causes-Muscle-GLUT4-Translocation-in-an-Insulin-Independent-Manner.pdf>; Stephney Whillier, «Exercise and insulin resistance», *Advances in Experimental Medicine & Biology*, n.º 1.228, 2020, págs. 137-150, disponible en <https://link.springer.com/chapter/10.1007/978-981-15-1792-1_9>.

5. Jason M. R. Gill., «Moderate exercise and post-prandial metabolism: issues of dose-response», *Journal of Sports Sciences*, 20, n.º 12, 2002, págs. 961-967, disponible en <https://shapeamerica.tandfonline.com/doi/abs/10.1080/026404102321011715>.

6. Sheri R. Colberg *et al.*, «Postprandial walking is better for lowering the glycemic effect of dinner than pre-dinner exercise in type 2 diabetic individuals», *Journal of the American Medical Directors Association*, 10, n.º 6, 2009, págs. 394-397, disponible en <https://www.sciencedirect.com/science/article/abs/pii/S152586100900111X>.

7. Timothy D. Heden, «Postdinner resistance exercise improves postprandial risk factors more effectively than predinner resistance exercise in patients with type 2 diabetes», *Journal of Applied Physiology*, 118, n.º 5, 2015, págs. 624-634, disponible en <https://journals.physiology.org/doi/full/10.1152/japplphysiol.00917.2014>.

8. *Ibidem.*

9. Sechang Oh *et al.*, «Exercise reduces inflammation and oxidative stress in obesity-related liver diseases», *Medicine and Science in Sports and Exercise*, 45, n.º 12, 2013, págs. 2214-2222, disponible en <https://pubmed.ncbi.nlm.nih.gov/23698242/>.

10. Andrew N. Reynolds *et al.*, «Advice to walk after meals is more effective for lowering postprandial glycaemia in type 2 diabetes mellitus than advice that does not specify timing: a randomised crossover study», *Diabetologia*, 59, n.º 12,

2016, págs. 2572-2578, disponible en <https://link.springer.com/article/10.1007/s00125-016-4085-2>.

11. Sataro Goto *et al.*, «Hormetic effects of regular exercise in aging: correlation with oxidative stress», *Applied Physiology, Nutrition, and Metabolism*, 32, n.° 5, 2007, págs. 948-953, disponible en <https://cdnsciencepub.com/doi/abs/10.1139/H07-092>.

Truco 9. Si tienes que picar, pica salado

1. Daphne Simeon *et al.*, «Feeling unreal: a PET study of depersonalization disorder», *American Journal of Psychiatry*, 157, n.° 11, 2000, págs. 1782-1788, disponible en <https://ajp.psychiatryonline.org/doi/full/10.1176/appi.ajp.157.11.1782>.

2. Breymeyer *et al.*, «Subjective mood and energy levels», art. cit.; Rachel A. Cheatham *et al.*, «Long-term effects of provided low and high glycemic load low energy diets on mood and cognition», *Physiology & Behavior*, 98, n.° 3, 2009, págs. 374-379, disponible en <https://pubmed.ncbi.nlm.nih.gov/19576915/>; Sue Penckofer *et al.*, «Does glycemic variability impact mood and quality of life?», *Diabetes Technology & Therapeutics*, 14, n.° 4, 2012, págs. 303-310, disponible en <https://www.ncbi.nlm.nih.gov/pmc/articles/PMC3317401/>.

3. Shimy *et al.*, «Effects of dietary carbohydrate content», art. cit.

Truco 10. Arropa los hidratos de carbono

1. Nesti *et al.*, «Impact of nutrient type», art. cit.

2. Lesley N. Lilly *et al.*, «The effect of added peanut butter on the glycemic response to a high — Glycemic index meal: A pilot study», *Journal of the American College of Nutrition*, 38, n.° 4, 2019, págs. 351-357, disponible en <https://pubmed.ncbi.nlm.nih.gov/30395790/>; David J. A. Jenkins *et al.*, «Almonds decrease postprandial glycemia, insulinemia, and oxidative damage in healthy individuals», *Journal of Nutrition*, 136, n.° 12, 2006, págs. 2987-2992, disponible en <https://academic.oup.com/jn/article/136/12/2987/4663963>.

3. Nesti *et al.*, «Impact of nutrient», art. cit.

4. Gentilcore *et al.*, «Effects of fat on gastric», art. cit.

5. Karen E. Foster-Schubert *et al.*, «Acyl and total ghrelin are suppressed strongly by ingested proteins, weakly by lipids, and biphasically by carbohydrates», *Journal of Clinical Endocrinology & Metabolism*, 93, n.° 5, 2008, págs. 1971-1979, disponible en <https://www.ncbi.nlm.nih.gov/pmc/articles/PMC2386677/>.

6. Sabrina Strang *et al.*, «Impact of nutrition on social decision making», *Proceedings of the National Academy of Sciences*, 114, n.º 25, 2017, págs. 6510-6514, disponible en <https://www.pnas.org/content/114/25/6510/>.

7. Nesti *et al.*, «Impact of nutrient», art. cit.

Eres especial

1. Sarah E. Berry *et al.*, «Human postprandial responses to food and potential for precision nutrition», *Nature Medicine*, 26, n.º 6, 2020, págs. 964-973, disponible en <https://www.nature.com/articles/s41591-020-0934-0>.

2. Chanmo Park *et al.*, «Glucose metabolism responds to perceived sugar intake more than actual sugar intake», *Scientific Reports*, 10, n.º 1, 2020, págs. 1-8, disponible en <https://www.nature.com/articles/s41598-020-72501-w>.

ÍNDICE ONOMÁSTICO Y DE MATERIAS

H

N

O

P

De este libro me quedo con...

booket